主编 李 剑

副主编 陈桂君 司春杰 邵红梅

上海市第七人民医院转型发展十年记

梦大同

# 大同
# 文化篇

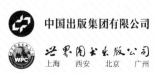

中国出版集团有限公司

世界图书出版公司

上海 西安 北京 广州

**图书在版编目(CIP)数据**

筑梦大同：上海市第七人民医院转型发展十年记.
大同文化篇/王杰宁总主编；李剑分册主编.—上海：
上海世界图书出版公司,2023.6
ISBN 978-7-5232-0367-5

Ⅰ.①筑… Ⅱ.①王… ②李… Ⅲ.①中西医结合-
医院文化-上海 Ⅳ.①R199.2

中国国家版本馆CIP数据核字(2023)第082684号

# 总主编简介

王杰宁，教授、研究员，博士生导师，上海市第七人民医院院长，上海中医药大学、上海市中医药研究院健康管理与产业发展研究所所长。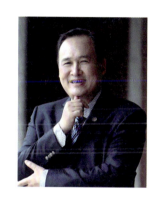

1986年毕业于第二军医大学军医系，先后获得医学学士、社会医学与卫生事业管理学硕士。曾任解放军309医院普外科医师；1989年调任第二军医大学附属长海医院医教部参谋、质量管理办公室主任；1996年任第二军医大学训练部临床管理处副处长、处长。2005年任浦东新区社会发展局卫生处副调研员、副处长；2010年任浦东新区卫生局中医药发展及科教处处长；2012年调任上海市第七人民医院院长。在七院任职期间，与医院党政班子一起，带领全院职工完成从一家二甲综合医院到三甲中西医结合医院的转型升级，并成为上海中医药大学附属医院。

现任中国康复医学会医康融合工作委员会主任委员；中国康复医学会健康管理专业委员会第一届委员会副主任委员；上海市中西医结合学会副会长；上海市中西医结合学会管理专业委员会主任委员。

# 《筑梦大同——上海市第七人民医院转型发展十年记》

## 组织委员会

**名誉顾问** 沈远东 郑 锦 张怀琼 孙晓明 范金成 李新明 李荣华

**名誉主任** 王 山 徐玉英

**主　　任** 王杰宁 成 就

**副 主 任**（按姓氏笔画排序）

　　　　刁 枢 李 剑 林 研 夏 伟 高晓燕 盛 丰

**委　　员**（按姓氏笔画排序）

　　　　马慧芬 叶 颖 邸英莲 陈 奇 陈 铭 陈娇花 金 珠

　　　　金咏梅 姚晓阳 益雯艳 黄 凯

## 编写委员会

**名誉总主编** 徐建光 胡鸿毅 白 云

**总 主 编** 王杰宁

**副总主编** 林 研 李 剑 夏 伟 叶 颖 马慧芬 陈娇花 卜建晨

　　　　王 晨 陈桂君 司春杰 邵红梅 李一飞 张语嫣

**编　　委**（按姓氏笔画排序）

　　　　王 枫 庄 承 庄少伟 刘胜珍 刘甜甜 孙建明 李 宇

　　　　李四波 李林霞 李莎莎 李晓华 吴绪波 邸英莲 宋 旭

　　　　张红文 张晓丹 陆志成 陈 奇 陈 铭 陈挺松 范 伟

　　　　林功晟 金 珠 金咏梅 周 颖 赵 滨 姚晓阳 徐 顺

　　　　徐震宇 益雯艳 黄 凯 曹 凤 盖 云 韩文均 谢 斐

　　　　雷 鸣 路建饶 翟晓翔 颜红柱

# 《大同文化篇》编委会

主　　编　李　剑

副 主 编　陈桂君　司春杰　邵红梅

编写人员（按姓氏笔画排序）

马慧芬　叶　颖　司春杰　刘胜珍　李　宇

李　剑　邸英莲　张红文　陈　奇　陈　铭

陈娇花　陈桂君　邵红梅　范　伟　金　珠

金咏梅　姚晓阳　益雯艳　黄　凯　曹　凤

韩文均

# 总序

在漫漫历史长河里，十年只是弹指一瞬。但对于中国来说，过去十年是党和国家事业发展进程中极不寻常、极不平凡的十年。十年中，我国的经济实力、科技实力、综合国力跃上新台阶，民生福祉达到了新水平，已建成世界上规模最大的教育体系、社会保障体系和医疗卫生体系。党的十八大以来，国家对卫生与健康工作给予了高度重视，积极统筹规划，不断完善卫生健康政策，深化医药卫生体制改革，提升医疗卫生服务质量。国家战略与人民需求高度统一，顶层设计与基层力量互动推进，将"健康中国"建设引向了新高度。推进"健康中国"战略，传承创新发展中医药，是新时代医疗卫生工作的基本方针。在"健康中国"行动中，为满足人民群众多层次、多样化的健康服务需求，中医"治未病"的独特优势和重要作用不可或缺，围绕全生命周期维护、重点人群健康管理、重大疾病防治，以及普及中医药健康知识，实施中西医综合防控，发展中医药事业被摆在了前所未有的高度。国家不仅制订了中医药发展规划，而且实施了中医药传承创新工程，中医药事业展现出蓬勃的发展生机，中医药作用得到进一步彰显。

为推动中医药事业的改革发展，"十二五"期间国家中医药管理局批准设立"上海浦东国家中医药综合改革试验区"。上海市浦东新区在强化中医药医疗服务和产业化体系建设、推动中医药服务能力提升、优化产学研一体化建设方面开展了许多有益的改革探索。按照国家中医药发展的要求，上海市及浦东新区对上海市第七人民医院的建设和发展制订了规划，予以积极支持。2011年，上海市浦东新区人民政府发布《浦东新区中医药事业发展"十二五"规划》，明确在浦东新区区域医疗机构的整体布局中，将上海市第七人民医院建设成为三级中西医结合医院，上海市及浦东新区支持七院成为上海中医药大学附属医院。当时，本书的总主编王杰宁同志担任浦东新区卫生局中医药发展及科教处处长，参与了"十二五"规划的设计；2012年4月，他从设计者转变成建设者，正式担任上海市第七人民医院院长。在院党委的支持下，他带领全体员工在短短一年间完成了由综合医院转型为中西医结合医院、二级甲等医院升级为三级甲等医院的历史任务。七院的发展获得新机遇，自此进入快速提升期。2015年，七院又成功成为上海中医药大学附属医院。

在王杰宁院长的带领下，七院人团结一致，齐心协力，七院顺利通过国家三级甲等中西医结合医院评审，医疗、科研、教学工作迈上新台阶，交出了一份医院高质量可持续发展的优秀答卷。七院综合实力不断提升，连续5年登上全国中医医院百强榜；国家公立医院绩效考核成绩逐年提高，2021年度全国中西医结合医院"国考"排名第三，总体评级"A+"，其中，医疗质量维度和持续发展维度得分高于全国同级同类医院得分均值。同时，七院的发展形成了一套独具特色的从二级综合医院转型发展成为三级中西医结合医院的系列经验，这是一个可推广的实例示范，也是国家中医药改革试验区在浦东新区创新发展的重要成果之一。

虎年岁末，我非常欣喜地收到这一套4册的《筑梦大同——上海市第七人民医院转型发展十年记》书稿，它全面总结了七院这一段难忘的发展历程。十年间，七院努力探索一条具有浦东特色的中国中西医结合医院转型发展之路；创新和凝练出"大健康、大康复、大智慧"的发展理念，并形成了全院学科发展共识；构建了"六部五中心"的学科梯次发展格局；建立了"三星"人才及后备干部有序衔接的医学人才培养体系；通过发扬医康融合学科特色和建立健康管理研究所，推动了研究型医院建设的创新高度；医院定位于上海中医药大学附属医院，提级升能，教学相长，成效显著；注重中医内涵建设和运营管理，医院综合实力不断提升，走出了质量效益可持续发展道路;"患者信赖，员工幸福，社会责任"的医院文化理念深入人心。书稿还分享了七院愿景目标的制订，做强中医特色、实现跨越式发展的建设思路和经验。书稿内既有严谨认真的改革思考、重压之下的努力坚韧，也有风趣幽默的文化生活，读来令人振奋，又不乏趣味。

这十年，不仅是一家医院追赶超越的十年，也是一位优秀的医院管理者带领全院医务工作者，怀揣守护人民健康的医者初心，共同奋斗，跬步积累的十年。

栉风沐雨，薪火相传;踔厉奋发，笃行不怠。传承创新发展中医药事业，注重用现代科学解读中医药学原理，走中西医结合道路，践行中国式现代化的要求，是时代赋予当代中医药人的使命和责任。面对社会老龄化和重大突发传染病的挑战，期望七院能够继续夯实医教协同、科教—产教融合的现代化研究型医院建设，创新全生命周期和全疾病过程的中医药研究，培养和打造一流的中西医结合临床人才队伍，在推进中医药现代化和国际化的进程中做出新贡献，实现新跨越!

祝愿坐落于浦东新区大同路上的上海市第七人民医院，秉持初心，步稳行远，匠心筑梦，再创辉煌!

陈凯先

中国科学院　院士

上海中医药大学　原校长

2023年1月

# 前言

中国改革发展浪潮奔涌的今天，在上海浦东这一片热土上，上海市第七人民医院（文中以语境简称为"七院"）通过十年的努力，成功地实现了转型发展，将一家普通的综合性二级医院，发展为三级甲等中西医结合医院、上海中医药大学附属医院。七院近十年来的发展历程是新时代中国特色社会主义思想与我国医疗卫生及健康事业相结合的成功探索，是中国医院高质量发展的一个缩影，是市、区两级政府关心、帮扶的成果，也是七院全体员工踔厉奋进、勇毅前行的生动诠释。她书就了一段值得铭记的历史华章。

九十年筚路蓝缕，九十载风雨兼程，一代代"七院人"砥砺奋进，追逐梦想，成就了医院的"大医精诚、厚重如实"。近十年的变革发展，在历史的长河中，不过是白驹过隙的一瞬，闪耀的光芒宛若沧海一粟。然而，每当我们回首往昔，回眸这十年的历程，心中却总是回荡着一曲用艰辛和拼搏、勉励与支持谱写的岁月之歌……身处其中的每一位员工都不会忘记曾经流下的汗水和喜极而泣的收获，更不会忘记各级领导在医院发展过程中伸出的一双双温暖而有力的手。

《筑梦大同——上海市第七人民医院转型发展十年记》"大同文化篇"通过对近十年历史的回

溯，多纬度、多角度地勾勒出七院的人文精神。本书通过回忆再现往事，以感悟凝练精神，藉以启迪未来。全书共分五个部分：第一部分"凤凰涅槃"，从上海市、浦东新区卫生管理系统、上海中医药大学，及本院专家领导们的记叙中，重温七院转型发展的特殊历程，寄托了领导和专家们对七院日后发展的期望；第二部分"德仁术精"，用"七院人"一段段感人的经历，勾勒出"德术至善、精诚行医"的医院宗旨；第三部分"十年育人"，以员工个人成长的切身经历和感受，道出了七院的人才培育机制；第四部分"社会责任"，以真实事例映照七院人力担社会责任，不怕困难、百折不挠、无私奉献的精神；第五部分"视觉七院"，用照片捕捉的历史瞬间，彰显七院在传承创新中铸就的文化内涵和精神风貌。

　　以史鉴今，不忘初心。既然选择了远方，便只有风雨兼程，"七院人"将继续沿着中西医结合传承创新的道路逐梦前行，不负韶华；继续沿着"做强中医、做实西医、做强中西医"的"大同"路砥砺前行，为我国卫生健康事业的创新发展，不断探索、永不停步。

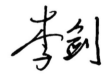

2023 年 5 月

# 目录

## 凤凰涅槃

# 德 仁 术 精

# 十　年　育　人

# 社 会 责 任

# 视 觉 七 院

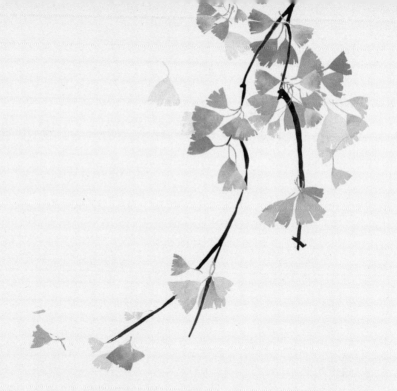

# 凤凰涅槃

# 力助转型发展中的跋涉者

徐建光

十年磨一剑！十年，上海市第七人民医院从二级甲等综合性医院转型升级为三级甲等中西医结合医院；十年，七院从一般教学医院，晋升成了上海中医药大学附属医院；十年，七院转型后已进入全国中医类医院"百强"，在最近公布的全国三级公立医院绩效考核的"大考"中名列全国中西医结合医院第三名。

在七院转型发展的过程中，作为曾经的上海市卫生局局长、上海中医药大学校长，我见证了他们的发展成果，目睹了他们在发展过程中的艰辛。从院长王杰宁到每一位七院人直面艰难、无畏拼搏的精神也使我难以忘怀。

## 走出融合之路

在我任上海市卫生局局长期间经常发现一些问题，例如我国的手术做得很多，做得都很不错，但最终医疗效果却没有一些发达国家好。这是什么原因呢？我总结下来，是因为我们的术后康复治疗没跟上。我们总是把康复与中风等神经系统疾病联系起来，并没有重视与手术等医疗措施效果的关联。由此，我大力倡导提升康复医疗。在这个方面，七院快速响应，在康复医疗领域走出了一条特色发展之路。

通常，患者到了医院，医生就忙着检查，忙着手术，忙着开医嘱，然后就是患者出院，再收治新的患者。七院提倡早期康复，在给患者治疗前，康复师会第一时间介入。经过早期康复治疗，患者的病情和机体功能恢复得更快，对提高患者的健康水平和生活质量有着积极的作用。七院从以治病为中心向以人民健康为中心转变，提出了"三大"理念：大健康、大智慧和大康复。康复医疗在七院的转型发展中起到重要的作用。2021年7月24日，中国康复医学会医康融合工作委员会成立，七院院长王杰宁当选为第一届主任委员。当时，上海中医药大学对七院打造的"全科康复、全程康复和全面康复"的医康融合发展模式十分支持，并对医康融合工作委员会未来的发展提出了期望：一个医院的康复医学实力、康复医学水平，也是一家医院综合实力和水平体现的重要方面，可以提高疾病诊治的临床效果，并带动其他学科的发展。

此后，在上海中医药大学的支持下，七院成功筹建了首个研究所——上海中医药大学、上海市中医药研究院健康管理与产业发展研究所。经前期申报、筹备、竞聘，上海中医药大学、上海市中医药研究院正式宣布健康管理与产业发展研究所的领导任命：任命上海中医药大学附属第七人民医院院长王杰宁为研究所所长。2022年2月16日，上海中医药大学、上海市中医药研究院"健康管理与产业发展研究所启动会"在七院召开。上海中医药大学全力支持研究所的建设和发展，并希望健康管理与产业发展研究所能够为大学打造有中医特色、可复制、可推广的产学研合作"样板房"。这个研究所是七院的首个校级研究所，其启动标志着七院在中西医结合学科建设、中医药传承发展、建设研究型医院的目标方向上踏入了新的里程，将为推动中医药健康管理服务、为健康产业发展及"健康中国"的建设助力。

目前，七院以中西医结合"大康复"建设为重点特色。全院医师大部分都接受了康复技能的培训并获得资质，康复治疗可以在临床各个科室广泛开展。康复医学科不局限在自己的科室和病区，而是进入全院各临床科室，参与到各科医师的门诊、病房查房，积极推动和指导临床科室开展各种康复治疗，真正实现了医康融合，打破了康复医学与各临床学科之间的壁垒，建立了康复与临床多学科协同诊疗的新模式，在全国具有可复制、可推广的运用价值。时任中国康复医学会会长方国恩曾对七院的康复治疗模式给予了高度的肯定，并建议七院将这一模式向全国推广。这是有七院特色的医学实践创新。

## 成为上海中医药大学附属医院

2015年7月28日，七院顺利通过了创建上海中医药大学非直属附属医院的评审，9月25日举行上海中医药大学附属医院揭牌仪式。那年，我也刚刚调任上海中医药大学校长，见证了七院的这段奋斗历程。

上海中医药大学对附属医院评审要求很高，通过听取汇报、实地考察、现场查看、召开座谈会等方式对七院进行了考察，大家一致评价：七院领导班子凝聚力强，医院学科建设有特色、传统医学发展有内涵！

成为上海中医药大学附属医院后，七院在临床、科研、教学、管理等各方面都得到迅速提升，人才队伍建设也得到加强。教学类的高级职称和研究生导师数量大幅度增加，对人才的吸引力增强。目前七院共有1个博士点、14个硕士点、16个教研室、1个国际教育培训基地、4个国家级教学基地、3个市级教学基地、14个院校级临床实践教学基地，中西医并举，全方位提升医疗水平。

可以说，在转型中发展，在发展中转型，七院是非常成功的。

新征程，新求索，在中国共产党第二十次全国代表大会绘就新蓝图之际，希望七院在为人民健康服务上再亮新剑，努力把七院打造成老百姓钟爱的精品医院。

（整理者：宋长星）

徐建光，曾任上海市卫生局局长、上海市食品药品监管局局长、上海市卫生和计划生育委员会主任、上海中医药大学校长、上海市中医药研究院院长；现任上海市人大教科文卫委员会主任委员、上海市科协副主席、上海市医师协会会长

# 七院的天时、地利、人和

## 沈远东

作为上海市第七人民医院转型发展的见证者、参与者，我在十年前就与其结下了不解之缘，与王杰宁院长结下了抗疫友情。

2009年，上海甲型H1N1流行性感冒大流行。为了守护上海的"东大门"，市、区卫生局抽调精兵强将组成疫情防控小组驻扎在浦东机场。我于当年2月刚赴任上海市卫生局副局长，受上级领导委派进驻浦东机场，在那里结识了浦东社会发展局委派的一位副处调研员——王杰宁。在共同抗疫的那段日子里，王杰宁给我留下了深刻的印象：这位军人出身的卫生干部，做事情雷厉风行、富有担当。

时隔两年，2011年我去北京参加国家中医药管理局的会议，在首都机场候机室再次遇到了王杰宁。他告诉我，回上海后就要去七院担任院长一职。我对他说："你去，肯定行的！"为什么会这么说呢？虽然我们相识的时间不长，一起共事的时间很短，但感觉他有着很强的事业心，对中医药有着浓厚的热情，对未来更是踌躇满志、信心满怀。

因为飞机晚点，我与时任浦东新区卫生局副局长李荣华、处长郁东海和王杰宁，就坐在候机室里一起探讨上海中西医结合医院的未来发展方向、将会遇到的瓶颈和难点等问题。这次的会谈，也被王杰宁后来称为"七院转型的美好蓝图是在首都机场候机室里绘制的"！

其实，七院从二级甲等综合性医院转型升级为三级甲等中西医结合医院，得益于天时、地利、人和。

所谓"天时"，就是七院转型发展赶上了国家、上海市大力发展中医药的大背景、大政策的机遇。2009年，国务院开始起草《卫生事业发展"十二五"规划》，党中央、国务院将扶持中医药事业发展，进一步促进中医药（民族医药）事业发展，开创中医药事业持续健康发展新局面。上海卫生局也在做《上海市卫生改革与发展"十二五"规划》，我们当时就提出了要在浦东建一所中西医结合三级甲等医院。

所谓"地利"，就是七院坐落于浦东新区、毗邻外高桥保税区，这是其他区域医院没有的地域优势。浦东新区是中国改革开放的风向标、上海现代化建设的缩影，一直走在改革开放的前沿。2008年起，浦东就开始高起点规划中医药产业发展工作，研究制定了《浦东新区创建国家中医药发展综合改革试验区方案》，采取多种措施积极创建国家中医药发展改革试验区。七院地处浦东新区东北角，地理位置虽然偏了一点，但周边地区没有中医医院，这一劣势反而成了优势。如果浦东要建一所中西医结合三级甲等医院，七院就成了首选。

所谓"人和"，就是各级领导及七院领导班子的决心和努力。2011年，浦东新区卫生局局长孙晓明给我打电话，说："如果把七院转型成为中西医结合医院，创评三级甲等有没有可能？"我对他说："七院有很好的中医基础，比如烧伤科、肾病科，还有叶景华这样的国内知名名老中医坐镇。但是最关键的是看浦东新区和七院的各级领导的决心有多大、七院职工是否认同转型升级并为之努力。"

当时，给七院转型的时间非常短，只有不到一年的时间。可谓是时间紧、任务重，需要浦东新区区委、区政府、区卫生局和七院的领导下很大的决心并付出艰苦的努力才能做成这件事。

七院要创评三级医院，瓶颈在哪里呢？最关键的是人才。按照创评标准，要有一定比例的中医人才。而当时的七院，是以西医为主的综合性医院，中医医师占比非常少。怎么办呢？上海市卫生局为此专门开设了"西学中"培训班。七院很多西医都参加了培训，并获得了中西医结合医师的资格证书。这也让我看到了七院人为了转型、创评三级医院做出的努力和拼搏进取精神。

这之后，七院又迅速做出一个重大决定——创建上海中医药大学附属医院（非直属）。由此，七院迅速获得更多的中医人才、科研等项目的支持。

王杰宁担任院长后，短短时间就实现跨越式三大步：转型为中西医结合医院、获评三级甲等医院、成为上海中医药大学附属医院。这也是七院转型成功的关键三步。

时光荏苒，我从上海市卫生局副局长的位置退下来后，跟七院的交集渐渐少了。但是，我依然时刻关注、关心着七院的发展，为其每一个成绩感到欣慰。特别是2021年，我以上海中医、中西医结合医院等级评审中心主任的身份，再次来到七院。七院的变化让我感到十分欣喜：院容院貌呈现一派欣欣向荣的景象，医护人员看上去朝气蓬勃，领导班子凝聚团结、充满干劲。其后我听说，在全国公立医院综合绩效考核中，七院取得了全国中西医结合医院第三名的成绩。这是七院的殊荣，也是实至名归的。

浦东开发，规划先行；七院转型，也是规划先行。

十年前，七院就将医院的规划放在了浦东发展、全国发展的大局中考虑，站位是比较高的，是按照全国一流中西医结合医院进行规划发展的。希望未来十年甚至更长时间，七院能做好规划，以更高的站位谋篇布局，实现新一轮的快速发展。

2012年，我离开上海市卫生局副局长、上海市中医药发展办公室主任的岗位，专职从事中医药国际标准化工作。中医药国际标准化是向世界讲好中国故事的一个典范，也是中医药标准走向世界、参与国际标准化体系的范例。七院近年来在康复领域、健康管理领域都进行了现代化、标准化的探索，希望七院能在标准化建设上成为中西医结合医院的样本，讲好七院故事、浦东故事、上海故事。

七院成为上海中医药大学附属医院后，一方面与高校联合起来进行科研；另一方面让医生走进大学讲堂授课，让医学生走进医院跟师学习，培养了很多优秀的医学生，让他们毕业后能快速地适应医生这个职业。希望七院能继续发挥院校联动的模式，产出更多的重大科研成果。

医工结合，是未来智慧医院建设的大趋势。我在七院做中西医结合医院等级评审时，曾参观了七院康复医学中心，在那里看到了傅利叶机器人与康复医学的结合，助力患者更快更好地康复。希望七院能在医工结合上进一步取得新成果，朝着大健康、大康复、大智慧的方向迈进。

人才是医院发展的核心竞争力。七院目前已经有20个名医工作室落户，吸引了国医大师、上海市名中医、浦东新区名中医等来七院坐诊、带徒。但是，仅有引进人才和名医工作室还不够，还需要培养更多的本土名医，特别中青年名医。七院是中西医结合医院，不仅要有名西医、名中医，更要创新性地培养名中西医。

过去的十年，七院为浦东中医药发展做出了重要的贡献，为浦东人民健康做出了重要贡献，为健康城市做出了重要贡献。希望未来的十年，七院继续成为浦东、上海乃至全国中西医结合医院的典范和表率。

（整理者：司春杰）

沈远东，曾任上海中医药大学附属曙光医院院长，上海市卫生局副局长、上海市中医药发展办公室主任；现任国际标准化组织/中医药技术委员会主席，上海中医、中西医结合医院等级评审中心主任

# 涅槃重生求品质　振翅腾飞向世界

郑　锦

我与上海市第七人民医院的联系，始于十年前我担任市卫生局副局长、市中医药发展办公室主任之际。

十年前的七院，还是一座二级甲等综合医院；如今的七院，已成为浦东新区第一家中西医结合三级甲等医院。七院这十年，我个人认为是极不寻常的，他们走出了一条历史性的跨越之路。我有一个非常深切的感受，那就是：七院人心中有信仰，脚下有力量。

七院参与医院等级评审的那一幕，我依稀记得。十年前，七院还是一家地处外高桥的二级甲等综合医院。2012年，市、区两级政府主管部门要求七院作为试点改革医院，在最短的时间内转型为三级中西医结合医院，以在全国范围内起到示范作用。那时的情况，客观地说，七院无论是中医还是西医的底子都不尽人意，除了中医界老前辈叶景华及他带领的中医科，院内中医师比例不足6%；相比同期评审的另外三家中西医结合医院，无论从中医理论、中医药基础，还是人才等其他方面都是比较薄弱的。但是他们励志改革，找准区域定位，考量人民群众的医疗需求，觉得选择中西医结合发展能更好地服务患者。他们首先认真学习研究国家有关中医药发展的政策，并借助国家相关政策导向的力量。我国历来重视中医药的传承发展，而在七院参与医院等级评审的时候，正是国家比过去更重视中医药发展的时期。其次是得到了上级组织与领导的支持，浦东新区具有前瞻性的领导决策，并从人才、财力、物力等全方位给予支持。再次是七院党委一班人的果敢精神和充分发挥了党委领导下的院长负责制的作用。王杰宁院长一头扎进了医院提级增能的评审工作，他要求在保证医院正常医疗的情况下，统一思想，领导带头学中医，人人都要学中医，集中力量，实现晋升三级甲等中西医结合医院的目标。王杰宁院长原来是军队医疗系统的工作者，后来到浦东新区卫健委工作再调任七院院长，身上仍然保留着军人的果敢和坚韧。他肩负着上级党组织和政府职能部门的嘱托，在医院党委的保驾护航下带领全体七院人共同谋求事业的发展，开始了十年磨一剑的跋涉之旅。

七院用一年多时间，通过了三级甲等中西医结合医院评审的艰辛之路；用三年时间，跨入了与上海中医药大学联合建设教学医院到成为附属医院的里程。七院瞄准了自身的区位优势，在外高桥自贸区大力推进健康管理服务，倡导"治未病"理念，完善外伤急救绿色通道服务，打造急危重症救治的"七院模式"。七院90%的医师经过培训通过了中医师考试，并通过内培外引借力做强了西医，差异竞争做实中西医结合，凭借"大康复"模式实现了弯道超车。近期，还在谋划着银医合作新模式，试图让患者就医更轻松……

现在的七院，已经集医疗、科研、教学、管理为一体，以康复、健康管理为特色。临床科室齐全，国家级重点学科、市级重点专科、区级重点专科、院级重点专科等学科建设卓有成效。创建了叶景华全国名老中医传承工作室，实行了"三星"人才培养机制。在国内中西医结合医院系统树立了一定的声望与地位。

对于七院党委一班人和全体七院人来说，为了完成七院成为三级甲等中西医结合医院，并成长为国内一流中西医结合医院的目标，他们克服了重重的困难，做了大量的工作，真正地体现了"心中有信仰，脚下有力量"。七院成长发展、品质提升的这十年，恰好也是浦东新区进一步开放和大发展的时期，七院人本着全心全意为人民群众服务的初心，勇于实践、敢于创新、追求卓越，一步一步地把七院建设好、发展好。从他们身上，我看到了上海城市精神和城市品格的完美体现！

事非经过不知难，成如容易却艰辛。七院人应该不会忘却，七院十年来的成功发展，得益于上级组织与领导的支持，市内中医专家的扶持。时任浦东新区卫健委主任孙晓明同志，院内中医老前辈、国家级名中医叶景华老先生，还有许多相关领导与专家都给予过七院真诚的帮助。七院人也不应忘却，十年的艰辛，得益于医院有一个坚强的领导集体，完美地发挥出了党委领导下的院长负责制的作用，而领导的带头作用是巨大的，无论做什么，都能看到王杰宁院长的身影，无论什么时候，他永远是军人冲锋的姿态，带领着大家去一次次攻坚克难、夺取胜利。我记得有一次见到王院长，发现他在评审前后短短几个月里瘦了十几斤，着实是"为伊消得人憔悴"。我也还记得在七院评审中，王院长身穿中装以示明志的大气、儒雅和传统。今天看来，七院终于没有辜负市、区卫健委的期望。李强同志在上海工作时多次讲过："我们所处的发展阶段，我们所追求的发展目标，都需要我们的干部要有与之适应的特质：充满激情，富于创造，勇于担当。"这在七院的发展历程中，在医院党政领导群体的身上，都体现得特别明显。七院人更应该骄傲，你们曾经的卧薪尝胆。尽管国家有政策鼓励与保障，政府有批示，领导有支持，但所有的具体工作都需要你们自己一项项地去落实，一个个的堡垒需要你们自己去攻克。今天看来，七院人没有辜负了十年来共同付出的那份心血。

新时代的十年，我个人认为，可以说是中国特色卫生健康事业的一个重要的发展阶段。如果我们再深层次地剖析一下，七院为什么能取得这样巨大的成就？是因为欣逢了中国特色社会主义建设新时代。七院十年的提质发展期，正是我们中国特色社会主义新时代大发展的十年，也是我们中医药事业开始新一轮的传承、创新、发展的十年。习近平总书记说:"中医药学是中国古代科学的瑰宝,也是打开中华文明宝库的钥匙。"总书记在阐述治国理政的思想和观点时曾多次引用"扶正祛邪""猛药去疴""刮骨疗毒""固本培元、壮筋续骨"等中医药理念和术语,证明总书记对传统中医药的传承创新发展是多么关心和重视。从党的十八大到二十大的这十年,党中央一再强调要中西医并重,要促进中医药传承创新发展。2016年,国家颁布了《中华人民共和国中医药法》,让中医药的传承创新发展走上了法治的轨道。七院十年的实践,证明他们抓住了中医药传承发展的最好机遇,走出了中西医结合的成功之路。

最近三年来,新冠病毒疫情肆虐,七院多次出征疫区参与抗击疫情,并开展对就诊患者的中医干预和对医务人员的特殊关怀,充分发挥出了作为中西医结合医院的独特优势。这实际上就是七院的中西医结合之路是否成功的实践检验,七院经受住了这场考验并取得了不俗的成绩与荣誉,这是值得欣喜的!

在七院的简介中有这么一句话:做浓中医,做好西医,做实做特中西医结合……将医院建设成为全国一流的三级甲等中西医结合医院。我在这里再给你们鼓把劲:过去的十年,实现了涅槃重生提高品质;未来的十年,应该要根据国务院《关于推动公立医院高质量发展的意见》要求,为传承、创新、发展好我国的中医文化宝库再次振翅腾飞,争创世界一流!

(整理者:曹印龙)

郑锦,曾任上海中医药大学附属龙华医院院长,上海市卫生局副局长、上海市中医药发展办公室主任;现为上海市教育卫生工作党委一级巡视员

# 质量是医院的生命，诚信是医院的灵魂

张怀琼

2013年4月，我作为上海市卫生局中医传承处处长，参加了上海市第七人民医院创建三级甲等中西医结合医院的评审大会。会上，特别引人注目和让人感动的是王杰宁院长听到评审组组长宣布七院高分通过评审的那一刹，他一度哽咽潸然泪下的情景……

2009年，国家中医药改革试验区落地上海市浦东新区。为配合中医药改革试验区的建设和发展，上海市卫卫生局"十二五"期间规划在浦东新区建立一家三级甲等中西医结合医院，当时在浦东开展医院遴选时，七院进入了决策者的视野。七院的优势是中医学科方面有不错的基础，七院中医科的医疗水平在浦东新区处于领先地位，特别是在肾病治疗方面久负盛名，而且有上海市名中医叶景华老先生坐镇。这样，七院迎来了转型发展的机遇。但是，七院在医疗能力、服务水平、管理模式、人才队伍、设施设备等方面都存有一定差距。并且，从一家二级综合性医院转型升级为三级甲等中西医结合医院，不仅需要弥补的短板很多，还有医院中医和中西医结合内涵建设有待大幅度提高，需要克服的困难很多。还有，来自兄弟单位的质疑，个别职工的不理解、不认同，员工对创建工作的担心和忧虑等，都是阻碍七院转型成功的因素。七院的优势是浦东新区区委、区政府很支持，还有就是七院领导及多数员工对转型发展的认可，全院对只有打破壁垒改变现状，七院才有可能向前快速发展的认识是统一的，大家能凝心聚力，能朝着既定的目标迈进。

但是，当时首先面临的问题是全院中医类人才资源的缺乏。七院领导班子根据医院实际情况，遵照既突出重点，又把人才使用机制盘活的原则，把中医科医生分散进入全院各临床科室进行"中医帮扶"，全面、快速提升临床医生的中医药知识，充分调动全员职工开展中医工作的积极性。在不影响正常医疗工作、保障患者就医的前提下，借助上海中医药大学附属岳阳中西医结合医院及上海中医药大学的人才优势，组织全员职工广泛开展中医药学习。

当然，七院实现转型与当时国家中医药政策大背景、大环境的支持也是密不可分的。2009年国家新一轮医改政策出台后，与医改第一个配套文件就是《国务院关于扶持和促进中医药事业发展的若干意见》，其中一条是扶持和促进中西医结合发展，明确提出"坚持中医与西医相互取长补短、发挥各自优势，促进中西医结合"。

借此东风，七院紧紧围绕"西医有实力、中医有特色、中西医结合有成果"这一条发展主线，严格按照国家中医药管理局中西医结合医院建设指南和标准进行医院建设。为了达到创评目标，七院重点强化了中西医结合人才培养和学科建设，着力突出中西医结合特色优势。医院将中医特色项目和内涵建设纳入科室综合管理和绩效考核。在这些大背景和措施下，这才有了七院转型成功的典例。七院的转型成功不仅仅是机遇，他们所付出的辛苦努力也是超乎寻常的。

十年树木，百年树人。七院在发挥中医优势的同时，特别注重作为中西医结合类别专业人才的培养，通过让西医专业人员学习中医，并在理论与临床实践相结合的基础上，不断提高和锤炼七院中西医结合专业人员的医术，涌现出一批较高水平的中西医结合专业技术人才。

在"创三"的过程中，七院经历了两个大的跨步：一是在硬件上有了很大的提升，包括医院设施环境改造、医疗设备配置、人员床位配比等方面。这与浦东新区领导的支持，还有市卫健委的政策帮助是分不开的。另外一个跨步是在软件上，通过七院领导以及职工自身的努力，包括"西学中"人数比例的达标、中医院内制剂使用率、中药饮片使用率等等，以及管理水平和能力、临床医疗、服务能力的提升等各方面。在创评过程中，七院对照等级评审的标准进行全面梳理，仔细按评审标准一一改进，逐条整改，逐项推进达标。医院领导牢牢把握住了医院中西医结合的发展方向，显现了实干巧干的智慧，虽说难度很大，但成效显著。

同时，医院等级评审需要往前追溯过去几年的数据，这项工作同样艰苦，好在七院有较好的基础，虽说繁琐，但都能一一完成。创评工作是很辛苦的。通过聘请外院专家来院指导评审工作，发现问题、找出差距、补上短板，这些措施也是促进七院评审工作飞速进步的助推器。

敢问七院发展的路在何方？路就在他们脚下！

顺应老百姓对中医保健养生的需求，七院积极探索有病治病、无病防病的中西医结合养生和健康保健之路。随着时间的推移，以及医疗服务重点从治病到健康维护的转变，七院积累的经验越来越多，越来越丰富。七院把贯彻国家全民健康的指导思想放在医院特色发展的主导地位，以维护人民健康作为医疗服务的更高指导理念。

大力发展中医药事业，传承、创新、发展中医药是新时代中国特色社会主义发展事业的重要内容。党的"二十大"再次强调促进中医药传承创新发展，这是党中央站在战略和全局的高度，着眼坚定文化自信，增进人民健康福祉做出的重大部署。

说起我与七院的故事，当时我以主管医院评审的身份来到七院，起初也是抱着一定疑虑的。但是在与七院领导和职工交流的过程中，我被七院人不服输的精神所打动。七院人很客观、很实在，在建设过程中我们会不留情面地指出他们的不足之处，目的在于希望他们不断努力，他们会非常认真地接受，然后竭尽全力去改进。比如在中医住院医师规范化培训方面、中医内涵建设等方面的欠缺，我发现后当场指出存在的问题，提出改进措施。我认为：发现问题不可怕，可怕的是存在问题却发现不了。发现问题，找出短板，实事求是，不掩盖、不忽视才能真正实现我们以评促建的目标。我希望尽量帮助他们，敦促他们不断进步！事实证明经过努力，七院人最终都做到了。

　　质量是一个医院体系的生命，诚信是一个医院不朽的灵魂。在七院近十年的医疗质量、学科建设、人才培养等方面的长足进步中得到体现。祝愿七院在下一个十年全面提升，更上一层楼！

（整理者：冰鉴煌）

张怀琼，上海市政协常委、文化卫生体育委员会常务副主任。曾任上海市卫生健康委员会副主任、上海市中医药管理局副局长

# 传承　创新　发展

胡鸿毅

近十年，上海市第七人民医院在中西医结合的道路上不断进取，迅速发展起来，成为一颗冉冉升起的星星。在这转型发展的十年里，七院从一家具有较好基础的西医综合性医院，快速转型成为一家三级甲等中西医结合医院，并在随后的短短十年里，跃升到国内中西医结合医院的先进行列，大胆闯出了一条独具特色的转型发展之路，实属不易，为公立医院的中医化改革提供了一个成功的范例。

2009年浦东新区获批成为国家中医药管理局的"国家中医药发展综合改革试验区"，浦东的中医药振兴发展迎来天时、地利、人和的大好时机。七院看准机会，借着"东风"乘势而上，王杰宁院长带领全院职工敢想敢干，以超常的魄力、勇气和决心克服重重困难，成功突破，于2013年顺利创评国家中医药管理局三级甲等中西医结合医院，使中医药薪火在浦东北片地区进一步延展。2015年七院又在上海中医药大学、浦东新区人民政府、浦东新区卫健委的支持下，成为上海中医药大学附属医院，为医院的发展增添了两翼。2021年七院在国家公立三级医院绩效考核中首次获评A+，并位列全国中西医结合医院的第三名，充分显示了七院当年的抉择是正确的。从七院人的身上，我们看到了他们积极进取、百折不挠、坚韧不拔的精神，也看到了他们立志中医药事业发展的信心和决心。

七院的西医是扎实的，中西医结合医院就是要以西医作为强大的基础的。转型后的七院，将中医特色诊疗技术和整体观理念充分运用在疾病防治与康复的各个领域，发挥中医药不可替代的重要作用。中西医结合是中医与西医的汇聚和融合，能够丰富人类对疾病的认识，为治疗疾病增添有效的手段，殊途同归又相辅相成。中西医学科的汇聚需要突破机制约束和学科分置的壁垒，另外还要充分利用好人工智能和大数据时代带来的先机，将其与中医药特有的非线性思维与高度个性化的特质相融合，做到中西互通、中西互用。中西医结合的现实原点就在于"六经之旨"和"当世之务"的辩证关系上，中医人从业者不单要做继承者，还要做转换者、跨越者，现代中医需要守正传承，更需要创新发展。

这十年，七院不断培育和引进中医药人才、海派中医的各流派，包括浦东新区名中医、省级名中医、国医大师，设立了包括陆氏针灸、顾氏喉科、顾氏外科、徐氏儿科、石氏伤科、张氏内科等多个海派中医流派传承浦东基地。医院打破学科壁垒，将临床科室打造为"五大中心六大部"，促进学科间的融合和多学科协作。医院注重培育中医药特色优势病种和技术，与西医特色病种和技术融合发展，以"做浓中医、做好西医、做实做特中西医结合"为宗旨，积极探索实践中医与西医的汇聚交融。

随着《"健康中国2030"规划纲要》《中医药发展战略规划纲要（2016—2030年）》相继出台，中医药发展已上升为国家战略，中医药在"治未病"中的主导作用、在治疗重大疾病中的协同作用，以及在疾病康复过程中的核心作用将不断凸显。国家实施"健康中国"战略，就是要为人民群众提供全方位全周期的健康服务，坚持中西医并重，充分发挥中医药在疾病预防、治疗、康复中的独特优势作用，创新中医药服务模式。我知道这几年七院在健康管理和医康融合方面也做了大量的探索和实践，获得国家健康管理学科建设与科技创新中心建设项目，并成立了上海中医药大学、上海市中医药研究院健康管理与产业发展研究所，成为中国康复医学会医康融合工作委员会首届主任委员单位，特别是在医康融合方面做了不少开创性的实践，在运用现代康复技术的同时充分融入中医传统康复理念，结合中医传统康复技术，将康复治疗辐射到各临床学科，融合传统康复与现代康复，协同全程康复与临床治疗，结合院内康复与社会康复，形成了"三大、三全"的中西医结合临床康复体系，打造出了具有示范效应的中西医结合医院发展新模式。

过去十年，七院在中医药传承、创新、发展方面做出了重要的贡献。在今后的十年、甚至更长远的未来，希望七院紧紧围绕创建国内一流研究型中西医结合医院的目标，聚合中医药和中西医结合优势资源，结合现代医学特点，提供高水平中医康复服务，开展高水平临床科研，打造具有引领示范作用的国家中医康复中心，引领和辐射上海市中西医结合特色康复医学发展；希望七院以引进、培育医院高层次引领性人才团队为重点，打造具有影响力的医院PI智库，打造具有上海市一流水平的中医特色康复医学学科带头人，以名医、名科、名药带动医院中医特色康复医学发展；希望七院优先做好康复医学发展方向的支持，建立组织保障机制、优化升级激励政策，支撑学科软件和硬件建设工作，力争将医康融合打造成为一张代表七院"金字品牌"，更能成为代表上海市"大健康""大卫生"和中西医融合发展的"亮眼名片"；希望七院在中西医结合健康管理领域继续深入创新实践，依托中医药研究院健康管理与产业发展研究所、健康管理学科建设与科技创新中心项目，积极参与民族医药健康管理服务规范、技术规范的制订，发挥对区域内其他基层医疗卫生机构开展中医药健康管理服务的指导作用；加快高水平中医药研究和产业转化，加大力度发展以政策为导向的集健康管理、产品研发、创新性人才培养等功能于一体的中西医结合健康管理和产业发展平台，带动医院学科整体实力的快速发展，初步形成一系列可复制、可推广的经验和举措，辐射带动浦东新区、上海市、长三角乃至全国健康管理与产业发展。

　　未来，十分期待第七人民医院在党的二十大精神指引下，不断为促进中医药传承创新发展贡献新作为。期待七院走实中西医汇聚创新、融合融通之路，把中医药仁心精神传承下去，用敬畏与回馈延续中医药之美，用大爱精诚传承中医之情，以专注创新守护本草之魂，发扬历代中医药传人开拓创新的精神，勇担中医药现代化和走向世界之时代使命。

（整理者：司春杰）

　　胡鸿毅，上海市卫生健康委员会副主任、上海市中医药管理局副局长

# 七院：浦东中医药综合改革的先行者

孙晓明

## 一

我关注、了解、接触上海市第七人民医院，主要源于工作交集。

我于1993年在英国获得医学硕士学位，又于1996年在英国获得卫生规划与管理学博士学位，并在英国工作了一段时间；之后，我接受祖国的召唤，被上海市人民政府引进回国，分配在上海市卫生局工作。2009年，原南汇区并入浦东新区，我被派往新组建的浦东新区担任第一任卫生局局长和党工委书记。由此，我与七院产生的工作情谊，是在推进浦东新区医疗卫生体系建设及医疗惠民的征途上，我们有着共同的担当。在此，我感谢七院人对我工作的支持，也向七院人的不懈努力表示敬意。

## 二

我看七院这些年的健康成长和快速崛起，有着浦东大发展的时代背景。

我来到浦东后，感觉浦东的经济发展日新月异，但是医疗服务却明显滞后——很多老百姓看病，要非常麻烦地过江、到浦西大医院就诊，似乎这样看病才放心。同时，我也经常收到老百姓要求发展浦东医疗卫生事业的人民来信，民情汹涌、呼声很高。当时改革春风频吹的浦东新区，却缺乏大医院、名专家，老百姓们"看病难、看病贵、看病烦"的矛盾非常突出，怎么办？

我们首先从浦东医疗卫生资源规划入手，运筹引进浦西优质医疗资源与激活自身快速发展相结合的方法，提出了"浦东老百姓看病基本不过江"的战略目标。通过短短十几年时间的努力，目前我们已经建成了医疗卫生资源配套齐全、优质高效、能够普惠广大群众的浦东医疗卫生体系，能很好地满足当地、甚至从浦西和外地过来的老百姓的就医需求。

在这一过程中，有一个具体案例使我记忆犹新——那就是，短短三年的时间，七院是从一家"二级甲等综合医院"直接转型冲上"三级甲等中西医结合医院"。

## 三

七院的转型发展背后，政策推动是关键。

打开地图，我们可以清晰地看到浦东新区像一轮明月镶嵌在东海之滨。当时的情况：一是北部地区缺医少药；二是我国重要化工企业的医疗保障非常重要；三是浦东新区被列为"国家中医药发展综合改革试验区"。如何更好地体现先行先试，在全国做出表率，任务摆在了当年新成立的浦东新区卫生局的面前。

记得当时卫生局在召开局务会议和党工委专题会议时，大家都众志成城、意气风发，一致同意把"推动七院跨越成三级甲等医院"放入优先发展项目之中，并形成了"借助国家中医药发展综合改革试验区的政策优势""通过与上海中医药大学合作达到其附属医院标准""大力发掘本院中医中药优势""医院改造建设"和"大量引进高级人才"五条具体措施方案，并且立刻获得了上海市卫生局、浦东新区区委和区政府的大力支持和政策扶持。

## 四

三军易得，一将难求。发现王杰宁院长这样一个优秀领军人物，是浦东新区卫生局决策之幸，也是七院改革之幸。

当时在具体讨论方案时，有一个人引起了我的特别注意，他就是时任浦东新区卫生局中医科教处处长的王杰宁——他的发言较为深思熟虑，发表意见既有改革魄力，又有可操作性。随后，我又单独与他谈了几次话。据我所知，王杰宁不仅是第二军医大学毕业的优秀军医，还担任过第二军医大学医院管理处处长。在我认为，王杰宁有大医院管理经验，而且他特别热爱中医中药，具有统筹协调和主导管理的能力。

经过党工委讨论和组织部门批准，七院发展方案下达的同时，也下达了王杰宁担任七院院长的任命。

就这样王杰宁走马上任了。上任后，他带领班子和全院职工进行了脱胎换骨式的医院改造，历经千辛万苦、酸甜苦辣，终于在各方支持下，一座崭新的上海市第七人民医院、上海中医药大学附属医院、国家中医药管理局批准的三级甲等中西医结合医院，就此诞生了。

当然，这要感谢上级部门的指导和支持，感谢卫生局全体同仁们步调一致，感谢上海中医药大学鼎力相助，感谢王杰宁院长和七院全体员工不负众望所付出的拼搏努力！

# 五

可以说，七院是浦东中医药综合改革的先行者。

十年来，七院飞速发展，其成绩有目共睹——上海市医院等级评审委员会有要求：二级甲等医院要经历5年改造，才能有入选三级乙等医院的资格，而七院仅用三年时间，就通过国家级评审，直接从二级甲等综合性医院冲上三级甲等中西医结合医院，即转型、晋级不易，也是特例。

我想，假如没有脱胎换骨式的医院体系改造和超越式发展实践，是不可能快速实现这一个目标的。事实证明，七院是展示个人和集体实力的平台。浦东，是个梦想可以成真的地方！

# 六

七院的前身，是1931年由杜月笙为控制霍乱（也称"虎列拉疫"），而创建的时疫医院；所以我认为，以后七院也要秉承前人的作为，为周边百姓的安康守门，尤其要在应对突发公共卫生事件中发挥更好的作用。

医者仁心，这一切最后得益的是浦东的老百姓。所以，今后我们更要把老百姓的健康始终放在心上，不仅挂在嘴上，还要落实在具体行动上。

（整理者：胡国良）

孙晓明，浦东新区卫生健康委员会原主任

# 华丽转型升级的七院

范金成

　　我于1998年至2018年，在浦东新区社会发展局、浦东新区卫生局以及卫生和计划生育委员会工作，曾分管卫生、体育和计划生育工作，其中分管医疗卫生工作未中断过。我在卫生健康系统工作的二十年中，对上海市第七人民医院的发展，总体印象是：七院的发展是乘着浦东开发开放的东风同步发展的，前十年医院顺利通过了上海市首批二级甲等综合性医院评审，实现了医院硬件的首轮提升和专业队伍的优化，这是以张国通院长和邱凤娣书记、王山书记为代表的班子，呕心沥血带领大家干出来的；后十年，是医院转型成功迈入三级医院行列，登上新台阶的十年，主要是王杰宁院长和王山书记、徐玉英书记为代表的党政核心团队，带领全院职工接续奋进，改革创新，转型升级的十年。

　　可以说，七院的飞速发展，是近十年浦东着力改革开放，缩小城乡间差别的见证；是浦东新区党和政府改善民生，发展卫生事业的体现；是七院软硬件翻天覆地变化的诗篇。主要集中表现在：一是医院等级晋升，从二级甲等综合性医院升级为国家中医药管理局评定的三级甲等中西医结合医院；二是功能转型，从原来以西医为主，转型为中西医并重的中西医结合医院；三是学科队伍建设提升，引进了一批高水平的中西医专家，医学科研学科建设硕果累累，医院管理更加科学有序，服务口碑越来越好。

　　近十年，王杰宁院长牵头规划，统筹协调，全院上下齐心协力，完成了一项又一项的艰巨任务。我在浦东新区卫生行政管理部门按照浦东新区区委、区政府的要求，也尽责尽力支持、协调和推动七院的发展建设。七院通过国家中医药管理局考核评审，由一个二级甲等综合性医院一跃成为全国三级甲等中西医结合医院，并进入全国三级中医类医院百强榜单，在国家三级公立医院绩效考核中，位列全国中西医结合医院前三强，一路走来，实属不易。艰难困苦，玉汝于成，可喜可贺！在此，向七院全院干部职工表示崇高的敬意！

## 创三级甲等医院是机遇

　　在浦东新区区委、区政府的领导下，浦东新区卫生行政管理部门一直奋力提高医疗卫生质量和服务水平以改善民生，长期坚持本区二级综合性医院全部创评三级医院的目标，七院是积极主动投入到创评三级医院行列中的医院之一。

七院位于浦东新区北片区域，毗邻外高桥保税区，承担着高桥、高行、高东、凌桥、曹路、洋泾等社区居民以及外高桥保税区、长江口航泊、周边化工船厂等大型企业以及长兴岛、崇明岛等地区的医疗保障任务，是浦东北部区域唯一的大型综合性医院。2009年，国家首个中医药发展综合改革试验区落地浦东新区。2012年，七院作为浦东新区改革试点医院，浦东新区领导和有关部门给予了政策上的大力支持和资金扶持，并在最短的时间内建成了三级中西医结合医院，在浦东新区其他同级医院中树立了示范标杆。

在创建三级医院的过程中，七院遇到了不少困难和瓶颈：一方面，全国还没有一家二级综合性医院直接创建升级三级中西医结合医院的先例，因为目前的三级中西医结合医院基本是从二级中医医院创建升级而来的，所以没有成熟的经验可以借鉴；另一方面，国家中医药管理局对于中西医结合医院的考核标准为"中医医生要占全部医生的30%，中西医结合医生要占60%"。这是一个考核的硬指标，但当时七院只有一个中医科，中医医生的比例还不到10%，加起来也不过十几个人。因此，全院上下医务人员都在担心创评中西医结合三级甲等医院这件事，认为好像不太可能实现。但是，王杰宁院长带领全院职工奋力拼搏，掀起"西学中"热潮，克服了种种困难，仅用一年时间，就全面完成了历史性的跨越。

王杰宁于2012年4月由浦东新区卫生局调任七院院长，6月就接棒创评三级医院的工作。我知悉既是军人又是医生出身的他，一上任就开门见山，雷厉风行，实行"能者上、平者让、庸者下"的用人机制，推行两年一次的竞聘上岗，动员全院职工"统一思想，步履一致，认清创建三级医院是七院发展的现实机遇和梦想"。全院职工在院党政领导班子的带领下，进入了"5加2"和"白加黑"的创评工作中。大家放弃休息日、节假日，加班加点，不计报酬，甚至食宿在工作岗位上，成为七医院一道靓丽的风景线，体现了七院上下同心、逐梦未来的初心使命。

## 功能转型是关键

创建目标已确定，功能转型是关键。我记得七院的发展转型主要体现在三个"上台阶"。

第一个"上台阶"是医技楼的建成，为创建三级甲等附属医院打下了硬件基础。

七院历史悠久，但随着浦东城市化进程推进，医院设施、设备都已跟不上百姓日益提高的就医需求。我时任浦东新区卫生局副局长，记得当时浦东新区立项投入1.4亿元，筹建面积3万余平方米、高12层的医技大楼项目。2018年5月，该项目圆满竣工。大楼设计还参照了上海中医药大学系统康复医学科建设的标准，配置的医疗设备在当时来说都是国内一流的，达到了上海中医药大学附属医院软硬件条件。

第二个"上台阶"是健康管理中心的落成。

我记得，王杰宁院长上任的当年，健康管理中心便建成使用，标志着医院在服务功能上的新拓展。医院从注重对患者疾病救治的状态，开始转向对人群健康的关注和全过程管理。医院引进了第二军医大学、上海交通大学医学院、复旦大学上海医学院、上海中医药大学的专家教授，开设各种特色门诊，建立健康档案，让辖区居民享受到优质的医疗服务。通过筑巢引凤，提高了七院的医疗服务质量和健康管理水平，缓解了高桥、高行、高东"三高"地区和周边区域"看好医生难"的问题。

目前，七院"大康复"模式下的康复医学科已经与神经内科、骨科、心内科、ICU、传统医学科、妇产科等各临床科室深入合作，建立了由临床专科医生、康复医师、康复治疗师共同参与的康复多学科诊疗模式。目前七院不仅有康复医学科，还有康复治疗科，是一个整合平台，这个平台推动和指导全院各临床科室康复治疗的开展。据王杰宁院长介绍，"许多患者，包括刚刚做了手术的患者，后续恢复期早期进行康复治疗非常重要，早期康复治疗的介入能促进患者功能恢复。七院就是基于此建立了一整套患者后续康复治疗的方案和模式"。"我们对各临床科室都配备了康复治疗师，只要患者病情需要、神志清楚，就能及早进行康复治疗"。

第三个"上台阶"是"医康融合"。七院全力打造"全科康复、全程康复和全面康复"的医康融合学科发展模式，以及康复医师、康复治疗师参与到康复治疗的多学科诊疗模式。在中国康复医学会医康融合工作委员会的领导下，七院正在将这一模式向全国推广，提高三级综合性医院康复医疗服务能力、节省医疗资源、提高效率，让患者在治疗原发疾病的同时，接受到康复治疗。秉承"康复医师专科化，专科医师康复化"理念，七院的医康融合走出了一条特色化中西医结合的精进之路。

## 科创和人才赢未来

"教育、科技、人才是全面建设社会主义现代化国家的基础性、战略性支撑，必须坚持科技是第一生产力、人才是第一资源、创新是第一动力。"在创建三级中西医结合医院的过程中，七院全院干部职工上下同心，成功完成了创建三级甲等医院的艰巨任务，实现了跨越式的转型升级。实践证明，医院的发展离不开学科人才的培养和塑造。七院在后备人才培养方面很有特色，王杰宁调任七院院长前在浦东新区社会发展局、浦东新区卫生局任科教处处长，分管科研教学和科技人才培养。到七院以后他按照上海市和浦东新区人才培养计划的方案，设立了"七院三星"人才遴选培养体系，包括对刚刚入职的年轻医生设立"七院新星"培养计划；对高年资医师设立"七院启明星"培养计划；对未来的学科带头人设立了"七院北斗星"培养计划。这些培养计划为人才提供了快速成长的途径，激发了不同层次人才的积极活力，支撑了整个医院的可持续发展。

七院的"智慧医院"建设也是浦东地区的先导者之一。医院内"智慧"元素无处不在。AI阅片在数秒就能找到病灶；配药有发药机器人；还有大屏幕实时监控输液余量和滴速，让医护人员随时观察得到患者的情况等。在七院内，信息化支撑的便捷就医场景已经覆盖到了预约、挂号、就诊、支付、药品配送、报告查询、诊断辅助、云诊室、互联网医院、医院管理和患者服务等各个领域。通过5G、AI、大数据、信息化技术等的运用，有效地提高了医疗质量、患者安全、服务效率和服务水平，并让医护人员从繁重的工作中解脱出来，投入到更需要的工作中去。在智慧医院建设过程中，将创新科技与医院的专业场景相结合，实现从临床决策、医学大数据、诊疗流程优化等各个领域的智能化。据悉，未来七院还将全面融入更多AI应用技术。比如通过自然语义识别辅助临床决策，引入更多的物联监测设备，采用AI的手段对医疗进行实时数据分析和辅助管理等。

过去十年，是七院攻坚克难、奋发向上、主动创新、取得了优异成绩的十年。也是在以王杰宁院长为核心的党政领导班子带领下，全院干部职工上下一心、共同努力、敢打硬仗、敢为人先、魄力决策、开拓创新、勇于实践的十年。

新时代，新征程，新伟业。我希望七院在党的二十大精神指引下，踔厉奋发，勇毅前行，逐梦未来，再向下一个十年的新目标继续迈进。祝愿七院的明天会更加美好！

（整理者：王青春）

范金成，浦东新区卫生健康委员会原书记兼主任，现任浦东新区科技和经济委员会党组书记

# 浦东改革开放的样本

顾建钧

## 一

提起上海市第七人民医院的成功转型和等级评审，我认为，很有必要说一说。

有人追溯七院的历史，总会说到上海闻人杜月笙1931年创建"时疫医院"的事。但我认为，七院成长、发展的基因当中，更加重要的基因是起始于20世纪50年代的国家级高桥地区化工基地建设，而在高桥地区需要一个与之相匹配的医院来保障这个化工基地的正常运行和高速发展，并守护周边广大百姓的身体健康。

上海的很多市级三级医院是以数字编号来命名的，这是上海市委、市政府对医疗机构的一个重要布局和规划——在我看来，七院的产生和后续的发展故事，都离不开这一重大规划的推手。

七院的发展还有一个铺垫，那就是：它从"区县中心医院级的医院"脱胎而来，拥有良好的管理、人才和业务发展底蕴。顺带说一下，以前高桥镇是隶属川沙县的，当时川沙作为一个县，拥有两所中心医院，其中一个是七院，另一个是川沙人民医院，这在全国层面上也是个案，说明当时川沙县地方政府也是非常支持关心卫生事业发展的。七院也不负政府和居民期望，在川沙县时期和浦东改革开放30年中，为国家级高桥地区化工基地建设及东北片老百姓提供了非常优质的服务，起到了很好支撑和保障作用，其医疗工作一直走在全国区县中心医院级医院的前列，是全国百强县级医院。

这说明，七院有很好的基因，或者说基础；七院大有作为，是有基因底蕴的。

## 二

如果说，政府的关心、关注是七院成长的基础；如果说，从"区县中心医院级医院"脱胎而来的七院，拥有仁心惠民的家底；那么，七院近十年来的长足发展，就离不开王杰宁院长的卧薪尝胆、苦心谋划、统筹协调、前沿指挥。王杰宁院长本人及他带领的七院全体医务人员砥砺前行，为医院的发展做了很重要的铺垫。

我知道，他是外科专家，曾任职第二军医大学长海医院、大学医院管理处等。

他长于医院管理、教学及科研管理，并积累了丰富的理论和实践经验。当时从第二军医大学转业时，其实有更好的岗位（如上海市申康医院管理集团）期待着他，但他凭着对浦东新区改革开放、创新发展的向往和要为基层医疗卫生工作做贡献的奉献精神，毅然投身到浦东这一朝气蓬勃、奋发向上的热土上。我还知道，他对公共卫生及中医学有独到见解，是全国第一批"国家中医药发展综合改革试验区"创建的策划者、实践者，为浦东新区创建成为全国第一批"国家中医药发展综合改革试验区"做出过很大的贡献；我更知道，他干一行、爱一行、投入一行、收获一行，在他主管和分管浦东新区医疗卫生科研和教学工作时，教学质量年年提高，科研成果硕果累累。可以这么说，在卫生局，他既是"大哥"级的处长，又是非常出挑的处长。我知道他对浦东有感情、对医院有感情。十年前，实际上，他在公务员队伍中有着很好的发展前景，有着更好的岗位期待着他，但他出乎所有人的意料，就像当年他转业时那样，自愿要求下沉到基层单位，以自己的专业优势、管理优势和为浦东卫生事业作奉献的精神，到上海市第七人民医院工作，要为七院的转型、发展和腾飞奉献他退休以前的最后十年工作时间。

## 三

七院在短时期内，之所以能够由一家"二级综合性医院"成功转型并创建成为三级甲等中西医结合医院、上海中医药大学附属医院，在我看来，得益于"天时""地利""人和"。

所谓"天时"：近十年，正是我国全面建成小康社会的关键时刻，迎接中国共产党建党100周年和改革开放40年的关键时刻，也是我国经济社会高速发展的重要时刻。浦东，作为改革开放的前沿阵地，理应要有所作为、有所奉献。2009年，国家中医药发展综合改革试验区落地上海市浦东新区。

所谓"地利"：近十年，正值南汇并入浦东，发展空间更大。国家赋予浦东新区作为第一个自由贸易试验区及自由贸易区新片区建设的重任，更是在浦东改革开放30周年之际，中央给予浦东新区高水平改革开放，打造社会主义现代化建设引领区的光荣任务。浦东新区面临着大改革、大开放、持续创新的大发展机遇。所有这些，都在呼唤着浦东的卫生事业必须要有大发展，以顺应浦东社会经济的发展。七院，作为浦东医疗卫生体系的重要一分子，紧邻自由贸易区，同时浦东又承担着建设全国第一个中医药发展综合改革试验区的重任。七院，必将为浦东医疗卫生事业的发展，为第一个国家级中医药综合改革试验区建设，为浦东东北片的居民健康做贡献。

所谓"人和"：第一，王杰宁院长来了——他为解决七院发展瓶颈而来；他为七院再发展寻求方向而来；他为七院高擎中医学文化大旗而来；他为实现中西医融合发展并服务于民的人生价值而来。我知道他到七院后，就吃住在医院，以"5+2、白加黑"的全天候工作姿态，引领七院攻坚克难。他从培养、引进专业和管理人才、完善制度开始，高标准绘制七院转型、发展蓝图，以医疗业务发展为基础，以服务为引领，以质量为生命，中西医整合并重，为居民提供高水平、优质高效的医疗服务。与此同时，持续推进科研、学术发展和医学教学工作，使得七院的医、教、研工作取得了更新迭代式发展的辉煌成就。第二，七院医护人员在院长领导下，把使命放在心上、把责任扛在肩上，发扬"浦东高桥精神（高桥化工区建设精神）"，在一个短时期内，完成了"一个西医医生"向"一个中西医结合医生"的艰巨转型。

## 四

我与七院，除了有颇长时期的工作交集之外，更是七院发展的密切关注者和见证者。

因此，我对七院了解比较多，感佩的地方也自然比较多了——比如，2012年七院被列为中医药发展综合改革试验区医院转型发展项目的试点医院，必须在最短时间内由一家颇有规模和成就的综合性医院转型成为一家中西医结合医院并同时实现医院上一个等级，而且同时要成为上海中医药大学的附属医院，以在全国范围内起到示范作用。可谓是三箭并发，而且必须箭箭中的！而当时，全国还未有一家"综合性医院"成功转为"中西医结合医院"的先例。于是刚上任的王杰宁院长将七院的这次转型，比作"绿皮火车"升级成"高铁"的过程："老的车厢、轨道都无法沿用了，必须重新铺路、设站、换列车。"并付诸脱胎换骨式的改造和改革行动。

事实证明，七院是好样的！经历各种艰难险阻、尝遍各种甜酸苦辣，最后七院冲刺成功。据我所知，经过这十年的转型发展，七院已进入全国中医类医院百强，在最近公布的全国三级公立医院绩效考核中名列全国中西医结合医院第三名，成绩斐然。

最难能可贵的还在于：这番脱胎换骨式的改造，并不影响医院经营，且效益越来越好。在这番大刀阔斧的改革中，人才队伍越来越壮大，科室设置一年比一年完善，医院结构更趋合理，医疗质量逐年提高，老百姓的口碑也越来越好。

## 五

作为国家中医药发展综合改革试验的试点医院，七院交出了一份令人满意的答卷。

以我个人之见，七院前途无量：一定会成为上海中医药大学举足轻重的附属医院，与龙华、曙光、岳阳、市中医等其他附属医院齐头并进；一定会成为全国一流的三级中西医结合医院，为我国中医学发展出经验、出方案、出规范；一定会成为全国中医药改革的创新型、典范性医院，为中医药走向世界做出更大奉献。

我相信，七院一定会继续有所作为，在不久的将来，一定能书写出更加优秀的七院样板！

（整理者：胡国良）

顾建钧，浦东新区卫生健康委员会原副主任、政协副主席；现任浦东新区医学会会长

# 转型发展，打好"中西医结合"这张王牌

白 云

上海市第七人民医院作为全市卫生健康系统规划的58个"医疗服务圈"之一、浦东新区北片区域医疗中心，承载着服务中国（上海）自由贸易试验区，守护长江口流域以及上海"东大门"的重任，为外高桥区域内人民群众的生命健康安全保驾护航。

2013年，七院从一家二级综合性医院转型升级为三级甲等中西医结合医院，2015年又成为上海中医药大学（非直属）附属医院。在2021年度国家公立医院绩效考核中位居全国中西医结合医院第三名，成绩来之不易。

在这转型发展的十年期间，七院在原有的基础上，强化中医内涵建设，坚持"做浓中医、做好西医、做实做特中西医结合"的宗旨，不断提升医院质量管理水平和综合服务能力，以名医、名科、名药为切入点，以突出中医内涵、凸显中西医结合优势为目标，带动医疗、学科、人才、科研、教学的全面进步，促进医院高质量发展。

七院坚持中西医结合的办院方向，贯彻国家发展中医药的相关精神，积极落实国家、上海市、浦东新区发展中医药事业的各项举措，在建设高标准的中医药服务体系、提升高品质的中医药服务能力、打造高素质的中医药特色人才队伍、培育高能级的中医药健康产业、促进高水平中医药文化传播和开放发展，打造"海派中医"高质量发展、中医药服务智慧化等方面努力探索创新。医院通过"1+5"模式全方位做浓中医，即：围绕"1个"全新构建的中西医结合价值目标体系，从临床医疗、护理服务、学科人才、健康管理、医联体建设"5个"维度全面支撑，充分发挥中医药特色、集聚中医药人才资源、深化中医药服务内涵、延伸拓展中医药服务领域。在全面提升中医药防病、治病、康复服务能力的同时，汇聚融合现代医学的特色和优势，运用中医、西医两种医学理论体系，各展优势。从"以疾病为中心"向"以健康为中心"转变，以全生命周期的健康为视角，结合现代信息技术，确立了"大健康、大康复、大智慧"的医院"十四五"发展方向，努力打造医教研同步发展、管理领先、中医药医疗及专科特色明显、中西医并重，健康管理、疾病治疗、医康融合为一体，以中西医结合康复医学为突出影响力的三级甲等中西医结合医院。

　　近年来，七院在中西医结合康复学科方面的发展成绩显著，正在全力打造"全科康复、全程康复和全面康复"的医康融合学科发展模式，以及康复医师、康复治疗师参与到康复的多学科诊疗模式。院长王杰宁作为中国康复医学会医康融合工作委员会首届主任委员，正在将这一模式推广至全国，影响带动全国三级综合性医院提高康复医疗服务能力、节省医疗资源、提高资源使用效率，让患者在治疗原发疾病的同时，早期接受康复治疗。早期康复介入有助于缩短疾病病程、提高机体功能，促进患者早日回归社会和日常生活，提高人群生存质量，降低家庭和社会的负担。七院秉承"康复医师专科化，专科医师康复化"理念，在医康融合的实践中，摸索一条特色化中西医结合的精进之路。

　　成绩属于过去，未来仍需拼搏。医院要充分利用浦东新区作为中国（上海）自由贸易试验区、国家综合配套改革试验区、国家中医药改革发展综合试验区以及国家中医药健康旅游示范区的政策优势，紧紧围绕创建国内一流、上海知名中西医结合医院的目标，科学把握医院新发展阶段的形势要求及学科建设的客观规律，充分挖掘和利用院内外优质中医资源，下功夫打好"中西医结合"这张王牌，从特色专科专病、高层次人才、健康管理与医康融合的理论、技术、实践和产业创新、中医药科技创新、区域中医药服务带动和指导、中医药服务标准化、智慧化、中医药文化普及与传播等各个方面充分体现医院实力、突显中医内涵，强化中西医结合优势，打造医院的"特色名片"，力争弯道超车抢占中西医结合服务与创新的高地。医院要在全方位学科评估的基础上，强化对标、对表，以国家政策为导向，深入分析、扬长避短、精准发力。医院要积极推动学科间的交叉融合，优化学科层次与布局，创新人才梯队构筑的体制机制，完善分配激励机制，带动医、教、研、管、服的全面协同发展，达成医院高质量发展目标，逐步把医院建设成为在上海乃至全国有一定影响力的研究型大学附属医院。

　　新时代，新征程。医院始终要以习近平新时代中国特色社会主义思想为指导，全面贯彻落实党的二十大精神，对标浦东新区社会主义引领区建设要求，坚持以人民健康为中心，强化体系创新、技术创新、模式创新和管理创新，牢牢把握人民福祉第一追求，在增强群众获得感、幸福感、安全感上积极作为，持续推动卫生健康事业高质量发展。

（整理者：陈桂君）

白云，浦东新区卫生健康委员会党委书记、主任

# 敢于"异想天开"，创造七院"神话"

李荣华

前不久，时隔多年的我再次来到上海市第七人民医院，在职工文化活动中心门口的墙上找到了当年跟七院人一起为"创三"鼓劲而按下的红色手印。

2012年，浦东新区将七院从二级综合性医院创建成为三级甲等中西医结合医院，列入《浦东新区国民经济和社会发展第十二个五年规划》，作为一项重点工程。而这副重担就落在了我和王杰宁、郁东海的身上。当时，王杰宁从浦东卫生局中医和科教处处长调任七院院长；我是浦东卫生局副局长，分管中医、科教处；郁东海是接任中医、科教处的处长，可以这么说，我们三个人是"一荣俱荣、一损俱损"地被绑在了七院"创三"的这架战车上，成为并肩作战的伙伴，为了同一个目标，只能进，不能退。

回想十年前，七院"创三"时的情景历历在目，依然让人心潮澎湃、激情满满。

## 七院的三个"势"

如果要总结七院"创三"成功的经验，可以用"三个势"来概括：造势而起、顺势而为、乘势而上。

做每件事都要先"造势"，七院"创三"也一样，就是要将"创三"的星星之火，点燃每个人的心，让其成为燎原之势；要让每一个医院职工的积极性发挥到极致！从医院党政领导班子到普通员工思想上保持高度的一致，发出同一个声音——我要"创三"！

那段时间，我每一次去七院都会发现有不一样的地方，那就是七院人对"创三"的热情一浪高过一浪，大家思想越来越统一。要知道，当时的七院有1 000多名员工，要把大家团结起来，拧成一股绳，并不是一件容易的事情！从这点上来说，我认为王杰宁有着很强的感召力，倾注了他的心血，让全院上下为"创三"沸腾起来了，由此七院完成了第一步"造势而起"。

有了政策的支持，七院"创三"才能进入第二步的"顺势而为"。浦东新区卫生局把七院"创三"当作自己的事情，时任局长孙晓明对我们说："你们去干，局里将倾全局之力，全力做好保障工作。"当时分管卫生条线的浦东新区副区长谢毓敏也非常支持，这才有了新出炉的《浦东新区国民经济和社会发展第十二个五年规划》将七院"创三"工作列为区政府重点工程。

浦东新区上下意见达成一致、目标一致，我就去找了时任上海市卫生局副局长沈远东。他说："七院是否能创建成功，关键看医院领导班子、浦东卫生局和浦东新区人民政府下的决心有多大，你们下定了决心，市里一定会大力支持。"

有了市局和区政府领导的支持，我和王杰宁都吃了"定心丸"，风风火火地决意要在一年之内拿下中西结合"三甲"评审。

然而，当我们上下齐心，准备投入攻坚战时，一盆冷水浇了下来——按照国家卫生部的评审办法，二级医院转型创建中西结合三级医院，至少要有三年以上的创建周期。

王杰宁急了，他对我说："一鼓作气，再而衰，三而竭。全院都在争取用一年时间创建成功，再等上两年，士气衰竭，如何能创成功？"其实，我比王杰宁更心急！当时我已经55岁了，一心希望能在退休之前为浦东卫生事业多做些事情。

如何寻求政策突破？当时，我想到了一个人，就是时任卫生部副部长、国家中医药管理局局长王国强。他是一位有着深厚中医情怀的领导，为了浦东中医药改革试验区的事每年都要来上海一两次，时刻关注着浦东中医药事业的发展。

恰逢王部长到上海浦东国际展览中心参加会议，我就通过他的秘书跟他联系上了，晚上8点半敲开了他宾馆房间的门。我见了王部长就开门见山地说明了来意，直言不讳地说："王部长，七院本来是西医院，现在要投奔到中医的怀抱，你要不要？如果你不要，七院有可能就在西医的路上走下去了，浦东就少了一家姓中的医院。更何况，浦东作为综合改革试验区，不是鼓励先行先试吗？为何七院创评上不能在政策上有所突破？"

这次会面之后没多久，国家中医药管理局发布了评审办法新规，将西医医院转型创建中西结合医院的周期从三年以上改为一年以上。政策一发布，浦东新区卫生局、七院上下都沸腾了！

接下来，七院就开始第三步的"乘势而上"！

## 举全区之力支持七院"创三"

浦东是中国改革的试验田，鼓励创新者、激励勇敢者、支持拼搏者！只要敢想、敢闯、敢试，在这片土地上就会有收获。缺政策，区政府研究政策突破；缺资金，区财政给予倾斜；缺科研，地处浦东的上海中医药大学全力支持；缺学科带头人，局里派人指导和培育……可以说，浦东举全区之力支持七院"创三"，才有了一年创建成功的"天方夜谭"。

那一年多的时间里，我和郁东海几乎每周要跑七院两三次，小到各种科研会议，大到全院的动员大会，每次的会议都不落下。只要七院有什么困难，大家都集思广益想办法解决。记得有一次难忘的现场协调会，我带着卫生局的规划财务处、组织人事处、中医科教处等五六个处室的处长一起来到七院。王杰宁当场把几个最棘手的难题抛了出来。

第一个难题，是七院缺少正高级职称的医生。当时的七院，只有二十几名正高级职称的医生。但是按照"创三"评审指标，医院至少要有四十几名正高级职称的医生。临时去老牌三甲医院挖人？说心里话，老牌医院正主任医师怎么会到浦东一个正在"创三"的医院呢？这是不可能的，谁也办不到！但这是评审的硬指标呀，怎么办？我想出了一招，一方面去全国各地招贤纳士，另一方面与上海的各类三甲医院寻求合作。

我建议，七院与上海中医药大学的附属曙光、龙华、岳阳等三甲医院合作，请他们的主任医师定期到七院专家门诊。这样，既可以补充七院正高级主任的实力，又能造福当地百姓。

但是，外院名医坐堂，能否算作七院医生呢？浦东新区卫监所的所长提出了异议。因为"创三"评审要求医院执业医生的材料要有地方卫监所备案敲章的，这位所长一开始不答应；我当场就急了："做事情是要讲原则，但还要有变通的能力，更要讲政治、讲大局，七院'创三'是浦东中医药改革的大事情，怎么能卡在自家人手中？有事情我来担当！"就这样，这位所长同意敲章了。

第二个难题，就是按照"创三"评审标准，医院要有自己的制剂，至少要20个以上，每一款制剂就是考核分数中的1分。由于院内制剂受药品管理法的管控，生产要求很高，很多医院都不再研发制剂了。如果马上申请新的制剂，时间、审批根本来不及。我就问王杰宁："七院历史悠久，以前做过多少种制剂？翻出来看看，我们可以让老的制剂死灰复燃。"王杰宁让人去查历史档案，一下子翻出30多种制剂，都是当年有关部门审批过、有编号的。不过，按照新的药监政策，老制剂也要得到上海市药监局的认可。我就找到浦东药监局局长，先得到区药监局的支持，然后带着相关制剂材料，去了上海市药监局，最终顺利地拿到了批文。

终于到了"创三"评审那一刻，都派上了用场，最后高分通过评审！每个七院人、每个参与七院"创三"的人都激动万分！这背后，正是浦东新区政府、七院人共同努力的结果。

## 要敢于"异想天开"

2009年，南汇划入浦东新区，我从原南汇卫生局局长转为浦东新区卫生局副局长，分管中医和科教处及公共卫生处。当年，浦东新区卫生系统召开干部大会，卫生局班子成员规定每个人必须发言10分钟。轮到我发言时，第一句话就说"南汇中心医院（浦东医院前身）可以创建三级医院"，当时会场一片哗然。

是啊，在很多人眼里，一个远郊的二级医院要"创三"简直是异想天开！

我继续说道："100年前，华山医院只有6间小房、十几名医生护士；100年后，华山医院成为上海、全国乃至世界知名的医院。相信我们用十年时间，不仅南汇中心医院，浦东还会诞生更多的三级医院！"现场一片寂静。

事实证明，我当时的话不是异想天开！2年后，东方医院创建成为西医三级甲等医院；3年后，七院成功创建成中西结合三级甲等医院；10年后，浦东又诞生了4家三级乙等医院，其中包括浦东医院（即原南汇中心医院）！

如果将"异想天开"这个贬义词褒用的话，我的解释就是：只要敢想，就能天开！

这十年来，七院在带头人——王杰宁院长的带领下，书写了从二级医院到三级甲等医院的传奇故事，并走上一条高速发展的快车道。

希望七院未来要在专科和特色上下功夫，既能看普通的病种，也能看特殊疑难的病种；既能做一般的手术，也能做高难度的手术。对于医院很少接触或者从未遇到过的病例，建议七院可以跟上海的其他三甲医院合作，请外院专家过来一起共同研究诊疗方法。熟能生巧的道理在医界也是适用的，医生开的刀越多、手越稳，医生的名气响了也会吸引更多病患来就诊。

中医药深入人心，要让更多年轻人喜欢上中医。每个中医开的药方都是不一样的，治疗效果也不一样，所以要得到患者认可就要有真本事。我们的中医医生一定要学习并传承好老祖宗的中医经典，更要将中医文化和现代技术进行创新优化，做出特色，多出名医、名科、名方，让更多患者认可中医的博大精深。

七院的未来要走大智慧、大健康、大康复的道路。达芬奇手术机器人被誉为"上帝之手"，通过使用微创的方法实施复杂的外科手术，提高手术的精准性和智能化。建议七院可以以技术创新引领医院高质量发展，加强智慧医疗的投入，提升医院疑难重症诊疗水平，造福更多患者。

"做浓中医、做强西医，做实做特中西医结合。"王杰宁院长对七院未来发展方向总结得很好，希望未来七院还要继续有"异想天开"敢闯敢试敢为天下先的精神，创造出继"创三"之后的第二个"神话"。

（整理者：司春杰）

李荣华，上海市浦东新区卫生健康委员会原副局长

# 用椽笔描绘转型发展的蓝图

张国通

时间过得真快啊！转瞬间，我从上海市第七人民医院院长的岗位上退下来已经十年了。

十年在时间长河里只是短暂的一瞬间！但对七院来说是一个不平常的非凡十年。我欣喜地看到，广大医务员工在新任院长王杰宁的带领下奋力拼搏，在前期创建三级甲等中西医结合医院深厚的基础上勇创佳绩。七院十年来的变化，源于办院指导思想明确，建设发展符合实际。围绕创建中西医结合医院的战略方针，持续推进医院标准化建设，深化医疗卫生体制改革，以信息化为手段，通过精细化的医疗质量管理，严谨的科学防控，持续提升了医院的综合服务能力，保障了周边人民群众的健康。

医院发展的关键是人才。有了人才，医院的发展才会有保障，才能发展得更快、更好。这些年来，七院在学科建设中注重人才培养，取得了长足的进步。其中，烧伤科、康复科、内分泌科、烧伤整形科成为上海市高原、特色学科；急救创伤中心、消化内科获得了国家的自然科学基金项目；成立了名老中医学术传承专病、专科工作室，现有国医大师1名、市级名中医2名、区级名中医5名；成立了首个国医大师传承工作室。改变医院发展的定向思维、注重传统中医学理论和实践的结合，传统医学示范中心的传统医学科、针推科、男性科、肾病科、全科医学，深受广大人民的欢迎。

七院走医康融合的道路，充分发挥中西医康复技术。新技术新项目不断投入医疗实践，临床医师康复化，康复医师专科化，稳步提升医院的业务发展，带动了其他科室的建设。

七院全面实施现代医院管理，成立运营质量管理团队，参加DIP软件管理培训，采取组团式走进临床科室专项对接，推动了现代医院管理工作落地、落实、见效。尤其是加强落实、完善便捷就医专项，优化信息系统便民功能，提升医院为患者服务的能级，一切以患者为中心，取得了良好效果。

作为七院特色学科的康复医学中心，拥有多种智能康复机器人产品，如上肢康复机器人、下肢康复机器人、腕关节康复机器人、踝关节康复机器人等，覆盖全身及全周期的康复训练等。康复治疗师根据患者的病情设定有针对性的训练方案，患者在康复机器人的引导下完成精确量化的训练动作，重塑肢体功能。

医院是治疗疾病和挽救生命的圣地。他需要医生和医务人员必须有为人民服务的精神，要有精湛的医术。通过几年的努力，医院建成了急救创伤中心、卒中中心、胸痛中心，这三大中心为在第一时间成功抢救患者，降低病死率，奠定了雄厚扎实的医疗基础。其中，卒中中心2020年获上海市质控区域中心第一名，急救创伤中心抢救成功率达91.05%，胸痛中心急诊高危手术成功率上升81.37%。

新冠疫情三年，七院始终都走在防疫防控的第一线，响应党的号召，弘扬敬佑生命、救死扶伤、甘于奉献、大爱无疆的精神，全心全意为人民健康服务，得到了各级领导的赞许和肯定。在全面做好医院疫情防控的前提下，圆满完成了外派核酸采样、疫苗接种任务；全区公认七院反应最快、效率最高，院内疫苗接种率达100%。疫苗管理保障实现零差错，为浦东取得疫情防控决定性胜利做出了重要贡献。

岁月荏苒，十年巨变。七院全体医务人员，不忘初心，牢记使命，责任在肩，砥砺奋进。建成了一所医教研，重点学科建设，人才培养优势凸显，综合实力雄厚的三级甲等中西结合医院，取得了骄人的成绩：2013年通过国家中医药管理局严格评审，晋升为三级甲等中西医结合医院；2015年实现了创建上海中医药大学附属医院的既定目标；2016年—2019年连续四年入围中医医院"百强"榜单；2017年—2019年连续三年入围中国智慧医院HIC"百强"榜单；2020年通过了国家中医药管理局的三级中西医结合医院的复评审工作；医院肾病科、内分泌科、康复医学科获得2021届中国中医医院最佳临床型专科；2021年，医院在研科研项目66项，其中国家自然基金1项，省部级4项，市局级17项；2021年"国考"中取得了全国中西医结合医院排名第3名的优异成绩。

七院注重建设中西医结合的教学体系，拥有11个教研室、7个教研组，是上海中医药大学、第二军医大学、同济大学医学院、宁夏医科大学等六所医学院校的临床教学医院，是上海市中医住院医师规范化培训基地、浦东新区临床医师技能培训基地。

十年来的发展，记载了医院跨越式发展的每一重要历程与精彩亮点，每一项成就都凝聚了现任班子成员和广大医院员工励精图治、默默奉献的辛勤付出。其艰辛历程充分折射出医院领导班子锐意进取，敢于开拓的浦东改革开放的时代特征与勇立潮头、争创一流的浦东精神；也是以王杰宁院长为核心的一班人牢记党的嘱托、初心如磐、使命担肩，带领全院广大员工做敢于担当、有为的前行者的真实写照。

希望七院在新的征程上，勇于创新，融合中西医结合，充分发挥自身地处上海自贸区、外高桥保税区的区位优势，错位竞争发展，扎扎实实把中西医结合医院的各项功能做大、做强、做实。医院管理层在办院的理念上要主动进行调整，不仅要以患者为中心，也要以职工为中心，努力提升患者的满意度和职工的幸福指数。

牢记习近平总书记的教导，满足广大人民群众不断增强的对健康的需求，根据时代发展、社会需求，疾病谱不断改变，树立起大健康的观念，把大健康的理念融入医院的各项工作当中去，努力争取把七院建成长三角区域性和全国性大健康事业的可持续创新发展的示范引领单位。

愿七院继续积极探索成为高质量发展的研究型医院，争取早日成为全国一流中西医结合医院。

（整理者：黄华旗）

张国通，上海市第七人民医院原院长

# 七院在改革先行中崛起

## 王 山

我是1998年11月由浦东新区公利医院调到上海市第七人民医院担任党委副书记、纪委书记兼工会主席；2005年初任党委书记；直到2015年5月退休，我在七院工作了整整17年，先后与两任院长，亲历七院的转型和"创三甲"（创三级甲等中西医结合医院）。

如果说，在上　个十年，七院的发展是乘浦东开发开放的先行先试政策东风，以"公推直选"院党委及基层支部的胆识气魄，凝聚了全院干群向心力；采取"小步走，不停歇"，紧锣密鼓夯实了七院上海市首批"二级甲等"综合医院的硬件基础。那么，2012年至今的这个十年，特别是在王杰宁院长的率领下，我深感这是七院发展最快、经历最难、特色最亮、成绩最大的十年。

这十年，我亲见七院上下在王杰宁院长率领下勠力同心，由一个二级甲等综合性医院，通过国家中医药管理局考核评审一跃成为创新引领全国的"三级甲等中西医医院"，成为继上海市东方医院创"三甲"成功后浦东新区又一家"三甲"医院，可谓筚路蓝缕，玉汝于成，叫人感慨万千。

## "创三甲"，是机遇更是挑战

七院地处浦东新区外高桥，是目前上海市国家自由贸易试验区核心地段内唯一的一家大型公立医院。2009年，国家中医药改革试验区落地浦东新区。2012年，七院作为改革试点医院，浦东新区上级领导给予充分政策支持，并要求我们必须在最短的时间内由一家二级综合医院转型为三级中西医结合医院，以在全国范围内起到示范作用。

而此时，七院面对的现实情况却是：其一，全国还不曾有一家综合性医院转为中西医结合医院的先例，我国当时的中西医结合医院原本都是纯中医医院，转成中西医结合医院相对来说较为容易。其二，国家中医药管理局对于中西医医院"纯中医医生要占全部医生的30%，中西医结合医生要占60%"的考核标准"硬杠杠"，成为卡住当时只有1个中医科，纯中医医生的占比还不到10%，加起来也不到十来个人的七院脖子的关键。面对这个看似不可能完成的任务，军人出身的王杰宁院长上任伊始就雷厉风行，实行"能者上、平者让、庸者下"的优胜劣汰机制，动员全院职工"认清形势，统一思想，创建三级医院是实践梦想"，他将七院的这次转型比作绿皮火车"升级"成高铁的过程。他说："老的车厢、轨道都无法沿用了，必须重新铺路、设站、换列车，脱胎换骨地改造、大刀阔斧地改革才能适应新形势、新任务。"

王杰宁院长2012年4月到任后立即把医院名称变更转型，6月七院的"创三甲"工作就全面拉启大幕，可以说体现了浦东开发开放先行先试的速度。全院职工也随之进入"5+2""白加黑"的"创三甲"工作模式，大家放弃双休日，加班加点，不计报酬（没加班费），奋力拼搏，甚至连续"食、宿、干"在七院工作岗位。此情此景，至今仍让人激越不已。

## 战斗堡垒和先锋模范

工作目标确定，具体问题浮出。

"创三甲"任务重时间短要求高。七院上下立即着手在护理中医治疗技术、中医适宜技术推广等方面对照考核评准找问题；职工队伍开始出现不稳情绪，畏难的唏嘘声一片；中层干部、科主任压力太大，因评审要求极高，在限时内难以完成，会面临撤职风险；职工压力也大，正常临床工作外，还要学习中医，参加各种应知应会和技术技能考核，准备迎评材料，完善原有归档病案等……

这一切院党委看在眼里，记在心上。于是找问题、找差距、找对策的讨论会一个又一个开起来。"有特色——出奇兵，重内涵——中医素质，强文化——中医文化，不开天窗——走解决办法补强计划，有制度分析去整改，不局限评分表。创新诊疗模式，特色中医技术服务项目人人参与，见效快"，等等。从科内对照→全科→"创三甲"办，层层量化等一系列的对策及实施方案出台，大家的眼前亮了起来。

围绕七院"做浓中医、做实西医、做大做强中西医"的中心工作目标，党委积极开展系列创先争优活动，先后组织班子成员和管理干部参加上海市第三期中医、中西医结合医院管理干部培训班。这无疑是雪中送炭，拓展视野和思路，对"创三甲"有很大推动作用。组织临床科主任、职能部门负责人到市内曙光、岳阳等医院学习，专程赴浙江、湖北、广东等省中西医结合三甲医院学习考察，学习他院先进理念，认识自我不足，为七院"创三甲"提供有益借鉴，更加坚定党员干部扎实工作，提升内涵，实现"创三甲"目标的决心和信心。

与此同时，院党委还夯实基础，发挥党支部战斗堡垒作用和党员先锋模范带头作用。在2011年底党支部完成了公推直选的换届改选后，2012年的2月就举办新一届党支书委员培训班，进一步提升党建和"创三甲"认识，创先争优，当好表率。全面推行党务公开制，创新工作思路，建立工作机制，增强党务透明度，保障党员群众知情权、参与权和监督权。激发全院上下"创三甲"的热情和积极性,增强党群信任与和谐。

在推进具有时代特征的中医药文化建设上,七院注重突出特色、深化内涵。结合"创三甲",党委在全院开展征集富有中医药元素的医院精神等表述语及院徽征集活动,凝练了医院的价值观,形成了全院职工团结奋斗、积极"创三甲"的共同思想基础。2014年,以上海市名中医叶景华为主角拍摄了微电影《治愈患者是我最大的快乐》。医院文化(医院精神、宗旨、院训、院歌、院徽等)逐步形成。

七院还组织门急诊支部和临床支部和民主党派与社区4家敬老院结对服务,举办健康讲座、医疗咨询和送温暖服务。由外高桥医联体到医盟,党委定期组织开展健康讲座、健康咨询、义诊、中医手法服务和免费体验,为居民保驾护航。"创三甲"期间党委组织党员医护人员为130多名护工送上免费体检。

此外,七院党委还专程赴宝山罗店等地慰问部队官兵,送医上门,并送上中医中药防暑降温用品。获得市"双拥办"授予的"上海市拥军优属先进集体"称号,七院也连续十多次获上海市文明单位。

作为被全院党员群众公推直选出的书记,这些年,我坚持每天化1~2小时到门诊病区、行政后勤等区域转一转看一看,同医生护士、后勤护工聊上几句,及时倾听职工想法和呼声,有事有问题能当场解决就解决,不能解决则带回来想方设法解决。这种每日走动式的管理,1~2周就能将全院各部门各科室都巡视一遍,对全院干部职工的工作面貌做到心中有数。有人说我不像书记,太耿直实在,但我觉得我的工作就是关心服务好七院的广大党员群众,凝聚人心共同为"创三甲"服务,为巩固"创三甲"成果、促进医院更快更好更新的大发展服务。我非常感谢七院广大职工对我工作的支持和关爱。

## "创三甲"中璀璨的"三星"

2012年6月到2013年6月"创三甲"的这一年中,七院人拧成一股劲,硬是完成了这一"看似无法完成的任务",实现了历史性的转型跨越。这也充分证明了医院的发展离不开人才。对照上海市和浦东新区的人才培养计划,七院创立了自己的"七院三星"人才培养计划。

所谓"三星",包括七院新星、七院启明星和七院北斗星。"七院新星"即为刚刚入职的年轻医生们,"七院启明星"为每个科室的主任医师,而"七院北斗星"则为上海市的学科带头人。这些人才支撑了医院的持续发展。

在"创三甲"过程中,为增强医院的中医实力,七院于2012年开设了"西学中"培训班,全部医生分三批进行学习;为将"中"字引入七院的每一处细节,还组建了中医临床专家指导小组，例如，中医科改为传统医学科，九三学社七院主委、中医科叶玉妹主任就是杰出代表，她带领全体中医医生为全院西医医生培训辅导，到各科指导临床诊疗的中医运用和中医治疗的开展，在创建中立下汗马功劳。每个中医师都有结对的科室，定期到科室进行中医查房，带动科室中医技术的发展。如今，七院每个科室都有了浓厚的中医特色，医生问诊时也习惯了把脉、看舌苔等中医四诊。在全院奖励政策向中医倾斜下，不仅医生病史处方的正确书写得到有效改善，而且90%的医生都通过了考试。

过去的十年是一个攻坚克难，奋力拼搏，努力创建，取得优异成绩，建成三甲医院的十年。"创三甲"工作从自评到区评，再接受市评审，最后国家评审，前后历时2年多艰辛历程，在"创三甲"拟评汇报会上，以"＞950分成为三级甲等中西结合医院"。2013年12月2日，《国家中医药管理局关于同意公布第四批三级中医医院评审结论的通知》[国中医药政文（2013）54号]发布，上海市第七人民医院正式获评。在敢打硬战、敢为人先、富有魄力的王杰宁院长带领下，通过全体员工共同努力下，经过三年多时间七院终于建成为以康复、急救、肾病、脑卒中等为特色的三级甲等中西医医院。

宋代诗人葛绍体《晨兴书所见》诗云："等闲日月任西东，不管霜风著鬓蓬。满地翻黄银杏叶，忽惊天地告成功。"我虽已离开工作岗位七八年了，但回眸这段奋斗不息的发展历程，我仍心潮澎湃，为七院今日之"岁功天成"，倍受鼓舞！祝七院在迎接新时代的十年，迈上新征程，向新十年奋斗目标勇毅奋进。愿新的十年取得更大更新更快的发展，七院的明天会更好！

（整理者：闪艳芳）

王山，上海市第七人民医院原党委书记

# 初心不改凌云志　铁肩柔情谱华章

王杰宁

　　我一直觉得，任何人来到世上，都是带有任务或使命的。任务有轻重缓急，进退尚有选择。使命则是担当，毫无回旋余地。

　　2012年春天，我走马上任上海市第七人民医院院长一职，便是带有使命的。当时，正是决定七院未来发展方向的关键时刻。医院转型在即，阻力困难重重，部分职工疑虑不解而持观望之态、中西医人员结构比例严重失衡、中医诊疗项目缺失……随便挑出哪一项，在当时都是阻碍、制约七院转型发展的沟壑峰岭。面对困难和问题，我感到了压力。怎么办？25年的军旅生涯造就了我迎难而上、不愿服输的性格。一个字"干"！有条件上，没有条件创造条件也要上！

　　就这样，我在七院开启了奋力搏击的十年。为在短时间内完成转型升级的目标，我和院党政领导班子启动引擎、开足马力，带领全院职工进入了"5+2"（5个工作日+2个休息日）、"白加黑"（白天+黑夜）的"连轴转"工作状态。从2012年春天医院顺利转型到2013年春季"创三"成功，整整一年的时间，很多职工以院为家、尽心竭力、全力以赴……他们说：那是个人职业生涯中工作模式的"至暗时刻"，也是七院成就梦想的"高光时段"。

　　十年间，我在七院一心一意谋发展，引领和推动职工做了一些事，取得了一些成绩。成绩的背后，离不开国家中医药改革政策的扶持、"国家中医药发展改革综合试验区"落户浦东的机遇，市、区、局各级领导的大力支持，以及全院职工的勠力同心、砥砺奋进。

　　回望十年来七院走过的路，我思绪翻涌，感慨万千。十年间，我尽了一位院长应尽的职责，无愧于各级领导和七院职工对我的厚望和信任。作为院长，为了各项工作有序推进，多数时间我呈现在职工面前的是果敢坚毅、热血铁肩的形象，有时甚至掺杂些"武断"的成分。但，这是外在表象，在我内心深处，不乏铁血柔情。

## 凝心聚力绕指柔——"大王馅饼"三次登场

　　七院于1993年评审为二级甲等综合医院，到2012年前后二十年时间，受各方因素制约，硬件设施和医疗水平停滞在二级医院的水平。转型和"创三"打乱了原有的惯性思维和工作秩序，职工白天工作、晚上学习中医药知识和技能，还要像小学生一样考试过关。重压之下，部分职工心生怨气。一时间，人心不稳，不良情绪充斥在七院的各个角落。

俗话说"人心齐、泰山移"，带兵打仗最怕军心动摇。为安抚职工情绪、鼓舞士气、凝聚人心，党政领导齐上阵，进科室、下部门、现场办公解决职工诉求。我下班后到职工食堂为大家做肉馅饼，作为夜宵送到职工手里，一连数日如此。大家看到我如此劳心费神，很是感动，不良情绪逐渐平复。小小的馅饼拉近了我与职工的距离，增进了彼此间的情感和信任。职工们亲切地把我做的馅饼冠名为"大王馅饼"，很多职工开心地拍照发朋友圈：看！院长给我们做的馅饼。

后来，医院遇到急事大事需要职工加班，遇到喜事庆贺，我都会到食堂做"大王馅饼"犒劳大家，这好像已成为惯例，也成了我的另一张名片。我记得后来又做了两次数量比较大的馅饼，一次是2020年七院通过国家中医药管理局三级中西医结合医院复评审，另一次是2022年3月份，给外派采核酸日夜兼程的员工做点心。

## 男儿流泪显真情——我在七院的两次落泪

七院在短时间内转型升级成功，但医疗质量和服务能力在短期内很难快速提升。为转变职工固化的观念，改掉一些陋习，从思想和行为上跟上医院发展的步伐，我提出"转型发展，管理先行"的理念。管理，既要"管"也要"理"，在"管理"的过程中，势必要触及少数人的利益，得罪一些人。为了医院的发展大局，凡遇到与医院发展相悖的现象和问题，我管理起来绝不留情。因此，有些职工认为我不讲情面、很凶！但是，他们不知，很多时候的"凶"是迫不得已。

不熟悉我的人很难想象，我在七院也有落泪的时候。第一次落泪，是2013年4月的"创三"评审总结会上，当评委们宣布七院以高分通过评审时，与会职工欢呼雀跃，会场一片欢腾，掌声经久不息……等到我发言讲话时，会场才安静下来。发言时，我眼前浮现出职工们夜以继日工作的场景、想起全院无数个夜晚通宵达旦灯火通明、想到家人手术不能陪伴……激动的情绪失控，一度哽咽。受我的感染，刚刚还沉浸在欢乐气氛中的会场，顷刻间充满啜泣声。我知道，那是成功后的喜极而泣，是负重压力下情绪的恣意释放……

2022年3月，春寒料峭，疫情肆虐上海。早春的凄风夹杂着冷雨打在人身上透心凉，为尽快控制疫情，七院的很多职工下社区采核酸。我去慰问职工，当看到他们伫立在瑟瑟风雨中为居委百姓采核酸，我心疼至极，顿时泪流：他们大多是与我女儿年龄相仿的孩子！哪个不是父母手心里的宝？因为身着白色战袍，他们便扛起与年龄不相匹配的重任担当，面对危险，义无反顾、逆向而行。当即，我便冲进不远处的居委会办公室，对着里面的人怒吼：你们就不能给我的员工搭个可以遮风挡雨的帐篷吗？然后拨通镇党委书记的手机……在当天的疫情防控动员会上，想到这一幕幕情景，又面对即将出征的新一批职工们，我又不禁流泪了……

## 人尽其才百事兴——求贤若渴"三顾茅庐"

记得电影《天下无贼》里有一句经典台词："21世纪什么最贵？人才！"百年大计，人才为本。任何时候，人才都是富国之本、兴邦大计。医院的发展同样离不开人才的支撑。为促使人才快速成长，七院启动了"三星"人才内培计划，在全院范围内不拘一格发现人才、培养人才。但人才培养是有周期的，要想短时间内解决高端人才缺失的短板，外引是最快最好的解决办法。可网罗人才、发现人才、吸引人才，做到人岗适配、留住人才，的确不是件易事。

每次招募，我都亲自翻阅应聘者的简历，以期发现"千里马"。

现任药学部主任范伟的情况是我无意中得知的：药剂学博士、临床医学博士后、副主任医师，年富力强且是军人，研究方向是医院药学、靶向给药系统、院内制剂研发等，获奖若干，科研成果斐然。这不就是我院急需的人才吗？快！想办法把他吸引到七院来！接下来一连三天我亲自约他促膝长谈……后来，便有了范伟口中七院版"三顾茅庐"的故事。从得知范伟的情况到他走进七院，前后不到一周的时间，打破常规流程，做到不拘一格"抢"人才。

作为上海医药界最年轻的主任医师，范伟曾私下与他人说：我不妄自喻孔明，王院长接连三天放下身段诚邀，与刘玄德"三顾茅庐"猥自枉屈的诚意和姿态一脉相承，这一点是他加盟七院的主因。

人才引进是双向选择。王昊走出上海东方肝胆医院，立即便有多家医疗单位向他伸出橄榄枝。七院的橄榄枝，当时排除在外。原因很简单，七院是转型而来的中西医结合医院，对他这样的肝胆胰及肿瘤介入专家，潜意识认为七院的"舞台"有点小。

他与七院的结缘出现在两年前初冬的一天清晨，他在七院大门口，寒风中，看到我带领几个行政职能部门主任现场办公。当时他就觉得七院的与众不同。这样务实的管理方式一定会帮助临床解决很多实际问题，从而促进医院快速发展。他当即便产生了了解七院的强烈愿望……两年后的今天，身为肿瘤科副主任的王昊坦承：我到七院，缘于偶遇王院长的一次行政查房，但这绝对是个正确的选择！

技术、服务和管理是医院成功的三要素。医院要在竞争激烈的医疗市场胜出，必须有重点学科的品牌效应支撑。重点学科的培育，学科带头人绝对是关键。正所谓"千军易得一将难求"。

近几年，神经内科新技术新业务突飞猛进，神经血管介入技术在上海处于领先水平。业绩的提升，得益于学科带头人王枫正身率下的工作作风和严谨求治的专业态度。求得王枫这个"将才"，我也是费了些周折、用了些心思的。

王枫在神经内科的业务水平及能力业界共知。当初她想离开原医院进公司，原因很简单，用她自己的话说"想换个活法"。但是近二十年的临床医生经历告诉她：这违背她的初心。正在她彷徨犹豫不决之际，我邀约的电话不期而至，请她到七院来走走看看。

王枫说七院之行让她看到了学科发展的希望，一番交谈令她醍醐灌顶、茅塞顿开，猛然悟到自己内心深处的渴求，明确了今后要走的路！王枫当即提出建设学科的条件要求，我一一满足：人员？给！设备？买！平台？搭建！绩效考核？倾斜！面对王枫这样不可多得的学科人才，求贤若渴是我当时真实的心情。"一个院长，为了招募人才，能做到礼贤下士、披怀虚己。这样的医院一定有未来有希望。"王枫后来如是说。

十年间，七院经过脱胎换骨式的蜕变，已跻身全国百强中医医院的前列。

十年间，我和七院全体员工一起，筚路蓝缕、披荆斩棘，克服一个个困难，突破一个个不可能。终于，把不可能变成可能，把梦想变成现实！

王杰宁，上海市第七人民医院院长

# 我见证和参与了七院的腾飞发展

刁　枢

2022年10月1日，国庆节。

清晨，我打开手机微信，一条信息跃出："喜报！在国家中医药管理局公布的2021年度国家三级公立医院绩效考核（'国考'）成绩单中，我院在全国三级公立中西医结合医院中排名：全国第三！"

这条喜讯，立即激起一阵涟漪，大家纷纷在自己的微信朋友圈转发以示庆祝。要知道，"国考"是国家中医药管理局每年对全国585家三级中医医院绩效考核，排名前三，多么不易！这是七院人努力的成果！

## 改革开放　让我成为七院人

我是黑龙江伊春小兴安林林区子弟，高中毕业考入第四军医大学，毕业后留校在附属西京医院当医生。改革开放，让我有机会选择了来上海发展，成了新上海人，成为七院人。

1995年12月，我作为医疗学科人才引进来到了上海市东方医院，创建了院麻醉科并担任科主任。2004年2月入职上海市第七人民医院担任麻醉科主任。在院领导的信任和医护人员同仁们的支持下，我充分发挥技术及管理优势，带领麻醉科快速发展，如今麻醉科成了医院重要平台科室。

在麻醉学科建设方面，我率领麻醉科室团队保质保量完成临床麻醉任务，医教研全面发展，获得浦东新区科技进步二等奖和职工创新一等奖。此外，重视科室文化建设，编制刊印了两本《醉美七院》画册，对麻醉理论、手术运用、装备操作等系统地进行了宣传推广，得到了上级和同仁们的赞扬。

## 薪火相传　踔厉前进

在组织培养下，2008年4月，我担任了副院长，分管科研和后勤工作。

2009年，经国家中医药管理局、上海市卫生局、浦东新区卫生局等部门调研论证，七院被纳入国家首家二级综合性医院转型成为三级甲等中西医结合医院的选择目标。

关键时刻，院领导统一思想。王杰宁院长说：改革浪涛中要勇于进取，七院现在站在了医院新一轮发展的潮头。勇者进，弱者退。院领导班子认真分析形势，一致认为：我们要站得高，看得远，浦东高桥改革开放，发生了翻天覆地大变化，这里不单有建厂几十年的高桥石化，更有改革开放新建的国家级自贸区、大型造船厂、大型发电厂、中小企业雨后春笋般地崛起，沿江沿河大型码头成了上海航运中心的重要一隅，加之城镇化建设发展，需要七院更进一步，人民安康和幸福指数提升不能缺失七院人。要作为，要担当，落后将被滚滚洪流无情淘汰。面对千载难逢的挑战与机遇，七院人只有奋勇向前才能赢。通过形式多样，措施并举的系列宣传教育和对话，全院医护人员统一了前进步伐。

"医疗是今天，科研是明天，教学是后天"。三级医院必须具备医疗、科研、教学三者缺一不可的综合能力和水平。我作为分管科研的副院长，除积极配合主要院领导做好全体医护人员思想动员和培训工作外，根据分工领导科研教学工作，我注重积极发挥自身的技能优势作用。

针对三级甲等中西医结合医院的硬性条件和指标，结合医院实际，开办了"西学中"培训班。同时加大中医人才引进，定期请知名医院的老中医来医院坐诊，寻找与其他老牌中西医三甲医院的差距，为医院发展提出"良方"。

打江山易，坐江山难。面对大部分医护人员思维方式还停留在二级医院水平，特别是科研意识和能力不适应三级医院的要求，为了培养医生们的科研热情和上进心，对照上海市和浦东新区的人才培养计划，开展了"七院三星"人才培养计划，既把刚刚入职不久的年轻医生们列入"七院新星"，把高年资医师列为"七院启明星"，把学科带头人列为"七院北斗星"的培养计划。通过认真的选拔、针对性的培训和严格的考核，如今七院每年能培养出三四十名各类人才。

为扩大七院学术影响力，从2017年起，在院领导支持下，我们组织相关部门开展了一年一次的"大同论坛"活动，如今每次活动都有来自祖国四面八方专家学者到现场或线上交流。近十年来科研实力及成果逐年提高，为创建研究型医院打下了坚实基础。


## 兵马未动　粮草先行

因为我长期从事临床工作，对科研有所了解，但后勤工作就不熟悉了，让我分管后勤工作感觉压力很大。院长找我谈心时说：组织信任你，你会干好的！就这样，我服从组织安排挑起了担子。

如何做好后勤保障工作？我做了四件事：一是积极依靠和发挥后勤干部员工积

极性；二是深入了解医院后勤个个岗位，掌握工作主动权；三是利用工作之余，选修了北京大学、南开大学开设的行政管理课程，认真提高行政管理知识和技能；四是边学边干，根据上级要求，对医院食堂餐饮进行了社会化承包改革，让专业的人做专业的事。

王杰宁院长说：医院转型发展，管理先行。后勤保障工作属于服务和管理范畴，为确保后勤保障工作顺利进行，我们把医院后勤保障工作与医院三级跳联系起来，认真做好后勤保障服务工作，也进行了系列的改革转型成功的尝试。根据国务院"强化公立医院精细化管理，推进医院后勤服务社会化"要求。我们进一步加强后勤社会化服务。通过转型把物业、安保、餐饮、洗涤、保洁、陪护、设施设备维保等引进医院实行专业化服务，七院设立"社会化公司监督管理部"取得了成效。

但随着时间的推移，发现仍存在不足。我们通过总结、征询，提出了全面实施科学管控，工作模块化表式定位，标准化制度及流程和科学配置后勤部门管理队伍建设的"集约化"管理模式，把原涉及分包的47家公司通过招投标统一归口信誉良好的大型物业公司管理，并形成"一个中心、一个平台"强化服务管理。

通过改革改制获得明显成效。2012年至今实现了安全生产零事故的控制目标，节能降耗空调冷暖系统年节约82万元，年消防培训和演练达2 800余人次，2021年医院获得第五届中国医院管理奖后勤管理类优胜奖，集约化后勤保障管理模式得到了上级的肯定，并在上海卫生系统年度总结会上交流，形成册子下发。

同时，医院筹建面积3万余平方米、高12层的医技大楼项目，我认真参与了大楼设计、功能配置，及开工前组织协调原医院旧房调整、拆迁，每天早出晚归抓施工进度和质量，2018年5月项目圆满竣工。

十年，在历史长河里，弹指之间。然而，对七院人来说，那是建设发展新高度的十年黄金期！我幸运地见证和参与了七院的建设发展历程，感到无比的自豪。而今迈步从头越，我将更加努力工作学习，为七院建设发展和中西医结合事业传承光大做出奉献。

（整理者：袁任松）

刁枢，上海市第七人民医院副院长

# 转型是发展的开始

林　研

　　1991年我从上海交通大学医学院毕业后到上海市东方医院工作。东方医院是浦东新区第一家创建三甲的医院，从2001年至2010年历时十年完成创建工作。2011年5月组织上找我谈话，告知上海市第七人民医院要转型创建中西医结合三级医院，于是，我来到了七院。

　　七院地处浦东新区外高桥，是上海市自由贸易试验区核心地段内唯一的一家大型公立医院。2009年，国家中医药改革试验区落地浦东新区。2011年3月上海市市卫生局（中医药发展办公室）相关部门对七院进行摸底，详细考量后将七院作为改革试点医院，要求其在最短时间内完成由一家二级综合医院转型并创建三级中西医结合医院。

　　当时七院有上海市名中医叶景华先生坐镇，在市内颇具盛名，中医方面有一定的基础，转型定位中西医结合医院有优势。但是当时全院的中医医生占比还不到10%，中医科室只有一个中医科，加起来不满10个人，与中西结合医院的考核标准相差甚远。

　　于是，提升中医医生的占比、增强医院的中医实力，成了转型的关键！当时院内有大部分医生习惯了原来的西医工作方式，对中医抱有成见，认为中医不可能做大，走转型的道路行不通。为了改变他们的观念，院里组织临床科室主任和职能部门负责人去国内著名的中医、中西医结合医院进行实地考察，让他们现场感受中医文化及中医疗效。

　　我国中医的发展经历了远古至春秋、战国至秦汉、晋唐、宋金元、明清及20世纪六个时期，有数千年的历史。中医承载着中国古代人民同疾病作斗争的经验和理论知识，通过长期医疗实践逐步发展成医学理论体系。随着社会不断发展，人们越来越寄希望于运用天然药物、独具特色优势的中医学，以更好地解决预防、保健、治疗、康复中的难题。

　　为了让大家在考察中加深对转型的认识，在观摩医院中特地选取了武汉第一人民医院，它是一家转型中西医结合的医院，很有代表性，有着成功的工作经验和方法，值得我们学习借鉴。我们希望通过现场考察，让到场的科主任亲身感受三点：一、中医到底能不能做大；二、中医能不能从零开始；三、综合性医院能否与中医融合发展。事实证明，此举非常有效。观摩结束后，这些同志对中医有了新的认识，眼前的成功转型案例告诉他们走中医的道路是光明的、可行的，他们对转型中西医结合医院树立了信心。

观念转变了，"创三"就有了热情。在领导的一声号令下，全院职工撸起袖子加油干。由于"创三"任务重、时间短、要求高，全院上下立即着手在护理中医治疗技术、中医适宜技术推广等方面对照考核标准找问题。所有医护人员进入"5+2""白加黑"的"创三"工作模式，大家放弃双休日，放弃了与家人团聚的时间，加班加点，不计报酬（没加班费），有的甚至废寝忘食，一连几天坚守在工作岗位上。在那段时间里，为了及时了解掌握最新的评审标准，我经常会去北京出差，往往是早上去、晚上回。一出飞机场就连忙往医院赶，赶到医院后直接组织召开会议，指导大家学习领会新的评审标准，及时改进工作。

2012年2月医院正式举办"西学中"培训班，聘请上海中医药大学的老师为在院医生开展中医培训。为了不影响医院对外日常工作，培训班分三批进行，上课时间定在双休日及每周一、三、五工作日晚上，双休日上下午各4课时，如果是晚上也是4课时。根据中医的学制要求，医生需要学完800课时，护士要学完100课时，还要跟师、考试和论文发表，这些都要在半年里完成。第一批有200多人，大家学得都很认真。我当时是第一批的学员，也是组织者。由于我们医院与上海中医药大学是对接单位，对方很支持我们的培训工作，派出的授课老师都是资深教授。许多老师是住在浦西，每到双休日我的首要任务就是把老师们接到院里来。虽然起得比工作日还早，很晚才回到家，但我觉得很光荣，不觉得辛苦。在路上我听到了老师对我们七院培训班的赞誉：风气好、态度好、纪律好。这份赞誉来之不易，是我们培训班全体学员努力的结果。

在"创三"的过程中，医院得到了浦东新区人民政府的大力支持，为医院配置了浦东地区最为领先的CT、核磁共振等医疗设备。加上7号楼（医技综合楼）的建成，使整个医院有了开阔明亮的新貌。老百姓的就医环境改善了，对医院的推崇度显著提升。

为了加快转型的进程，对标业内先进管理水平，我们还特地组织医院管理人员前往龙华医院蹲点学习一星期。白天跟随带教医生全程了解中医医院工作模式，晚上回到住宿点后召开座谈交流会，进行业务讨论，分享白日所学经验，结合七院实际拟定科室管理模式。

从2012年到2013年4月"创三"的时间内，七院的每一位员工都没有松懈，朝着同一目标不断奋进。从一开始的困惑质疑，到后来的执着坚定，我们用一年多的时间转型成功。2013年4月"创三甲"评审通过，6月出公示，9月28日收到国家中医药管理局的红头批文，与国家发布外高桥自贸区的批文是同一天，很有历史纪念意义。

作为七院转型的一名组织者、参与者，我亲眼见证了全院员工为之付出的艰辛和努力。我们接受了艰巨的挑战，完成了不可能完成的任务。在转型的过程中，我们传承中医，发扬中医，不断提升中医药服务能力，让更多的患者得益于中医治疗。同时，医院等级的提高对院内管理提出更高更新的要求，在高质量的发展过程与之配套的各项管理工作迈上了喜人的台阶，精细化管理日见成效。

十年，翻过漫长的一篇，又凝固成短暂的一瞬，它书写了成绩，寄语了希望。而那些，终将难以忘怀和感动于心的，下一个十年，我们还将继续。

转型升级仅仅是开始……

（整理者：陈丹洁）

林研，上海市第七人民医院副院长

# 筑梦"三甲"铸就辉煌

周一心

十年间，上海市第七人民医院作为试点改革医院，由一家二级综合性医院转型为三级甲等中西医结合医院，成为全国示范引领样板，是七院人和舟共济、勠力同心走出的一条开拓创新发展转型之路。

## "三甲"圆梦之旅

十年前，七院的发展陷入瓶颈：由于地处浦东外高桥地区，门诊量在同级别医院中占比不高，而当地人要看疑难杂症、危重性疾病，更愿意横跨黄浦江，去长海、新华等市中心的三甲医院。

2012年，七院迎来"东风"。上海市、区两级政府主管部门要求七院作为试点进行改革，在最短的时间内转型为三级中西医结合医院。

"创三"的评审标准多、要求高、内容杂、难度大。从党政领导班子到普通员工，大家拧成一条绳、凝成一股劲，挤时间、拼干劲、比成效，形成"人人重视评审、人人学习评审、人人参与评审"的浓厚创建氛围。七院在基础设施、质量管理、专科建设、人才储备、科研教学实践、行政后勤管理等方面不断取得新的突破，并通过加强全面质量管理体系，狠抓医疗管理，规范医疗行为，落实患者安全目标，持续改进医疗质量，推动医疗服务水平不断提高。

"创三"，不仅圆了七院人的梦想，也在七院发展史上树起了一座新的里程碑，对进一步加快医院发展建设，早日建成特色鲜明的高水平综合医院具有重要意义。

## 创上海中医药大学附院之路

七院人坚守杏林，励精图治，辛勤耕耘，用三年时间，完成了从二级甲等综合医院向三级甲等中西医结合医院的转型升级之路，接下来的目标是成为上海中医药大学的附属医院。为实现这一目标，我肩负大学重托，于2013年10月作为教学副院长走进七院。

七院以医院的安全、质量、服务、管理、绩效等为核心，在原有人员管理经验基础上，组建完整的医疗管理架构体系。从抓医疗质量入手，运用ISO、JCI管理理念，加强人员医疗业务培训，从科室管理、三级查房等医疗制度的执行以及考核管理，通过每个月的医疗质量点评，逐步提升科室医疗质量。各科室形成了"比、学、赶、帮、超"的良好氛围，人员在诊治技术、医疗质量、绩效考核、出勤率方面，连续三年呈现出欣欣向上的景象。七院的医疗质量稳步提升，逐步赢得了当地百姓的信任，不仅常见病和多发病就诊量大幅度回升，各科室涌现出来越来越多专家。

构建学校与医院融合发展新模式，全面提升医院综合实力。建立教学管理制度，组建教师管理队伍，是七院人面临的紧迫任务。我们引进教学管理干部，组建教学处，搭建教学制度框架，强化人才队伍建设。科室人员从被动学习到主动学习，从掌握方法后主动运用，到运用自如，逐步形成自己教学特色。

构建完整的教学管理体系内容，开展临床实习带教、本科生毕业带教、课堂教学、研究生学习进修等，还成立以科室或学科为单位的教研室。经过大家共同努力，2015年11月，七院顺利迈进上海中医药大学附属医院的行列。

七院创建附属医院的亮点是在教学管理中强化教学督导。当年，七院聘请了第二军医大学的两位老教授，负责整个教学过程中的管理督导。上海市教委将七院创建附属医院的实践经验和教学管理理念在其他医院进行推广时，我和教学处的同仁们先后应邀到上海同仁、周浦、浦东医院授课，为准备创建附属医院的单位介绍经验。

## 特色学科建设之路

加强专科能力建设，凸显特色学科优势。七院人开辟具有中医诊疗特色之路，将扶持科室变成特色专科，后续发展成重点专科，各科室呈现出自己的临床特色。有些原先比较薄弱的学科，比如说儿科，当时在医院地位不高，收入较低，但社会有需求，"他山之石，可以攻玉"，七院聘请上海中医药大学博导虞坚尔教授成为学科顾问，把薄弱学科逐步建设成特色专科、重点专科、重点学科。几年间，科室人才队伍稳定，逐渐在浦东新区儿科专业领域，包括儿联体中凸显出其重要性。

医院学科发展，关键是医教研协同发展。在创建三甲时候，医院就与上海中医药大学康复学院院校合作，着手康复学科建设。七院领导班子大刀阔斧改革，将原有康复医学科、骨科和神经内科、针灸科、治疗室、高压氧舱进行整合，组合成康复医学部。组建人员队伍，梳理岗位责任，调整知识结构，由院领导领衔，以科主任作为专业领域的骨干，手把手做好传帮带，积极打造康复学科团队。康复治疗科最初的20多位成员是刚出院校门的毕业生，青春懵懂。七院领导班子把他们当成自己的孩子，倾注大量心血，从一点一滴教起，关心他们的工作，了解他们的思想动态，帮助他们建立良好的生活观念、学习习惯。令人感到可喜的是，他们中的佼佼者逐步成长为区级和院级的后备学科带头人、青年技术骨干，成为医院可持续发展强大的动力。

发挥技术优势，打造特色专科，让患者看得好病，是医院的发展秘诀。以康复学科建设为抓手，七院走转型发展之路，找准点位做切入口，将学科建设做成拳头品牌。七院人努力提升康复医学临床技术和应用，尤其对于特色和优势病种的建设，边实践边总结提升，对病种诊疗方案优化、技术应用推广和学科特色不断总结。

七院人积极探索综合性医院康复一体化诊疗模式，以病种为单位与临床科室衔接、融合，能够做到疾病从早诊、早治、早发现，到后续康复、提升疾病好转率、痊愈率做出了很好的模式，获得浦东新区科学技术进步奖三等奖。

七院人在康复学科建设中稳扎稳打、步步为营，打下了坚实的基础，从中风病、颈椎病、腰腿痛到儿科的脑瘫、自闭症，五官科的耳聋和嗓音康复，以及妇产科的产后康复、心理康复、重症康复边实践边凝练，到现在还在延续发展过程中。如今的七院集医疗、科研、教学、管理为一体，走出了康复、健康管理为特色之路。

七院人积极探索以病种为单位的康复三级网络的建设，利用医联体这个纽带，充分发挥三甲医院的中西医结合康复引领作用，通过中风康复网络建设，为社区培养了一批康复治疗师，成功探索了中风病失能失智康复的双向转诊和全过程管理。

作为曾经的七院人，我对七院的感情很深，感谢王杰宁院长对我的器重和信任。我期待七院人立足新起点，发挥集体智慧力量，在推动医院高质量发展、为人民群众安康保驾护航中走向辉煌。

（整理者：王燕虹）

周一心，上海市浦东新区疾病预防控制中心原主任，
上海市第七人民医院原教学副院长

# 爬坡上坎　走智慧创新路

高晓燕

今天的上海市第七人民医院与十年前相比，可谓发生了翻天覆地的变化。这十年，也是我从临床一线转向行政管理领域的十年，对医学和生物医药产业全方位的接触，让我对管理有了更多更深入的认识。2019年年中，我怀揣期待来到七院这个富有活力的单位，至今三年有余，推动信息、教学和药学三个领域工作不断向前，也经历了疫情三年风风雨雨的大考。

"温故而知新"回顾过去，展望未来，七院的成就验证了只有敢于突破自我、与时俱进和拥抱创新，才能永立改革开放潮头的真理。

## 信息发展

回到近年来七院在信息化方面的发展，大致可以归纳为三个方面。

一、攻坚战，信息化重建展新姿

2012年，在政府的大力支持下，七院成功申报信息系统改造项目，获批建设经费3 000万元。于是，继成功创建三级甲等中西医结合医院之后，2013年起医院核心业务系统信息化改造，同步其他辅助临床系统的升级整合，成为医院信息化重建元年。医院软硬件能力得到飞速提升，极大提高了诊疗效率。

"转型发展，管理先行"，信息化实现的实时、全程、智能化监管，为医院管理者的各项决策打下坚实基础。随着临床系统精细化提升，2016年医院搭建信息集成平台，打造临床数据中心，为之后公共数据对外发布、业内交流做好充分准备。

二、通"互联"，智能化发展攀高峰

2017年，七院顺利通过HIMSS EMRAM六级评审。借着互联网的东风，逐步上线线上自助服务、微信支付宝支付功能、移动OA、移动BI等移动端应用，为患者和院内职工带来了福利。

改革开放40周年的2018年，也是实施"十三五"规划承上启下的关键一年。七院在互联互通成熟度测评中，达到了国家卫健委信息中心组织的互联互通成熟度测评四甲水平。信息科乘势而上，继续向着电子病历分级评价五级标准努力奋战，并于2019年末迎接现场考核，于2020年初正式获得评审通过批复。同年，医院与全球机器人四大家族之一的ABB公司开展深度合作，开始向人工智能方向进军。

三、抗疫情，化万难危机成契机

2020年，一场突如其来的疫情席卷神州大地。疫情是危机也是契机，互联网医院的建设迫在眉睫。9月，七院正式获得由上海市卫健委颁发的互联网医院牌照，11月19日，互联网医院部分功能依托公众号先行上线，充分体现了七院以社会责任为己任的服务宗旨。

2021年，是"十四五"规划的开局之年，医院建院90周年，也是便捷就医、数字化转型的"智慧医院建设"元年。医院抓紧信息品牌和文化建设，打造信息文化形象。积极申报并储备立项浦东新区智慧医院专项。

## 教学发展

七院在教学方面的发展，也可总结为三点。

一、展抱负，教学相长并升实力

2013年，七院成功创建三级甲等中西医结合医院，教学工作乘势而上，吹响了创建大学附属医院的新号角。

七院教学工作以夯实基础，规范管理，优化教学条件为基本立足点，通过组织"西学中"系列培训提升师资队伍的中医内涵，依托上海中医药大学、第二军医大学等高校以及其他兄弟医院的优质教学资源，通过教学研讨、学术交流、进修学习、竞赛评比等形式，提升师资队伍的教学水平。不断完善教学管理体系，细化教学评价指标，将医院的教学工作及标准与大学接轨，为大学附属医院的申报创建有利条件，为各类教学基地的申报及课程建设项目的立项奠定了扎实的基础。

二、拓范围，重临床教育结硕果

2014年，医院新增成为上海市中医住院医师、全科医生规范化培训（培养）基地，招录首批"规培生"25人。同年，完成首批7名硕士研究生导师的培养，并与上海中医药大学联合招录骨伤研究生1名，开创了七院研究生培养的先河。首次自主挂牌进行大学理论课程授课，并立项市校级课程建设项目。2015年度成功获批上海中医药大学附属医院，开始独立招生并培养硕士研究生，次年，申报成为具有中医特色及双语带教能力的国际留学生教学培训基地。2017年，成功获批美国心脏协会（AHA）心血管急救培训基地，七院教学培训标准与国际接轨。新增1个博士点，5个硕士点。获批国家中医药管理局中医类别住院医师规范化培训基地。至此，研究生教学、"规培"教学、国际教育等方面都拓展至新的高度、新的领域。

三、谋发展，品牌化建设迎蝶变

2018年，医院护理教研室团队首次荣获上海市护理学会灾难专委会情景模拟竞赛二等奖、上海中医药大学优秀教学团队及上海中医药大学优秀对外教学团队；教师首次荣获上海市住院医师规范化培训"优秀带教老师"及上海中医药大学"我心目中的好老师"（第一届）提名奖。2020年，面对疫情利用视频教学、"云直播"等模式，尝试以学生需求为导向的教学新模式改革探索，深耕课程建设，锻造教学品牌。"灾难护理学"课程斩获我院首个校级精品课程，课程负责人荣获大学金牌教师。2021年，完成集"技能实训、医学演练、课程考核、教研质控"四位一体的中西医结合临床模拟实训中心建设，当年成功入选中国康复医学会继续教育培训基地，浦东新区职工实训中心。成功培养第一批5名博士研究生导师，代表七院师资培养方面再次登顶新高地。同时，站在十四五建设的新起点，我们将继续围绕大健康、大康复、大智慧的发展方向，以全民健康管理为目标，康复为特色，由智慧化保驾护航，绘就教学发展史上的新蓝图。

# 药 学 发 展

七院在药学方面的发展，体现在下述三个方面。

一、图发展，新时代药学走前沿

2012年起，借着医院转型发展的浪潮，七院药学的转型也在顺势推进，2013年即成功创建上海市浦东新区示范中药房。这十年来，药学部这个集职能、业务、教学、科研于一体、以促进临床合理用药为基石的技术部门，紧跟医院发展方向，立足浦东，充分发挥中医药优势与特色，逐步建设成基于临床需求为导向的区域中西医结合临床药事服务共同体。2019年，我从浦东新区科技和经济委员会来到七院，分管药学部工作，主要负责全院药事管理、药品保障、临床药学服务、院内制剂研发等，力争把在科经委工作期间获得的新思维和新经验，运用在新的岗位。

在大家的共同努力下，我们以"药学服务和合理用药"为目标，建成了一支中西医结合的药学队伍，培养了8名专职临床药师，覆盖老年慢病、抗感染、肿瘤、抗凝、中药学等多个专业。2020年，又成功立项浦东新区新兴交叉学科——中药制剂转化医学，围绕明确临床疗效的中药经验方，搭建基础研究与临床医疗的双向转化平台，提升服务内涵。在业务不断精进的同时，也非常注重科教工作，近十年立项了包括上海市科委、市自然科学基金等在内的多项课题，总经费超500万元；发表SCI 20余篇；获批专利30余项；国家级、市级和区级学术任职40余项。成立了临床药学教研室，新增3名硕士生导师。近三年，立项了上海中医药大学课程建设项目11项；举办国家级、市级和区级继教班10次，不断提升学科影响力。

二、强管理，精细化服务重特色

随着医药卫生体制的改革，七院药学发展的重点向药学服务方向转化，最终目标就是服务临床。因此，这十年，我们努力实现了两个转变：一是工作重心从"药品保障向以患者为中心转变"。二是管理模式从"粗放式向精细化"转变，同步夯实服务内涵。深入临床一线，开展药学查房；践行MDT模式，参与病例讨论；结合专业特色，开设个性化药学门诊；实现前置审方与处方点评信息化，闭环追踪用药安全。多途径多渠道开展用药科普宣教，提高患者合理用药意识。在互联网医院提速发展的今天，本着"让患者少跑腿、让信息多跑路"的理念，药学部积极探索与实践"互联网+"创新药学服务模式，由传统线下服务转向"线下+线上"相结合的智慧化模式，实现了远程审方、送药到家、用药指导，最终形成患者用药前、用药中和用药后的全覆盖式闭环药学服务。

三、担使命，兴中医药业智创新

祖国的中医药学经历了数千年的发展，凝聚了中华民族的智慧和才能。在当下数字化的时代，如何传承创新特色中医药事业，成为新一代中西医结合创新者的使命。作为一家中西医结合医院，我们探索了一种"经验方药→院内制剂→新药研发→医工双赢→中药发展"的转化模式，打通了"源于临床—证于临床"的转化路径。近三年来，已成功获批6个院内制剂，挖掘了51个协定方逐步向院内制剂进行转化研究；另外，与企业合作对宁神丹香合剂进行深度研发，向国家创新中药成果转化努力。2022年10月，我院还获批浦东新区首批中药临方定制单位，基于"一人一方"的理念，为患者"量体裁衣"，将传统中药汤剂加工成浓缩丸剂和颗粒剂等各种剂型，满足更多患者的个性化需求。

# 结　语

今年也是我来到七院的第三年，和广大的同仁们一起，在教学、信息、药学的管理工作中摸索前进并初见成效，回顾医院过去十年的经历，令人感慨万千。

数字化迭代转型时代来临，充满全新医疗服务场景的未来医院，将运用5G、大数据、人工智能等新一代信息技术，构建智慧医院新赛道，我也将以归零心态，把握机遇、肩负使命、走向未来。

　　"行百里者半九十"，努力永远在路上……

（整理者：林筱瑾）

高晓燕，上海市第七人民医院副院长

# 潮涌七院，勇当转型发展先锋

## 夏　伟

2012年，我作为学科带头人被引进到上海市第七人民医院，至今已十年的时光。十年间，在掌舵人王杰宁院长和党政班子齐心协力下，全体员工攻坚克难，迎风击浪，奋勇向前，医改、转型、创新、发展一浪高过一浪，把一家不起眼的二级综合性医院，打造成浦东新区首家三级甲等中西医结合医院，开创了医院转型升级的先河，写下了绚丽精彩的篇章，取得了前所未有的成果。

### 一

我还清晰地记得，当时我踏进七院时，工会只有一间办公室，工会开展活动、交流、谈心等只能利用院部食堂、会议室，而且相当狭小，员工们期待早日有一个宽敞的场所。

有期盼就有希望，在2016年院部启动规划医技综合大楼使用方案时，尽管各科室、病房用房十分紧张，但院领导考虑到职工的诉求，决定把面积约375平方米的三楼整个楼面作为职工文化中心，并设医院院史馆、微型图书馆、党建会议室等综合性休闲、娱乐活动大厅。

职工文化中心于2018年投入使用以来，深受职工的喜爱。工会也以职工文化中心这个主阵地，作为联系职工的桥梁和纽带，开展多姿多彩的文化活动，让每个职工都感到"工会是我家"，从而引导职工为医院转型、创新、发展贡献自己的全部力量。

工会坚持每年召开两次职工代表大会，每季度召开一次职工代表参加的圆桌会议，每月召开分工会主席会议，听取职工对院工作的意见建议，发放职工满意度调查问卷，对问卷中提到的问题分类整合汇总，与相关部门科室协商解决，通过职代会的渠道向全院职工发布，全面实行"公开、公平、公正"。院后备干部的推选，绩效工资的发放，职称的评聘等这些事关职工切身利益相关的事宜，必须通过职代会表决通过后方可实施，为规范职工代表提案工作流程，工会又组建成立了提案工作委员会，对立案的提案，进行整理分类，统计和登记并定期派人检查提案的落实和办理、巡视、评估。由于工会充分发挥职工参政、议政、民主管理、监督、维护、协调等主人翁职能作用，大大实现人性化管理，工会在职工中的形象、可信度、凝聚力、战斗力也日益提升。为此，工会获得了2017—2018年度上海市卫生健康系统院务公开民主管理先进集体的荣誉称号。

<h2 style="text-align:center">二</h2>

著名企业家李嘉诚说过这样一句话："我把员工当作上帝，因我所取得成就全是员工们帮我打拼出来的。"

这话确实有道理。在这十年中，院领导十分关心工会，院长王杰宁也多次叮嘱我，要关心好每一个员工，要让员工感到温暖，感到舒畅，感到工会就是自己的家！

这些年，工会为了员工幸福做了很多事情。2014年开始，陆续组建成立了瑜伽班、太极班，并发展壮大羽毛球、篮球、户外健行、摄影、读书等俱乐部，不断开展员工才艺秀、羽毛球赛、围棋赛、象棋赛、青年拓展活动、户外健行、摄影采风等活动，增强了职工的健康管理意识，丰富了职工的业余生活，提升了职工的身体素质，取得了良好的社会反响。

俗话说：人心齐，泰山移。只要大家心往一处想，劲往一处使，才能无往而不胜。七院要突破、要转型、要创新发展，打造中西医结合医院，可想而知，难度还是相当大的，但七院人坚信成功是奋斗出来的，工会更是首当其冲，做好各项后勤保障工作，备足粮草，为每位员工鼓劲、加油。春节、端午节、中秋节、国庆节，夏送清凉、冬送温暖，各项助力慰问活动频繁开展，如火如荼。每年一次职工体检和职工疗休养工作更是做足做好，以缓解职工的工作压力，促进同事之间交流，提升集体团队的凝聚力，形成全院上下共同为医院的目标而勤奋努力，攀登高峰！

工会为关心女职工还专门申报了"三星"级爱心"妈咪小屋"，日常开展心理咨询、母婴健康知识科普等宣传活动，并开设了职工手术入院入住享受特需病房优惠。

退休职工是医院的宝贵财富，为挖掘这一财富，给有所专长的退休职工提供发挥余热的平台。工会一方面实行返聘政策，安排其在重要岗位上继续为医院建设贡献力量，另一方面鼓励离退休人员参与医院公益活动，关爱他人、关爱社会。工会创建组织了"医院退休职工合唱团"，在职工文化中心定期排练节目，参加院内外各类演出活动，展示七院退休职工的风采，丰富了退休职工的业余生活，增加了工会的凝聚力和号召力，形成了具有本院特色的文化氛围。

<h2 style="text-align:center">三</h2>

近十年，工会为全体员工们搭建了一个充分展示才华的广阔舞台，只要你敢想、

敢闯、敢干、一切为医院事业发展献计献策者，就给予竞争到合适的岗位上，真正体现出了"人岗适配、人尽其才"的用人机制，来激励员工在医院这片天地里，踏踏实实，勤奋耕耘，做好每一项看似平凡但是极不平凡的工作，不埋怨，不抱怨，全身心投入到每一天的工作中去，形成一股你追我赶的风气，争做医院转型、创新、发展的新时代先锋。

工会每年组织职工举办科技创新项目，像先进操作法、创新成果栏、合理化建议提案、员工发明家、科创英才等申报活动。近几年，医院荣获许多奖项，比如：促进区域发展建设全国示范区性劳动竞赛先进集体，"天使能手"劳动技能竞赛优秀项目奖，重症医学科获得"上海市巾帼文明岗"并加入浦东新区巾帼先进事迹巡演团在全区演讲，荣获浦东新区集体"五一劳动奖章"等。许多员工也捧回了奖状，如：张晓丹荣获"抗击新冠肺炎疫情"全国三八红旗手称号；2021年李冬梅荣获"上海市先进工作者"。医院为鼓励先进，于2020年开展首届工匠培育选树活动，共有8位"七院工匠"和4位"七院培育工匠"入选。

长江后浪推前浪，激流勇进正当时。工会将在院党政班子的正确领导下，履行好四大基本职能，团结全体员工，凝聚起风雨无阻向前进的磅礴力量，为实现七院更美好的明天而拼搏奋斗！

（整理者：唐根华）

夏伟，上海市第七人民医院工会主席、核医学科主任

# 在七院"创三"的日子里

赵德明

十年前，我在上海市第七人民医院任职院长办公室主任，主要负责全院行政工作。

2011年夏天，在上海市中医药管理局、上海市卫生局的见证下，由浦东新区卫生局与上海中医药大学共建签约暨上海市第七人民医院康复医学楼破土动工奠基仪式。七院开启了转型发展、创建三级甲等中西医结合医院的艰难历程。

转型并创建三级甲等中西医结合医院，按照国家中医药管理局相关文件规定，一是要符合区域卫生规划，二是要符合国家中医药管理局和上海市里的安排，三是要提高中医药服务能力，弥补区域卫生资源中西医结合空白。遵循浦东新区政府发布《浦东新区中医药事业发展"十二五"规划》将上海市第七人民医院创建三级中西医结合医院作为重点工作。医院的发展是每个七院人都关心的事。创三级医院，应该有七院人的风骨！

一切可以从零开始。

没有资料，我们收集，然后整理、编写，在短短几个月的时间里就成了可行性调研报告。

这是一段难忘的时间，在这段时间里，所有七院人几乎放弃了所有的休息天，埋头在资料中、案桌上、文字里。

七院员工没叫一声苦，心往一处想，劲往一处使。全院上下一片热情如火。他们开动脑筋想办法，一定要实现七院转型发展的目标。

自从2012年七院创建列入市中医药发展"十二五"规划和浦东新区卫生事业中医药发展"十二五"规划，七院便开始探索创建国家三级甲等中西医结合医院的新途径！在创建过程中，全面提高医务人员医学水平，提升医院服务能力，进一步推进医院中医药稳步发展。

在"创三"的日子里，由于时间紧任务重，我和全院员工一样，只能将一天掰成两天，没有节假日，没有星期天，有时甚至不分白天与黑夜，最为辛苦的当然还是王杰宁院长与院领导班子。七院员工不会忘记，王院长在那些天里，吃住在医院里，平时极讲整洁的他，忙得连头发没有时间去理，两鬓斑白，操劳过度。他太疲倦了，眼圈上隐隐有一道黑晕，显然是缺觉的原因。人们担心他的身体，他却全身心投入"创三"的工作中。有一天，妻子打电话告诉他：女儿正在发高烧，能不能挤出时间回家一次，他默默地放下了手中的手机。自从走进七院开展转型"创三"工作以来，他很少回家。他曾不止一次对妻子说过，七院创建三级甲等医院任务很重，处在医院院长这个位置上必须心无旁骛、全力以赴，请妻子谅解，只能先有医院后有家。

在人们的想象中，一家在上海名不见经传的二甲医院，要想用一年时间创建转型为中西医结合医院并升级为三级甲等医院，几乎是不可能的事。七院的领导班子和广大员工们认为，作为七院的职工，他们有着强烈的使命感与责任感，深知早日"创三"成功，对于七院未来的发展，推动浦东新区中医药事业蓬勃发展，提升医院服务能力，扩大浦东人民就医治疗范围有重要意义，所以才愈挫弥坚，知难而上，出色地完成艰难"创三"任务。

经过全体员工的努力，七院仅用一年时间，成功转型升级，实现华丽转身。

在那些"创三"的时光里，每天，我们迎着晨星走进七院，顶着繁星回到家中，有的甚至更晚，可谁也没有怨言。大家想到的是：能亲身参与医院跨越式转变，这是一种光荣，也是一种自豪！个人吃点苦是微不足道的。

在七院里，涌现多少可歌可泣感人的故事！

一位员工在加班后骑自行车回家的路上，由于辛劳过度腿脚乏力而摔了一跤，鼻青眼肿，小山包似的左眼能见度模糊不清，可第二天照常上班。

为了实现"创三"的梦想，七院的员工们奉献了很多，有的年轻员工连恋爱也没时间，多少次放弃了与恋人的约会，有的因此失恋。当时的"创三"办公室主任林研，妻子因病需要住院手术，手术当天，他才去专科医院探望陪伴妻子，等到她手术顺利安全返回病房，他看着术后虚弱的妻子，歉意地说：对不起，医院现在是"创三"的冲刺阶段，我必须马上回去工作，等创评结束后，我一定弥补这份亏欠，天天陪着你。他办公桌对面的沙发上，总放着一条毛毯、一个枕头，在那些紧张繁忙的日日夜夜里，这里便成了林研的"临时床"。

每当望着院里这些叫人肃然起敬的领导及员工们，我的眼睛便湿润了。在"创三"的那段时期，全院上上下下，广大医院员工没有休息天，没有节假日，夜以继日，努力奋斗，心往一处想，劲往一处使，默默地奉献。王院长看在眼中，记在心里，对医院员工嘘寒问暖，百倍关心，员工生病了，我陪王院长前往病房里探望慰问。

在冲刺紧张的时刻，院领导看到大家这么辛苦，王院长带领医院领导班子和行政工作人员一起做馅饼，从揉面到包馅到煎饼出锅，再把香喷喷的馅饼由各位院领导分送给各位医院员工手上，大家捧着热乎乎的馅饼，双眼噙满了激动的泪水，并亲切的冠名为"大王馅饼"……

那段"创三"的历程，充满着艰辛，充满着希望，七院人，在那片热土上用心血汗水，用智慧才华播种着赤诚厚爱、播种着希望、播撒着奉献，多年后回忆起来，依然感慨万分，难以忘怀。

（整理者：严志明）

赵德明，上海市第七人民医院办公室原主任

# 精细管理助推七院创三级

郝建国

我于2001年由中国人民解放军某部专业技术上校军衔转业至上海市第七人民医院，先后任医务处副主任、主任兼医院感染管理办公室主任，同时兼任医疗纠纷处理办公室主任。在七院工作20多年，见证并参与了医院的创新转型发展。前十年，七院的发展，是借浦东开发开放先行先试政策东风，全院上下干部职工齐心协力，紧锣密鼓地夯实了上海市首批"二级甲等"综合医院的软硬件基础设施；后十年，在医院党政领导，特别是王杰宁院长的率领下，全院干部职工共同努力，七院实现了跨越式发展、特色独显、成绩卓越。

## 全力"创三"，装备先行

2012年，军人出身的王杰宁院长上任伊始，就开门见山地落实考核，对科室（部门）的中层管理者实行"能者上、庸者让，优胜劣汰"的竞岗应聘管理机制，在院党政班子的领导下，全院上下思想统一、步调一致开展创建三甲中西医结合医院的创评工作。

当时我在医院医疗装备部，王杰宁院长好几次来到我们科室指导探讨创建三级中西医结合医院医疗装备如何管理、医疗装备如何提高使用率、如何与绩效考核挂钩等一系列问题。另外，王杰宁院长单独找了我两次谈话，重点是在创建三级医院中如何通过医疗装备的管理来推动医院医疗技术的发展，如何通过医疗装备的管理，实现中医诊疗技术的进一步提升。鼓励我大胆去创新、大胆去实施。

我清晰记得王杰宁刚刚上任时说的话："我们的转型发展，好比绿皮火车升级为高铁过程。老的车厢、轨道都无法沿用了，必须重新铺设路基、设站、换列车，要脱胎换骨地改造、大刀阔斧地改革创新，才能适应新时代、新形势、新仼务。"

他的这番话激励了我的工作热情，我与科室的同志一起反复探讨，一致认为要制定一套既要有量化可操作性的考核指标，又要让每个科室（部门）、大多数员工都能接受的考核办法，最后确定无论医疗设备原始价值多少都纳入考核范围，就是以设备的生命周期（折旧期）将原始价值折算到每个月的数据来考核，考核中不计人工、电费、房屋及设备的辅助设施等内容，使复杂的考核内容形成简单的可操作的考核办法，从而提高了设备在生命周期内的使用率，确保了投资回报率。医疗装备的价值考核和精细化管理，做实做强并推动了三级医院的创建工作。

在医疗装备考核的同时，我们对医用消耗材料也制定了考核指标和考核办法。我们依据国家卫计委提出的到2017年底，城市公立医院耗占比控制在20%以内的改革要求，结合我院前三年消耗材料的平均数据，制定了对耗材20%的标准考核方案。即医院的收入1万元（除了药品之外），耗材为2 000元（20%）的考核标准，给每个科室（部门）直至每个人下达考核指标，并与绩效考核挂钩，从而实现了人人是管理者，人人是医院的主人。

"万元产值比"的考核指标与各科室（部门）绩效考核直接挂钩，促进了全院所有医疗装备及辅助设施实现了高额使用率。目前，通过课题的方式，我们制定了浦东新区的中医医院中医设备配置标准。在上级部门组织的不同层次和不同角度的考核中，我们医疗装备的管理、使用、维护保养考核结果都名列前茅。

二十年来特别是近十年，医院利用各方资源和自身能力，为了更好地做实做强科研项目，大力改善医疗装备的硬件设施，购置了具有国际先进水平的高精尖医疗仪器设备，医疗装备价值逾亿元。其中，有最先进的双源CT、西门子DSA、日本OLYMPUS系列电子胃镜、德国Drager麻醉机、德国Maquet呼吸机、迈瑞全系列监护系统、日本日机装血透机、血滤机、飞利浦心脏超声诊断仪、全自动大型生化分析仪以及中医康复理疗设备等贵重中西医医疗设备。医疗装备的配置完善，为1993年成功创评上海市首批二级甲等综合医院、2013年成功创评三级甲等中西医结合医院奠定了基础。

## 装备使用，人才为本

医院的发展离不开人才，医疗装备的使用更离不开人才。只有这样，才能精准地使用好设备。

在创建三级医院过程中，为了增强医院的中医实力，医院开设了"西学中"培训班，全部医生分三批进行集中培训学习。意想不到的是，90%的医生都通过了考试。医院为了将"中"字引入医院的每一个细节，还组建了中医临床专家指导小组，每个中医师都有结对的科室（部门），定期到科室（部门）进行中医查房，带动科室（部门）中医技术发展。如今，七院每个科室（部门）都有了浓厚的中医特色，医生问诊时也习惯了把脉、看舌苔等中医诊疗手段。

我记得，对于医院人才的培养，王杰宁院长自有一套办法——对照上海市和浦东新区的人才培养计划，创立了一套符合七院院情的"七院三星"人才培养计划。

"在三星培养方面，医院每年都能培养出三四十名人才，这些人才支撑了医院的可持续发展。"王杰宁院长说。

后来，医院又进一步从"三星"人群里面优中选优，我们选择了一些优秀的三星人才，王杰宁院长把他们称作为"小鸭子"。

何为"小鸭子"？我曾听王杰宁院长讲了一个故事。

"有一天，他在医院管理层的微信群，发了一段一只鸭妈妈带领一群小鸭子爬台阶的视频。视频中，鸭妈妈轻松跨上几阶台阶，可小鸭子们却被这台阶难住了，一个也爬不上去。鸭妈妈没有回头，它耐心地在台阶上等着小鸭子们费尽全力地往上爬。一次、两次、十次、二十次，一只又一只的小鸭子通过尝试和努力上了一个台阶，又一个台阶。终于，所有的小鸭子都爬上了台阶，与鸭妈妈站在了一起。"这个故事说明了，只要努力有信心，都能实现自己的目标。

我们医疗装备部包括我本人在内6名员工，我本人参加医院规定的定期培训，其他人员每周工作例会上对工作内容进行了剖析，对存在问题找出改正方法；另外，每年两次外出培训学习，从而使全体工作人员符合医疗装备部管理的要求。

我相信，逐梦不止的七院，在新时代、新征程的万里长征中，以党的二十大精神为指引，高瞻远瞩，砥砺前行，以更新更高的目标为起点，向新时代十年的进程冲刺。

（整理者：王青春）

郝建国，上海市第七人民医院原党委委员、医疗装备部原主任

# 我的骨科十年

顾小华

现在还依稀记得上海市第七人民医院在十年前还是浦东高桥地区一个二级甲等综合性医院，旨在服务周边的居民，在三甲医院比比皆是的上海这个国际化大都市根本排不上名。2012年对我来说是一个十分有纪念意义一年，随着王杰宁院长的上任，我院正式进入转型发展、争创三级甲等中西医结合医院的冲刺阶段。

在这期间，为开阔视野、转变观念，医院组织多次参观访问传统老牌三级甲等中医医院的机会让我感触颇深。通过深入地学习和交流，让我深刻地认识到，我们不仅在中医方面有很多需要学习的地方，就连我平时引以为傲的西医方面，差距也十分巨大，我们在高桥一隅就像"井底之蛙"。就拿我们骨科为例，诸如膝关节置换术、脊柱手术和肩膝关节镜手术等在这些医院都已经很好地开展起来了，而我们却还停留在传统骨折创伤手术阶段原地踏步。

在这之后，我暗暗下定决心：在医院"创三"成功之后，一定要大力开展这些业务，派年轻医生出去进修学习和读书，把这些技术从别的地方慢慢"偷回来"。当然"冰冻三尺非一日之寒"，任何事情均不可一蹴而就，要很好地开展起来也要一步一个脚印慢慢做起。一些简单的病例就可以让这些医生慢慢摸索、做起来，复杂一点些的让请老师、请外院的专家过来指导着做。这样既不会让患者流失、同时也给年轻医生创造学习的机会，逐步总结积累经验，逐渐把我们的骨科做大做强。

十分荣幸的是，在2013年七院成功评为三级甲等中西医结合医院，这给了我大力发展骨科的动力和契机。在王院长的大力支持下，我们聘请了原第二军医大学校长、长征医院院长李家顺教授作为我们脊柱外科的顾问。众所周知长征医院是上海乃至华东地区脊柱外科最强的医院，在李校长全心全意、毫无保留地指导下、我们的脊柱外科业务水平快速上升。在关节、手外科等其他亚学科也在这种模式下取得了跨越式的发展。

在王院长及院领导班子的带领下，在全院职工的共同努力下，七院有幸成为上海中医药大学的附属医院，这也是具有里程碑式意义的。科里很多医生都承担起了大学的教学任务，几年锻炼下来，有的成长为副教授、硕士生导师和大学讲师，从他们身上可以明显感受到科研教学方面的蜕变。

以前我们科里的医生们只知道埋头做手术，给患者的病治好是宗旨，也不讲细分骨折分型，虽然我一直坚持早交班的时候提问他们问题、但效果甚微。自从他们自己做了老师之后，就经常看到他们在闲暇时看书复习治疗原则和分型、查房时积极提问学生问题、看门急诊时主动教学生各种病例的阅片、诊断和治疗、还积极做教案给来科室的学生讲课或者去上海中医药大学给学生们上课。这点让我倍感欣慰，成为上海中医药大学附属医院后，从根本上改变了科室内年轻医生的意识，让他们在临床工作中变得更严谨、更主动学习。

　　这几年医院的高速发展大家有目共睹，我们医院已经一跃成为全国知名的三级甲等中西医结合医院，还与周边几家社区卫生服务中心组建了医疗联合体，实现了资源共享，患者无障碍转运，社区卫生服务中心的医疗质量迅速提升，居民就医有更多选择。甚至在曹路这种三级医院真空地带开设了门诊部，极大地增加了我院的知名度，拓宽了医院的覆盖面，方便了周边居民就医。科室也逐步完善了三大亚学科专业的建设和发展，脊柱、关节和创伤三个亚学科不论从患者的数量、手术量和新技术开展都在逐年提高，我相信这将是我作为科室主任值得我自豪的一件事。

　　最后还要说一说七院的特色康复医学，相信大家都知道，我们骨科患者绝大多数都需要康复，以前我们没有这个意识和条件。随着医疗技术和患者生活质量的不断提升，康复医学蓬勃发展起来。我们医院的康复科在王院长的带领下短短几年内已经发展成全国知名的重点学科，而我们科室则很好的享用着这些福利。各种先进完善的康复治疗仪器、康复治疗理念和优秀的康复治疗医师治疗师团队，使我们很多患者在术后"足不出户"，在病床边、在术后当天或者第二天就开始了系统性的康复训练。通过康复团队的努力、让我们看到了非常好的手术效果、患者康复的更快。这在以前七院没有康复治疗科的时候是不可想象的。之前在我们这里手术十分成功，但由于术后没有及时康复，手术效果大打折扣，有的甚至留下后遗症。

　　以上这些是我在骨科这十年里面让我印象最为深刻的几点，还有很多没法表达出来，在这里我要祝愿医院在未来的十年二十年发展得更好、更上一层楼。

（整理者：冰鉴煌）

顾小华，上海市第七人民医院骨科原主任

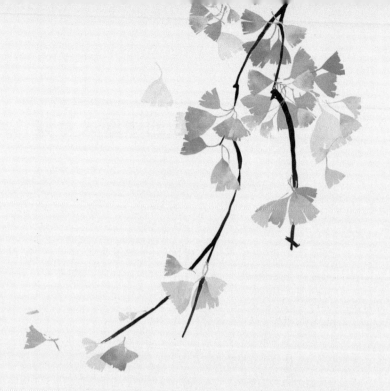

# 德仁术精

# 我的中医人生路

叶景华

悉闻，习近平总书记在党的二十大报告中，再次将"推进健康中国建设，促进中医药传承创新发展"列入"增进民生福祉，提高人民生活品质"的范畴。耄耋之龄的我聆听后很振奋，作为"全国老中医药学术经验继承指导老师"之一，发展中医、建设健康中国，是我毕生追求。

我出身于中医世家，父亲是一位中医内科、妇科医生，并开设一家中药房，我从小受中医药文化的影响。早年父亲请好友——前清的秀才，教我《汤头歌诀》《药性赋》《脉学》等读物，这为我以后进入中医领域打下基础。

1945年我考入旧上海中医学院，系统学习中医基础理论和临床各科知识，有幸师从名医丁济万先生临床实践，得获薪传。1952年我进入上海市卫生局主办的医学进修班系统学习西医理论，结业后分配至上海市第七人民医院。从此开始运用中西医结合治疗。

## 中医之路的追求

我从医路上悟到：中医和西医，都是人类与疾病斗争的有力武器。其二者各有所长，没有高低之分。它们完全可以优势互补，更好地保障人民健康。我立足七院中西医结合的院情，注重中医疗法，探索形成了独特的"三论五要"（即两点论、平衡论、结合论和临床辨证论治五要）中医学术观。

我践行恩师丁济万先生"博师济众"的行医教诲。然而在中医工作中也面临难题，我知难而进、勇于突破。1955年七院按国家中医政策开设了中医科，但只有门诊没有病房，中医收治患者只能借在内科病房内，由我负责全院各科中医会诊；1976年建立中西结合病房，随着病房规模扩大，逐步建立起符合中医药诊治的一系列制度。为弘扬中医药特色，我特别研制了30多种内服外用的中成药，方便临床应用。多年来病房内中医药治疗率占70%~80%。由于得到患者的信任，病床使用率达到100%，周转率超过所规定的指标。

2012年，七院提出变更中西医结合医院后，根据习总书记的指示精神，提出中西医融合发展战略，传承精华、守正创新，实施中医药振兴发展重大工程，建设健康联合体。我与科室同事一起积极投入相关工作，在前期的基础上，继续推进七院中医的建设和发展。

在治疗给药方法上，我形成了系统的静脉、口服、灌肠（灌胃）、皮肤（熏蒸、湿敷）、穴位（脐疗、注射）给药，取得了很好的疗效。

我对七院肾病科建设投入了大量心血，在长期临床实践的基础上，创制了很有疗效的处方，其中"以益肾清利活血祛风为主治疗慢性肾炎""以肾衰方为主治疗慢性肾功能衰竭临床观察与实验研究"获得上海市卫生局中医药科技进步三等奖。在大家的共同努力下，该科于2018年经浦东新区卫生健康委批准获"临床中医高峰学科"建设项目。科室是国家中医药管理局"十二五"重点建设专科、上海市肾病优势专科。据不完全统计，中医特色门诊量仅2016年至2019年达3.7万人次，其中我的专家门诊量3 800余次；中医住院出院量超过4 200人次。

在注重医疗业务的同时，我进行中医学术研究，不断总结经验。1997年以来出版《叶景华医技精选》《简明中医临床诊疗手册》《叶景华诊治肾病经验集》《叶景华临证经验集萃》。

我始终关注七院中医科的工作，在新冠肺炎疫情防治工作中，我想到应发挥中医药的特色，与科室商量拟定防疫方，反馈良好。并建议在多个科室推广中医外治法，扩大中医药的使用范围。

我以往的工作得到了上级组织机构的认可，1993年起享受国务院特殊津贴；1995年被市卫生局授予"上海市名中医"称号，1996年被聘为上海市继承老中医学术经验继承班指导老师，2003年被聘为全国继承老中医学术经验继承班指导老师，2006年被聘为上海市老中医药专家学术经验继承高级研修班指导老师，2008年被聘为第四批全国老中医学术经验继承班指导老师；2011年8月国家中医药管理局批准建立叶景华全国名老中医药专家传承工作室。

## 为治愈患者快乐

在七十余年的职业生涯中，我觉得，作为一名医生，为患者解除疾苦是我最大的幸福。

很多患者已成为我的朋友。一位白发苍苍的母亲陪着女儿很远赶来看病，经过治疗后其病情明显好转。

家住嘉定区的张阿姨患有高血压多年，经常小便泡沫尿，双下肢浮肿，当地医院就诊效果不佳。在电视上看到七院肾病科关于慢性肾脏病的科普讲座，慕名前来挂号，检查发现血肌酐轻度升高。于是发挥中医药内服外治特色，治以破血逐瘀、通腑泻浊，给予肾衰膏脐疗、降酐合剂灌肠，患者血肌酐明显下降，从而改善了张阿姨的临床症状，延缓了疾病的进展，减少了并发症，使其生活质量得以提高。

看到患者减轻痛苦和病愈后的高兴，我感到莫大的喜悦和安慰，故经常不辞辛劳甚至抱病坚持门诊工作。

## 医技传承予后人

中医药是祖国传统医学的瑰宝，师带徒是中医药绵延数千年得以传承的重要途径。

自任上海市第一批名老中医学术继承班导师，第三、第四批全国老中医药学术经验继承项目导师，国家"优秀中医临床人才研修项目"导师，上海市老中医药专家学术经验继承高级研修班导师以来，我尽力做好中青年医生传帮带，制订带教方案，培养他们既能运用中医辨证论治，又掌握现代医学知识和常用检查操作，并用中西两法抢救危重患者。

我坚持"先做人再行医，先修德再修术"的带徒宗旨，以身示范。带教了20多位学生，他们大多已成为业务骨干、专家强手，在学术上各有建树。培育了浦东新区名中医朱雪萍、叶玉妹、孙建明等一批优秀中医人才，这三位医生已拥有自己的名中医工作室。孙建明还拓展新的领域，设立男性男科。西学中肾病专家路建饶主任发展中医肾病专科，获得较多项目，且颇有成效。在我奠定的中医肾病特色基础上，相继创建了浦东新区中医肾病特色专科、上海市中医肾病优势专科、国家中医药管理局"十二五"肾病重点专科，为七院工作室培养了一批术有专长的中青年中医肾病临床及科研人才，建立起一支优秀的中医肾病工作团队。七院中医人才与同行的交流与合作也明显增多。

2012年肾病科获批成立为国家中医药管理局"叶景华全国名老中医药专家传承工作室"，培养出浦东新区名中医3人。中医科室青年医生先后获得全国老中医药专家学术经验继承工作继承人2人、上海市科委扬帆计划1人、上海市"杏林新星"人才培养项目2人、优秀青年医学人才1人、浦东新区中医中青年骨干1人，浦东新区名中医继承人1人，入选七院名中医1人、"北斗星"1人、"启明星"1人、中医继承人2人、"七院新星"7人。中医科在建立了叶景华工作室后，又在七院领导的支持下，广邀名家，开展合作，建立了一批名中医工作室，培养年轻中医。还承担了部、市、区等项目，申请了多项专利。

我从医七十余载，"承接岐黄薪火，传承中医衣钵"，一路走来感到前景光明，信心更足。2020年5月、10月，上海市卫生健康委员会、上海医药卫生行风建设促进会分别授予我上海市中医药杰出贡献奖、上海市首届"医德之光"奖。

今天，在党的二十大东风的鼓舞下，我要在中医人生晚霞路上继续前行！

（整理者：闪艳芳）

叶景华，全国老中医药学术经验继承指导老师、上海市名中医

# 我见证了七院骨科的成长和发展

李家顺

2012年，七院聘请我来院建立骨科工作室。

我是第二军医大学骨科教授，长期从事骨科临床、教学和科研工作，是博士生导师并享受国家政府特殊津贴，擅长脊柱伤病的诊治。建立工作室的初衷是希望通过这个平台把自己毕生的临床经验，特别是骨科的新理念、新技术、新方法贯穿到为患者服务中，落实到培养新生中，同时也为骨科新型亚学科的建设尽一份力量。

十年来，我是这么想的，也是这么做的。

在医院、科室两级领导的关心及全科同道们的支持下，我通过讲学、门诊、手术及请进来、走出去学习等环节，既为患者服务也传授经验，伤病患者逐渐增多，治疗效果也比较满意。同道们应用和掌握脊柱外科基本操作和技术的能力不断提高。

十年来，医院领导高瞻远瞩，大力提倡和推动康复医学与临床医学，中医学与西医学深度的交流融合，在医院整体大发展的格局中，原本以骨创伤为主体较为单一的骨科逐渐塑造成三个并举发展的新型亚学科。2018年正式成立了创伤骨科、关节外科、脊柱外科。

三个亚学科的成立，首先，为各类骨科患者提供了技术支持，比如脊柱外科首次开展了颈椎前路手术，且目前已经取得了严重颈椎病和复杂退行性腰椎病手术的良好效果，技术已日臻成熟，影响范围已扩及长江以北地区。第二，专科技术精益求精，在为患者服务的过程中，同道们不断探索新技术、新疗法，手术方式从传统型向微创、内镜、康复综合等全方位展开，医疗质量、安全系数得到了极大的提高，受到患者的欢迎和赞誉。第三，专业技术团队形成，以李四波博士为主任的脊柱外科团队，目前有2名正高职、2名副高职、4名主治医师及多位住院医师，他们年轻、素质高、技术精、学习掌握新知识能力强，为脊柱外科的发展奠定了人才基础。第四，康复医学的进入是脊柱患者的福音，过去有些患者虽然经过手术治疗但效果仍不太理想，甚至遗有长期痛苦。现在通过认真鉴别，使用科学、合理、适当的康复方法，取得了理想的效果，也使患者避免了不必要的手术痛苦和风险。第五，目前三个亚学科之间相互学习、互通有无、共同提高，每周都举行一次学术研讨会，大家都感到受益匪浅。

下面举两个病例，重现一下脊柱外科团队为患者服务的情景。

　　那是2019年3月的一天，外高桥一条公路上一辆运货车与一辆轿车相撞，发生了严重车祸，轿车司机王女士被送往七院，经检查发现伤者胸腰椎段严重骨折脱位，双下肢完全性瘫痪，生命垂危。脊柱外科团队及时赶到，在李四波主任的带领下对伤者情况全面评估后制定了手术方案，成功地进行了脊髓减压探查及脊柱稳定性重建手术，术后又采取了中西医及康复综合治疗。经过一年的努力，王女士已在支具的辅助下恢复了部分行走能力，生活亦能自理。每当与科室医护人员见面时，王女士总是热泪盈眶，感谢连连。

　　2020年初夏的一天，科室收治了一位五十来岁的女性患者，她自述自己因患"腰椎间盘突出症"，双下肢麻木且疼痛难忍，辗转了市区多家医院诊治均没有好转。入院后经过认真的检查、分析和评估，团队决定为她进行机器引导下的骶髂关节与神经根阻滞术。治疗后其双下肢疼痛明显缓解，后又辅以中医药、康复综合治疗。出院那天，患者动情地说："我现在双腿一点都不痛了，活动自如，谢谢你们给了我第二次生命。"

（整理者：严志明）

　　李家顺，第二军医大学骨科教授，七院骨科工作室教授

# 七院发展充实了我的职业人生

叶玉妹

回顾上海市第七人民医院的发展过程，也是我投身中医执业生涯的成长历程。我退休前在七院工作了近40年，似乎弹指一挥间。思以往看如今，七院的发展成果，令我欣喜不已，感慨万千。

1983年，我毕业于上海中医药大学中医系，获学士学位。毕业后在川沙人民医院（现浦东新区人民医院）中医科工作，于1986年7月调入十院中医科。在院领导的关心支持下，我于1995年2月至8月期间，有幸在上海中医药大学附属曙光医院中医内科进修，拓宽了我中医妇科临床治疗的学术知识。2003年起相继师从国医大师妇科名家朱南孙教授和全国著名肾病专家叶景华主任。在中医药学理论和临床治疗的实践中，有了更多的探索，并在临床一线不断获得新的经验和心得。2004年3月我被遴选为国家中医药管理局"优秀中医临床人才研修项目"人员，并担任新成功申报的国家中医药管理局及上海市卫生局"叶景华名中医工作室"负责人。其间申报了3项专科建设：上海市卫生局"十一五"规划重点项目"上海市优势肾病专科""浦东新区肾病特色专科"及2012年国家中医药管理局"十二五"肾病重点专科。

任职中医科主任期间，我作为上海市卫生局"叶景华名中医工作室"继承人之一，在导师的教授下，着重对防治慢性肾功能不全、再发性尿路感染、糖尿病肾病和内妇杂病等方面的研究，注重一体化治疗，以病情标本缓急，采取标本兼治，以中药内服、外治等具有中医药优势的综合性手段，取得显著成效。

在对中医治疗不孕症、妇女更年期综合征等诊疗上，进行宁神合剂专方的科研，采取分阶段治疗、分周期调经，通补兼顾、辩证得当，取得突破性成果。

自区级"叶玉妹名中医工作室"成立后，我也有幸成为上海中医药大学兼职教授、硕士生导师。在院领导的关心推动下，对本院的科研和中医人才的培养发展，也做了一定的工作。在带教青年医生中医专业培训中，特别注重以益肾养心法治疗妇女更年期综合征，以心肾论治更年期健忘症，达到对早期阿尔茨海默症的干预。以交通心肾法治疗更年期失眠症等自拟了多种对症药方和治疗方案，形成七院中医科的临床特色。

在对妇科的其他疑难杂症，诸如月经失调、痛经、代谢综合征、尿路感染、慢性盆腔炎、多囊卵巢综合征等则采取临床处方善施对药，根据每味药的药性、药理，即有相须配伍者、有相反配伍者、有相使配伍者，从而起到相辅相成或相反相恶获得理想的预期治疗效果。在对内妇杂病提倡平时调护、注重远程疗效、临床专方辨证、内治结合外治调理等方面，探索和总结出一整套七院中医特色的经验。在此期间，我参与了七院承担的市区级课题中约40项研究，其中获区科委科技二等奖1项、申报新药专利1项、发表专业论文45篇（其中入载核心期刊30余篇）参与编写专业书籍5部。

我想，自己归纳的以上一些工作实践和做出的相应努力，只是作为一个七院人在工作岗位上应该做好的基本职责，也是我职业人生的成长过程。而最使我感怀难忘的是七院在浦东改革开放的大环境中与时俱进、脱颖而出的生动情景。

2009年，国家中医药改革试验区落地上海浦东新区后，从2012年七院作为先行先试的改革试点医院，要求在原来二级综合医院的基础上，转型创建为三级甲等中西医结合医院，事无先例，难度可想而知。根据当时的具体条件，困难多压力大，要以最快的速度，在短时间内转型达标，在能动性上确是一种考验，必须有知难而上的勇气。一时间职工也确实有着一种压力感和情绪。

王杰宁院长明确指出，"创三甲"任务是医疗改革中的新形势、新任务，必须要在原有的基础上进行脱胎换骨的改造、大刀阔斧的改革。他动员全院医职员工拧成一股劲，要求以"弯道超车"的气魄，依照国家中医药管理局对于中西医医院的考核标准，找差距、补短板，在挑战与机遇面前齐心协力、奋力拼搏，采取中西医综合实力全面提升的相应措施，朝着提级转型的目标，力争用1年的时间完成这一历史性的跨越。

2012年6月春夏之交，全院职工在王杰宁院长带领下，放弃休息日，加班加点，不计报酬，按照部署要求，"创三甲"工作全面铺开，院党委开展的要求凸显传统中医药元素的医院精神表述语征集活动，激发了全体员工"创三甲"的积极性，形成了"我如何为医院'创三甲'作贡献"的巨大动力。

我现还清楚记得，为达到冲刺目标的跨越，全院上下都付出了积极的努力和艰辛。就拿我们传统医学科来说，虽然在中医方面有着基础优势，但作为中西医结合医院的纯中医医生配比考核标准，人数达不到要求。针对这个"软肋"，必须补全占比率短板，这副担子也就落到了我们中医科。在院领导的统一安排下，组织各临床科室负责人到各知名中医医院观摩考察外，在院内开设"西学中"辅导培训班。全体医生在做好正常业务的前提下，进行分批次学习中医模式。在这过程中我作为中医科主任，带领全体中医医生为全院西医医生在临床诊疗上做培训辅导。我们每个中医师与其他各科进行结对指导，并定期到科室进行中医查房，将中医内涵列入每一个环节，使各科凸显出浓厚的中医特色，将中西医结合诊疗的群体力量落到实处。

为传承和增强中医实力，注重对年轻中医人才的培养，从2012年开始，由我负责分批次对本院的年轻医师进行专业辅导，如张晓丹、韩振翔、韩海燕、王归雁、张慧君、袁小敏等约有40多人。他们在各自的岗位上显示了扎实的业务能力，由此壮大了七院中西医融合的团队力量。

2013年12月，七院通过国家中医药管理局评审结论，创建成为"三级甲等中西医结合医院"，实现了各级领导和全体员工为之奋斗的目标。

纵观七院在转型后的10年中，依照王杰宁院长的整体设计，在做实做精中西医的基础上，要走出具有特色和持续发展的探索之路。从以治病为中心向以人民健康为中心转变，向大健康、大智慧和大康复方向发展，把七院建成集医疗、科研、教学为一体，以康复、健康管理为特色的中西医结合医院继续奋进。

相信七院在为人民健康事业的进程中敢为人先、守正创新，在医康融合发展的新征程中，必定能够取得更加辉煌的成就。

（整理者：庄岳峰）

叶玉妹，上海市第七人民医院传统医学科原主任

# 教学相长二十年

盖 云

自2002年我到上海市第七人民医院工作，至今已经20个年头了。回首这20年的从业经历，基本上经历了两个阶段：第一个阶段是以学习为主的学生阶段，在前辈的带教与指导下，我参加了院与区里的人才培养，逐渐由稚嫩走向成熟；第二个十年是伴随医院转型发展的脚步，我自身业务不断成熟，参与到医院的各项工作中去，不断提升自己的业务与管理水平，变成以教学为主的教师阶段。

我的从业生涯至今，都是在七院，医院就像我的家，她的每一个发展都令我感到鼓舞，随着医院的发展，我们七院人也都得到了很多培养的机会。有一批像我一样的七院人，为医院的发展奋斗在各自的岗位上，为医院发展做努力，跟着医院同成长，同事间互相帮助、互相成就。

## 基础学习的十年

2002年到2012年，是我以学习为主的阶段，2002年，我硕士毕业，进入七院中医科工作，那时医院还是综合医院，一个医院就是一个中医科，但是幸运的是，这个科室的学术氛围浓厚，中医内涵浓厚，当时的科室规模就有46张床位，科室具有中医全科为基础、中医肾病为特色的上海市知名中医科，有上海市名中医叶景华教授。

进入科室后，我就跟随叶景华老师学习，参加了上海市老中医药专家学术经验继承高级研修班的学习，并获得了博士学位，晋升了副主任医师，同时在业务上也成长为医院的骨干，我们科室也是上海市综合医院示范中医科，医院是全国综合医院示范中医单位，正是我们前辈打好的中医基础，让我们医院有机会转型为中西医结合医院。

## 见证转型的十年

2011年，国家规划中西医结合医院的建设，我们医院因为是最早一批建设成全国示范中医单位的医院，具有转型的基础，面临了转型为三级甲等中西医结合医院的重大任务和机遇。这对医院来说是一个新的机遇和新的平台，医院发展可以快速上一个新的台阶。为全体医务人员提供了更好的进步平台，是医院建设教学医院、科研型医院的基础，对大家的职业生涯来说，都是新的机遇。

但是，机遇也是挑战，转型的核心是业务转型，是临床诊疗模式的转变，是由现代医学向以中医为主的中西医结合的转变，而当时，我们医院的中医从业人员占比还不足10%，要全部的医护人员转型，学习中医知识，并且临床诊疗模式也要转变，是一个很大的压力和系统工作。当时医院领导也是下定决心，统一思想，不畏艰难，带领全院同事，紧扣标准、条分缕析，分解任务，逐步落实。

我记得那时候的上班模式被我们称为"5+2""白加黑"模式，全院非中医执业的同事，全部都要学习中医，大家平时工作不变的情况下，安排周末和晚上的时间参加学习班、学习小组，学习中医知识，科室业务学习，医护联动学习，组织了各种形式的中医学习，至今记得我们快退休的很多老主任，带领全科同事，每天为快速学习中医知识在争分夺秒，认真探讨，虚心向中医同事请教。我在此想对我们的西医同事们表示一下我的尊敬之情。

转型后医院又不断进步，建设成上海中医药大学附属医院，在每一个建设过程中，我都积极参与其中，在医院不断提升的过程中，自己也获得了锻炼和提升。

## 中医内涵的提升

作为一名中医人，我感到很幸运，在我们的职业生涯中，我们为医院的大发展做出过贡献，随着医院的发展，自己也在不断提高。在医院创建三级甲等中西医结合医院的时候，我带领全体的中医同事，深入全院临床科室，指导科室的中医内涵建设，全院30余个临床科室，都完成了优势病种、非药物诊疗方法的建设，初步完成了中医科室建设模式。

在转型以后的10年，我在"治未病"科工作，"治未病"科的创科到科室进一步完善，完成了市级治未病能力提升建设，区级的专病基础上的"治未病"学科建设模式的建设，完成了优势病种的建设，副主编编写了《治未病学》，积极参与浦东新区中医发展办引导的浦东"治未病"体系建设，参与上海市"治未病"体系的建设；同时还参与七院多个科室的中医内涵建设，指导中医综合治疗区的中医非药物方案的制定，与外科联合门诊、到心内科开展中医查房、教学指导，参与肾病科叶景华全国名中医工作室的建设。2020年起担任全科医学科科主任工作，同时作为肿瘤诊疗部支部书记，参与肿瘤学科的建设。

医院的中医内涵建设取得了很大的发展，我自己也不断成长，我自己成长为浦东新区的医学领先人才，硕士研究生导师，在2018年晋升为主任医师。我自身也成长为治未病市级质控专家，上海市中西医结合学会健康管理专委会副主任委员。

## 七院未来的展望

经过了转型后的十年，七院有了很大发展，在医教研各方面都有了很大的提升，全体医务人员都在更高的平台上工作，有很多的机遇，同时也是对自己的考验。需要我们付出更多的努力。

中医医院的发展史需要历史的积淀，要经过几代人的共同努力，才能够根深叶茂，才能够具有深厚的中医内涵，为我国的中医药事业的发展，为广大人民提供更好的中医药服务。我相信，在我们七院一代代医务人员的努力下，我们的医院会更好！

盖云，上海市第七人民医院全科（肿瘤一科）主任

# 我与七院的"中医缘"

金　珠

在上海市第七人民医院工作的8年，医院的领导就像大家长一样教导、包容和支持我们年轻人的成长，共事的伙伴们就如兄弟姐妹，一起携手共渡难关，共享喜悦。七院的工作经历，丰富了我的人生阅历。

不忘来路，方知何往。

在七院，实现了中医传承的开枝散叶；

在七院，实现了个人中医底蕴的提升；

在七院，实现了中西医结合的守正创新；

未来，深耕细作，传承针道，继续奋斗！

## 转型发展的见证者

2014年10月，我怀着憧憬踏入了七院的大门，担任医务处副处长，分管中医内涵的提升工作和针推科的临床业务。

我从上海中医药大学毕业后，在上海中医药大学附属岳阳中西医结合医院工作期间，一直跟随海派"陆氏针灸"的第三代传承人尤益仁老师侍诊学习。2012年，因工作调动，我进入上海中医药大学临床实训中心工作。直到2014年，七院要在晋级三级甲等中西医结合医院的基础上，创建成为上海中医药大学附属医院，需要更多的中医人才充实和丰富中医内涵，在这个大背景下，我从大学进入了七院。

初到七院，我首先对全院各科室进行调研，发现七院的科室设置非常齐全，手术综合能力比较强，周边有80多万人口，作为一家区域性的医院，医疗资源可谓丰富、医疗服务能力也比较强，但是全院的中医药服务能力和内涵还是比较薄弱的。

2014年底，医院门诊中医非药物治疗技术开展比例只有5.42%，尚未达到国家8%的要求标准。中医非药物综合治疗，是普适度、接受度、推广度最高的中医特色技术。于是，我发挥自身的临床专业技术特长并在全院推广，形成以疾病为切入点，以技术为纽带，以科室为平台，依托3个门诊中医综合治疗区和22个病房中医综合治疗室，建立"院前+院中+院后"，"健康管理部——门诊——病房"三位一体的联合序贯中医综合治疗模式，累计服务人次从最初819人次提升到900万人次，实现了未病先防、已病防变、病后调养的全周期管理。

凭借医院领导的顶层设计和科学的管理方法，到2022年，门诊中医非药物诊疗技术开展比例已接近20%，全院中医特色服务项目从40项增加到96项。

将中医纳入多学科协作，是中医药"十四五"规划的重点内容，也是提升中西医结合内涵的重要抓手。因此，我将其作为医务处的年度重点工作，并亲自牵头成立尿失禁联合门诊。到目前已组织建立33个多学科团队（MDT）病种，以提升疑难危重服务能力为目标，鼓励"西学中"医师、中医师、康复师、康复治疗师加入，且将MDT延伸到6家医联体社区卫生服务中心，打造七院特色"1+N+X"多学科协作诊疗模式，也由此获得2022年第七季改善医疗服务行动全国医院擂台赛的推广多学科诊疗模式百强案例，2022年第二届上海中医药大学附属医院"优质医疗服务创新品牌"项目入围奖。

通过上述努力，医院的中西医结合内涵不断充实，为七院在2021年的国考成绩中获得全国第三（A+）的优异排名奠定了基础。

## "小中医"的成长记

说到中医传承，我是非常幸运的。2006年，在"石氏伤科"国医大师石仰山老先生的牵线搭桥下，我入门"陆氏针灸"，成为第四代传承弟子，分别在岳阳医院、龙华医院开展传承工作。

进入七院后，我作为管理者和实践者，积极推动流派传承工作。2016年，在上海市中医药管理局、上海中医药大学领导的见证下，"陆氏针灸"在七院针灸科成立分中心，由"陆氏针灸"嫡系第三代传承人陆李还导师坐诊，开设"陆氏针灸"传承门诊。2018年，申报了浦东新区国家中医药发展综合改革试验区项目，在此项目支持下"海派陆氏针灸"浦东分基地在七院正式揭牌。由此，"陆氏针灸"在七院落地生根，开枝散叶。

2020年，借助医院的平台和支持，我拜师上海市领军人才、浦东新区名中医陈跃来教授，负责浦东名中医工作室的传承工作，致力于盆底功能障碍疾病的治疗，并由此获得浦东新区尿失禁倍增计划项目。

2022年，在"七院三星"人才培养的助推下，我申报成为七院名中医，并任七院针推教研室主任。

## 科室发展的推动者

在综合性医院，大多数的针灸科和推拿科是没有存在感的。同样，在七院转型之前，针推科在七院也是如此的境地。

2014年初，针推科有4名医生，床位13张，年门诊人次在6 000人次左右，中医非药物技术50%左右，中药饮片率20%左右，没有"四生"带教（实习生、研究生、"规培生"、留学生），没有区级课题及人才培养项目。

为了改变现状，我深耕中医传承，依托两大工作室的扎根和扎实开展"老"带"小"的人才培养机制，加强MDT合作，开发推广新技术，开展住院患者会诊治疗，积极将针灸纳入多学科MDT合作，探索针灸科"云病房"全链条模式。疑难病种逐渐增加，如针灸助力手术快速康复针刺干预内镜下息肉摘除术后的胃肠功能紊乱、健脾和胃温通灸法改善胃脘痛、固泉针法改善压力性尿失禁、降脂通络针法改善代谢性肥胖疾病、浮刺滚针治疗周围性面瘫、强筋健骨针灸法改善颈腰腿痛、陆氏古法温针干预脓毒症等危重症，覆盖全院25个临床科室，实现多病种联动治疗，成为全院的非药物治疗中心。

经过8年的积淀，2022年，七院针灸科、推拿科成为集临床、科研、教学、人才培养等为一体的临床研究型科室。门诊人次达到1.5万人次以上，中医非药物技术90%以上，中药饮片率50%以上。拥有2个浦东新区中医特色专病（糖尿病周围神经病变、压力性尿失禁）。近5年来获得各级科研项目10项，联合申报获得上海中西医结合科学技术奖1项，国家专利3项。

人才培养全面开花，科室目前有7位医生，硕博士比例达到86%。拥有国家非遗海派"陆氏针灸"传承人3人，上海市名中医陈跃来传承人1人，黑龙江省名中医唐强传承人1人，国家名老中医工作室传承导师褚立希传承人1人，七院名中医1人。

## "大上海保卫战"的参与者

2020年至2022年，全国新冠疫情此起彼伏，上海面临着前所未有的考验。

2020年初，我作为医务处副处长兼任医院抗击新冠中医专家组组长，牵头制订了中医防治方案，组建中医抗新冠专家团，建立线上会诊机制，实现了早期中西协同。通过录制刮痧防治、保健功法小视频指导患者，在七院隔离留观患者的中药饮片参与率占82.4%，中医技术参与率占89.6%。

2022年春季，我作为院内疫情防控办公室主任，驻点在院3个月，总协调各项防疫工作。同时承担浦东新区方舱医疗队的医疗总协调，在安排派驻医生时，通盘考虑安排内、外、妇、儿、伤、中医、康复等各专科医生进行保障，并积极发挥我院中西结合、医康融合的特色，根据上海市中医专家共识的诊疗指南，发放中药颗粒剂，制订穴位指导手册，中医参与度75%以上。

全珠，上海市第七人民医院纪委委员、医务处处长兼针灸科、推拿科主任。国家非物质文化遗产海派"陆氏针灸"第四代传承人，上海市名中医陈跃来传承团队成员，浦东新区针灸学科带头人，上海市第七人民医院名中医

# 做医生要"致良知"

## 胡 静

自小体弱多病的我出身于医学世家,父亲的临床治疗经历在我内心播下了杏林的种子。五年的中医理论学习以及学有所用的临床实践更坚定了我的方向,1994年于上海中医药大学毕业以后,便进入了上海市第七人民医院工作。与七院朝夕相伴的二十几年,她见证了我的成长,而我也见证了她的发展与壮大。

在这里,我遇到了对我影响深远的良师——叶景华老师。他出身于中医世家,在中医理论上造诣很深,临床经验丰富,对外感热病和内伤疑难杂症的诊治有独特的见解和治法。

叶老善思,他结合八纲辨证、卫气营血辨证、六经辨证对外感高热提出按辨证用汗、清、下、和四法。病势急重者多途径给药,除以中药煎剂口服外并保留灌肠及外治法,如针刺、脐疗等,以增强药力,顿挫其病势,争取较快取得疗效。老师笃行,认为理论和实践要紧密结合,他通过大量病例的实践,总结出肺脓肿的清热解毒、祛痰排脓两大治法,制订出复方鱼桔汤,在临床上取得较好的疗效。

七院肾病科成为国家重点专科,有很好的发展前景,离不开叶老奠定的基础。40多年来他以中医药治疗肾炎,积累了不少经验,在20世纪80年代创立中医肾病研究室,对慢性肾炎的治疗提出以益肾清利、活血祛风法,组成慢肾方,对慢性肾衰竭的治疗,提出以扶正解毒、化瘀泄浊利湿法,组成肾甲方和乙方,和外治肾衰酊,不仅在临床上取得疗效,并经动物实验证实其效用和初步阐明其作用机理。

在我入院工作时,叶老是肾病科的主任。他不仅是我的领导更是我的老师,对我们要求严格,又十分耐心,他教导我们:"做医生要细心、持恒心、有良心。"他注重医德,关心患者,提出"当你自己患病的时候,当你的亲人患病的时候,你是怎样要求医务人员的"?作为一个医生应以患者和患者家属的心情来关心患者。在中医方面,他强调"上了临床也不要丢了经典,要带着问题阅读中医经典名著,常翻常新,学思相融,日积月累,终有一天诊病临床游刃有余。"从我最初来到医院开始工作,甚至直到今天,叶老对我的影响仍是深远的、巨大的,老师的治学精神也一直鼓励着我,鞭策着我,在教学、临床和科研诸方面不断追求上进。

在叶老奠定的中医肾病特色基础上,相继创建了浦东新区中医肾病特色专科、上海市中医肾病优势专科、国家中医药管理局"十二五"肾病重点专科。2011年成立了国家中医药管理局"叶景华全国名老中医药专家传承工作室"。肾病专科自身的发展越来越好，我们也能为患者提供更多的帮助。幸得叶老的培养与鞭策，从医至今对中医的学习仍是不敢懈怠，我于去年也成立了个人的工作室，路漫漫远兮，现在和将来我和我的工作室成员都将致力于用中西医结合治疗的办法为患者提供更好的治疗。

临床的工作促使我不断学习，渴望进步。我后来拜师于曙光医院肾病科主任何立群教授，跟着何老师抄方学习近5年，跟师查房、参加培训、撰写学习心得、收集整理、分析研究、总结提炼何立群教授的学术经验，运化老师的治病救人思路，凝结成一个对蛋白尿有特别功效的新方子——五蚕消白饮，目前也正在申请专利中。正是因为七院在这十年中走上了特别的中西医结合的"高速路"，何立群老师的工作室选择了七院这个平台，于今年正式成立"何立群名中医工作室"，同时我也成为工作室的5位学术继承负责人之一。

2015年七院成为上海中医药大学附属医院，我于2020年作为硕士生导师招收了第一位研究生，也更明白"师者如光，虽微致远"的道理。理论知识的传授需要老师更完整的理论知识构造，临床的实践与操作更要求准确和精确，这都要求我不断学习与进步，自省与自新。叶老注重医德，他的谆谆教诲对我影响深远，同时一路走来遇到诸多良师益友，也让我见贤思齐。我告诉我的学生，不论是做人还是做医生，都要"致良知"。成为一个好的医生不容易，贵在坚持，要把握住青年时代，对理论知识要记得，对所学之疑问要解得，在临床实践要用得。同时，要一戒自高自大，自作聪明。学习要虚心，不能强不知以为知，肯学肯问，千万不能自满。二戒弄虚作假，不实事求是。青年人最忌说大话，讲空话，说假话。要诚实对人对事。三戒好面子，不接受患者意见，其实患者也是医生的老师，医好了要总结经验，医坏了病也要总结教训，这样才能不断前进，医生需要诚恳接受意见，接受教训，不能文过饰非。四戒懒惰散漫，不奋不发。一个人即使天资聪颖，如果很懒惰，结果必然是一事无成。

这二十余年的从医生涯，七院见证着我从初出茅庐的小医生和学生成长为有一定资历与经验的医生和教师，而我也亲历了它从二级综合性医院转型升级为三级中西医结合医院，从1个名中医工作室到20个名中医工作室，且吸引了两位国医大师来开工作室，走上了中西医结合的"快车道"。作为七院的一分子，为七院做浓中医、做强西医、做好做大中西医结合的美好愿景，贡献自己的一份力量，是我的责任与担当。

*胡静，上海市第七人民医院肾病科副主任（主持工作）*

# 传承中医的"德""理""术"

孙建明

一回首，感觉还是在昨天。

1992年的那个夏天，晴空万里，阳光灿烂。我怀揣着梦想和希望，还有一纸《上海中医药大学毕业证书》走进了我即将奉献一生的地方——上海市第七人民医院。回忆医院发展的每一年，犹如场景回放，历历在目。参与并见证了医院三十年的风风雨雨以及今日取得的成绩，我与有荣焉。

我在七院的成长之路，源于中医科。当时中医科科主任是叶景华老师，在叶老的带领下，我在中医科一路成长，从住院医师到主治医师再到副主任医师。我曾以为我会在中医内科一直干到退休，平静地度过我的医生生涯，然而命运使然，我和七院的转折点不期而至……

## 创科之路

自1993年七院被评定为二级甲等综合医院，发展至2012年，医院遭遇瓶颈。一些学科基础薄弱，各科室发展进步缓慢，许多人心生迷茫，不知医院下一步如何发展。

面对困难和各方压力，在院长王杰宁的带领下，院领导班子审时度势，依据国家政策，将七院转型成为中西医结合医院。中医科临危受命，科内诸多医生被打散分到各个科室，承担起中医带教普及的重任。带着提高科室中医内涵的任务，我被派到了肛肠科去做科主任。

俗话说，隔行如隔山，其中的艰辛可想而知。但在院领导的支持和整个科室的努力下，我们历经1年时间，开拓并制订了中西医结合治疗肛肠疾病的诊疗规范，大大提升了中药饮片的使用率，发展了中医外治法治疗肛肠疾病，并取得了良好的疗效。一分耕耘一分收获，我们肛肠科获评浦东新区临床示范科室。与此同时，在全体七院人的砥砺前行、共同努力下，在2013年成功晋升为三级甲等中西医结合医院。

在肛肠科的那一年是磨砺的一年，我开始熟悉并逐渐掌握了一个科室主任所需要具备的能力。我感觉自己准备好了！2012年年底，七院男性病科正式成立，并被列为一级科室。迈过了从无到有的这一步之后，我带领着七院男科快速发展，迅速成长。2018年底，医院按照发展规划，成立了泌尿及生殖医学部，我作为大部主任统一协调男性病科、泌尿外科的诊疗范围并制定规范化的中西医诊疗模式。2020年中旬，大部又加入妇科和产科，为泌尿及生殖医学部补充新鲜血液和内涵，并提出男女同治这一理念。时至今日，泌尿及生殖医学部中诸科室紧密合作，协同发展，为患者谋健康，为七院创发展。

## 传承之路

在中国源远流长的历史长河中，诞生了无数优秀的学术与技艺。它们之中有的随时间的消逝而消失，有的却随时间的更迭而历久弥新。消失的，成为了历史的遗憾；留下的，成就了华夏的文明。中医的发展离不开传承。我师承上海市名老中医叶景华先生，现如今我也建立了自己的名中医工作室，把我多年的经验和所得传承给我的学生们。中医之"德""理""术"的传承还在延续。

还记得那是2008年，我经过层层选拔，终于得到了参加国家中医药管理局第四批名老中医传承班学习的机会，并正式拜上海市首批名中医叶景华先生为师。提笔至此，拜师之幕涌入脑海，师恩、教诲一生难忘。叶老是肾病大家，男科疾病亦属肾系，在先生治肾病的学术思想指导下，我们不断挖掘，不断学习。中医讲究异病同治，据此我们逐渐将补肾清利法运用于男科疾病的诊治，并在此基础上拿到了上海市科委的项目。在治疗前列腺疾病方面，我提出了温肾活血中医理念，并研制出了通淋方，在临床和科研方面取得良好的疗效和成果。在治疗男性性功能障碍方面提出心治、内治、外治"三治"相结合的治疗方法。2014年，我成为浦东新区名中医，现收徒陈步强、韩文均、毛剑敏三人，我的学术理念（心治、内治、外治）也继续传承。

## 未来之路

在院领导的指导下，泌尿与生殖医学部正在向着更好的方向发展。目前我们的学科建设目标主要集中在SCI学术论文发表、国家自然科学基金项目立项上。"十四五"期间，计划前期完成上海市重点学科立项（中西医结合男性病学、生殖医学），后期在市级学科基础上，联合泌尿外科、妇产科冲刺国家重点学科（中西医结合男性病学、生殖医学），并争取在"十四五"期间建立中西医结合生殖医学中心。

期待泌尿与生殖医学部与七院的发展越来越好！

孙建明，上海市第七人民医院男性病科主任，硕士研究生导师，浦东新区名中医

# 不一样的超声医生

孙永康

说起超声，很多人会想起这样的场景：一间小黑屋，一台显示器，一幅云雾图。确实如此，甚至很多医务人员也这么认为。所以，当我兴冲冲地从上海第二医科大学临床医学系毕业至上海市第七人民医院报到时，真是五味杂陈。

幸得良师施倩主任指点，于迷雾中择一良机——超声介入。于是乎左手拿探头，右手穿刺针，诊疗并重。钻研新技术，独立开展各类囊肿硬化治疗；肝内胆管、心包积液、脓腔、经皮肾造瘘等置管引流；肝脏、肾脏、前列腺、甲状腺、乳腺、淋巴结等组织活检。奈何受制于多方因素，工作开展中规中矩。

时至2012年始，平地一声雷。七院根据国家中医药综合改革试验区建设的需要提出转型升级三级甲等中西医结合医院的目标。从2013年晋级成功，至2015年成为上海中医药大学附属医院，随着医院等级的提升，院领导的高瞻远瞩，医院迎来了腾飞的时期。而作为年轻的医务人员也获得了更多的机会。

在院领导的重视和科主任的推荐下，2014年我有幸入选了"七院三星"计划中的"启明星"培养。2018年入选后备干部培养。通过在中国超声发源地——上海市第六人民医院、中国男科超声强科——上海交通大学医学院附属仁济医院、中国介入超声起点——北京301医院等多家国内著名三甲医院进修学习，不断地巩固打磨，业务水平迅速提升。勤练基本功，在首届长三角超声论坛青年超声技能竞赛活动中获得三等奖。

正如梁启超先生说过：无专精则不能成。

医院在快速发展的过程中，要求我们有深耕方向。结合医院自身地理位置及慢性肾病等特色治疗的背景，决定着力于小器官方面的诊疗。在施倩主任的带领下，秉承我科传统超声介入的基础，率先在浦东新区开展甲状腺、甲状旁腺的细针穿刺术，成功率达100%；率先在浦东新区开展甲状腺、甲状旁腺的激光消融术，获得满意疗效，填补了浦东新区甲状腺、甲状旁腺微创治疗的空白，达到上海市领先水平。

曾有一位72岁的老年患者，甲状腺有10厘米大的结节。因自身高血压、糖尿病等基础病史，加之患者本身拒绝手术，多方辗转至我科，经消融后结节明显缩小至消失，连经验丰富的影像科医生也为之惊讶不已。亦有慢性肾衰继发甲状旁腺亢进患者经消融后，明显缓解骨痛症状，术后即刻离开轮椅下地行走的"神话"。此类例子比比皆是，随着越来越多的患者经B超微创消融治疗后痊愈，慢慢圆了当初我想到临床科室"治病救人"的梦想。

近年来，我们积极开展新技术新项目，力求在现有诊疗基础上有所突破。于是，陆续开展了肝脏、肾脏、子宫、前列腺等实质性脏器的微波、激光消融治疗，均取得满意效果，获得良好的社会口碑。作为甲状腺、前列腺增生激光消融国内、国际多中心成员单位多次在学术会议上做交流报告，形成了科室的介入品牌，成为上海市激光消融示范单位。

作为一家中西医结合医院，中医治疗是非常重要的治疗手段。在所有的消融治疗中，中医药的加盟使得治疗效果更加如虎添翼。譬如在前列腺激光消融术中，在消融术后组织肿胀导致导尿管拔管困难的问题上，中药外敷、针灸治疗给了我们极大的惊喜。如今在所有的消融治疗多学科团队（MDT）中均可以看到中医师的身影。在医院"大康复、大健康、大智慧"服务品牌的背景下，我们在考虑消融治疗中康复治疗师的提前干预。

通过在工作中不断的尝试与反思，我在介入方面积极创新。对穿刺针及与原有的介入操作做了大胆的尝试，取得了良好的效果。获实用新型专利两项，连续四年入围浦东新区职工科技创新奖，并获得了浦东新区工会"工人发明家"推荐、浦东新区"青年岗位能手"、市七医院"最具价值员工"等荣誉称号。在业内，得到了同行专家的认可，担任了上海市中西医结合学会超声专业委员会委员兼介入组副组长、上海市社会医疗机构协会超声医学分会委员、浦东新区医学会超声专委会委员。

十载时光飞逝如梭，七院快速发展的平台托起了超声科医生的追求和梦想；十载追求和探索，记载着超声介入人的拼搏与收获。忆往昔峥嵘岁月，看今朝重任在肩，我将始终不忘初心，牢记使命，为我所热爱的超声介入事业不懈奋斗，为七院的发展添砖加瓦。

孙永康，上海市第七人民医院超声医学科医师

# 打造"医康融合"新名片

吴绪波

上海市第七人民医院作为一家新晋级的三甲医院和上海中医药大学附属医院，在浦东新区的大力支持下，与上海中医药大学康复医学院建立"院校共建"临床、教学、科研同步发展模式，结合自身特色与中西医结合优势，将"康复"定位为医院特色临床及优势学科，自此，康复学科搭上了发展的快车道。

2012年在"院校共建"的基础上成立了康复医学部，我跟随时任康复医学院院长褚立希老师来到七院，当时的任务是协助管理治疗师，任康复治疗管理办公室副主任。

其时康复医学科有10余名治疗师，都比较年轻，也没有专业分化，主要是脑卒中后的神经康复。大家都是多面手，也就意味着专业性并不高。当时做的第一件事情就是和每一个人谈话，了解大家的基本情况和专业兴趣点。在这之后就进行了专业分化，运动疗法（PT）、作业疗法（OT）、语言疗法（ST）每个人都要有自己的定位，并进行专业化培训和进修。

2013年开始，康复病房的医疗力量得到加强，业务量也逐渐增加，治疗师队伍迅速扩大，到2014年初已经有20余人。这期间开始定期的业务学习，病例讨论，并进行治疗师绩效制度的建设，对业务量和质量进行考核。

2014年初，我计划去美国读书，要离开一年。当时医院领导周一心找我谈话，听取我对后续业务管理的建议，我当时承诺我不在医院的期间，会邀请其他的临床专家进行业务能力的提高，院领导欣然答应，并划拨了专门的经费。在这之后的一年里，我邀请了6位香港、台湾专家来医院指导，这些老师手把手地带我们的治疗师，合计在医院指导工作近20周，帮助我们发展了ICU的物理治疗、心脏物理治疗、规范神经物理治疗、肌骨物理治疗的工作模式。

2015年8月，我从美国回到上海中医药大学，并准备物理治疗专业国际认证，学校的工作较多，但还是保持每周来七院参与临床工作，与治疗师交流专业问题。这期间，医院根据学科的发展，对康复学科的结构进行了调整，并探索开展全院康复的工作模式，并定义为"大康复"。

医院非常重视康复的发展，组织多次的专家论证会，王杰宁院长亲自设计康复学科发展的蓝图，并致力于探索临床模式的快速突破和创新发展。

　　新模式的探索不可避免的经历了前期的迷茫和阵痛，在这个背景下，2017年康复治疗室改设为康复治疗科，我担任副主任（主持工作），因为没有病房和门诊，当时科室的定位是临床辅助科室，发挥平台作用，继续与各临床科室合作开展工作。这期间医院的很多临床科室给予了积极的帮助和支持，也逐渐摸索出差异化的合作模式，为之后的医康融合理念的建立打下了基础。

　　当时面临很多困难，加之我个人也缺少管理经验，很多事情都需要领导和同事的帮忙，尤其是王杰宁院长和周一心副院长都很关心康复的发展，在各个方面给予支持。

　　也是2017年开始，科室每年都要招聘具有硕士学位的治疗师，以加强科学研究的水平，并陆续有科研成果产出。这之后科室各项工作迅速发展，人员队伍不断壮大，大家干劲十足，医院也给予大力的支持。

　　2020年3月，设立康复医学科，我兼任康复医学科主任。随着对学科要求和业务质量的不断提升，七院于2021年3月成立康复医学中心，下设康复医学科与康复治疗科，之后又增加了心理医学科。王杰宁院长兼任中心主任，我任执行副主任兼康复医学科主任。

　　在体量与规模上，通过政府投资、医院筹资，建设综合医技新大楼，康复治疗面积由原来的150平方米扩大到1 700余平方米，划分物理治疗区、作业治疗区、言语治疗区、儿童治疗区、心肺治疗区、心理治疗区、理疗治疗区、产后治疗区、康复评估室等，分区合理、功能明确；病区床位数由原来的8张增至40张，床位使用率可达120%；并在全院30个临床科室880床位开展康复治疗。

　　在学科发展上，2012年"康复科"获得了上海市卫生局医学重点学科、"骨伤康复"获上海市中医药管理局重点专科、浦东新区重点学科群、浦东新区中医护理示范病区的建设项目立项，通过几年的努力建设，达到一定的成果和基础。之后再接再厉，康复医学科获得了2017年浦东新区重点薄弱学科、2018年浦东新区国家中医药发展综合改革试验区"中西医结合四级康复体系构建及推广"、2019年"中西医结合康复区域医联体管理模式探索"等建设项目，提交了令社会满意的答卷；2021年又获得艾力比"最佳临床型专科"、"中国中医优秀管理案例—医康融合诊疗模式构建与推广"。

　　在区域联动上，基于以上学科发展成果，七院作为区域医疗中心，纵向辐射下属高桥、高东、高行、凌桥、浦兴、曹路、沪东7家社区服务中心，通过建设合作平台、设立各项保障机制，促进了医联体范围内的康复定点支援、双向转诊、远程指导等工作，实实在在地提升了区域内康复服务能力，显著提高了康复医疗服务水平，切实改善了老百姓的医疗和生活质量。

　　在对外拓展合作上，2014年6月起与浦东新区残联合作，成为浦东新区残疾人康复辅具中心，为辖区内的残疾人提供辅具评估、适配等工作；设立阳光宝宝服务点，提供优质儿童康复服务；与区政府共同建设智慧公共服务平台，可以远程为残疾人提供专业康复咨询。

在行业引领上，康复学科积极探索、用于尝试、善于总结，将成果与国内行业同道分享。

经过十年时间的打造，七院康复医学中心获得了一定的成绩，在接下来的日子里，我们将继续努力、砥砺前行，将继续以神经康复和骨伤康复为业务主攻方向扩大临床业务能力；以神经康复、骨伤康复、ICU康复、烧伤康复、儿童康复重点病种研究为切入点，完善三级医院康复MDT运行模式；以心脏康复为业务主攻方向开展临床研究，制定心脏疾病的中西医结合康复诊疗规范和临床路径；加强院校合作，开展康复治疗学整建制教学成为康复医学人才培养基地；联合上海中医药大学康复研究生培养，开展各个亚专科的临床及机制研究；在临床研究的基础上，以优势病种为突破口，开展中西医结合康复治疗机制的基础性研究；通过"引进来、走出去"的方式，打造一支集专科康复医师、治疗师、专科康复护士、心理咨询师、社会工作者以及康复工程师的专科康复团队；以信息化平台为支撑，借助远程诊疗系统，形成医院康复—社区康复—家庭康复；创建国家中医药管理局重点专科。

2017年开始，时任中国康复医学会会长方国恩每年来医院考察"大康复"的进展情况，我每年都要准备相应的材料进行汇报，总结过去一年的工作成果，以及工作模式的不断完善，尤其是从管理上、从理论上对这种不同于其他医院的工作模式进行阐述。方会长给予充分的肯定，并且提出了宝贵的建议。每次汇报之后，王院长都会组织我们核心团队讨论学科发展方式，并从医院管理者的角度提出更高的要求。这期间将大康复归纳为"三全""三大"，即全院康复、全程康复和全面康复，以及学科内涵大、组织框架大、服务范围大。

基于大康复实践模式的不断完善，康复医学会领导鼓励我院申请大康复工作委员会，促进全国康复临床工作的开展。在申请的过程中，总会领导建议将"大康复"明确为"医康融合"。

医康融合是将狭义康复治疗中的PT、OT、ST、康复心理、理疗等治疗思路和方法整合于患者一体，针对其目前功能障碍和疾病过程整合医疗资源，以实现医疗效果的最大化。广义的医康融合在于将有关健康的各类主要或辅助治疗方法整合，并对狭义的康复治疗进行思路指导和临床实践的补充。在康复与临床医学融合的实施过程中狭广并施，不但可以单独抽取某类康复医学理论整合应用于一位患者的治疗，更可以将具有多学科诊疗思想的康复医学理论再次升华，系统地服务患者，真正实践"生物—心理—社会"的理想医学模式。

2021年7月23日，来自全国20多个省级地区的康复医疗领域的领导、专家、学者近百人齐聚美丽的上海，共同见证中国康复医学会医康融合工作委员会的成立，院长王杰宁教授当选为第一届委员会主任委员，我当选为秘书长，开始组织管理学会活动。

工作委员会成立对于七院是具有历史意义的，也是医院第一个国家级的主委。王杰宁主任委员在成立大会上作了表态发言，他表示一定尽职尽责，不辱使命，在中国康复医学会的领导下，与新当选的各位同道一起，凝聚和带领全体委员，共同努力，扎实做好医康融合各项工作，加快推动康复医学与临床医学紧密融合的发展步伐，为我国康复医学事业增光添彩。

从此，我与七院同道一起致力于医康融合模式的探索和全国的推广，在王院长的带领下书写七院康复学科发展的新篇章。

吴绪波，上海市第七人民医院康复医学中心主任、康复医学科主任

# 十 年 之 约

雷 鸣

2012年到2022年的十年，是上海市第七人民医院转型发展的关键十年，是奋起直追的十年，也是医院各学科创新整合发展的十年。

回望过去，我的整个医学生涯大半都与七院息息相关，自己带领学科团队的发展也成了七院发展的浅略缩影。2012年作为二甲医院开启了转型发展之路，而我带领下的医疗救治团队也成为七院发展中的"一砖一瓦"。这一年，七院为尽快转型为三级中西医结合医院，掀起了"西学中"热潮，逐渐在医院形成了浓厚的中医氛围，而我作为地地道道的西医发挥着模范带头作用，秉持"归零"心态，带领科室成员深入学习中医辨证施治的临床思维，尤其注重中医经典理论学习，而不仅仅学中医一方一药的招式套路，推动了中医人才队伍的培养建设，也为我成为国医大师传承弟子奠定了基础。

2013年注定是难忘的一年。历经一年时间，在王杰宁院长的带领下，全院各科室、职能部门凝心聚力、众志成城、全力以赴，不断加强科室管理，不断提高自身的临床能力和理论水平，不断完善现有的技术技能，"白加黑""5+2""加班加点"，最终完成了"一年创三"这个似乎不太可能完成的任务，"三级甲等中西医结合医院"是对每一个七院人最大的肯定，也令每一个七院人无限自豪与感动，让七院逐渐成为一个让所有人惊喜的名字。

"一份工作，如果干了不到十年，可以称之为工作；如果干了十年以上，可以称之为事业；如果干了二十年以上，便可以称之为人生。"我认为，医学恰恰是这样一个需要不断学习、终身学习，并值得为之付出一生的事业。在2014年与香港医院呼吸康复治疗师的共同查房、交流学习过程中，进一步拓宽了思路，增强了我对重症康复治疗的认识，也看到了重症康复的美好前景。我曾在朋友圈中写道："希望能在院领导的大力支持下，依托医院平台，加强与国内外重症康复医师们的学习和交流，密切合作，希望在不远的将来能够形成一支由ICU医生和护士，以及康复治疗师联合组成的重症康复治疗团队，形成具有康复医学特色中西医结合医院，更好地为患者服务。"

再一次承接医院"大智慧、大健康、大康复"的医院发展理念，这个愿望也在今年成功实现。在医院的支持下，我带领团队建立起了一支具有重症及康复领域专家、康复治疗师、中医治疗师、重症监护经验的护理团队等在内的重症康复病房。从"西学中"到"重症康复"我似乎总是幸运的踩在了医院发展战略的关键点，这不仅仅是幸运，更是因为医院创造了更多的机会。

回顾过去十年，我认为"机会"或许是最具代表性的一个词，医院提供机会，而自己也努力做到了抓住机会、创造机会。

个人的发展离不开团队的力量，也得益于医院完备的人才培养体系和"庸者下、平者让、能者上"的用人原则，这十年经历了团队人员、技术、设备从无到有、从有到优的不断发展变化，科室也涌现出越来越多年轻优秀的人才，逐渐形成一支医教研全面发展的人才队伍。从床旁血液净化、PICCO、人工肝血液净化、体外膜肺氧合技术（ECMO）等新技术的学习和应用；到硕士研究生导师、博士研究生导师人员的不断增长，个人荣获上海市卫生系统先进工作者及上海中医药大学优秀科主任、优秀研究生导师，并带领团队荣获上海市卫生系统先进集体、上海中医药大学优秀教学团队；再到上海市浦东新区高原学科、重点学科、"国自然"立项、科技奖获得等，都离不开七院和团队每一个人的努力。

此外，在前期创伤急救患者的抢救中，我意识到，多学科交叉、科室之间的强强联合比单枪匹马更重要，是医院建设必不可少的一环。在医院领导们的支持鼓励下，为响应医院三大中心建设，我们成功建立了以重症医学为支撑平台，急诊、介入、胸外科、神经外科等多学科通力合作急救创伤中心，为严重创伤患者打通了绿色生命通道，并建立了规范化的MDT模式，各学科的医生可以第一时间碰面，快出抢救方案，并全程跟踪患者的治疗及康复情况，以便及时更改方案，充分发挥学科间的优势互补作用，解决了单一学科难以解决的问题，创造了一个又一个生命救治的奇迹。

"患者信赖、员工幸福、社会责任"是七院的宗旨，"德仁术精"是医院的院训，而这都深深地印刻在了每一个七院人身上，回想过去十年，感恩于七院给予自己和团队发展的机会，相信七院的未来会更加美好，期待与七院的下一个"十年之约"。

雷鸣，上海市第七人民医院急救创伤中心主任兼重症医学科主任

# 我的中西医结合之路

李晓华

    时光回到2014年的春天，我在上海市第七人民医院与中医相识、相聚，开启了"西学中"及中西医结合探索之路。

    初识中医，就为她的魅力而着迷，从此结下了不解之缘。中医不同于西医，她是文化医学，蕴含着我们东方的传统文化。中医以整体观念为主导思想，以脏腑经络为生理病理基础，以辨证论治为诊疗特点，是研究人体生命、健康、疾病的科学。她所蕴含着的哲学思想，启迪着我们的智慧；她所蕴含着的文化，是中华民族千年来的精神家园。

    学习中医，为我开启了文化之门和智慧之门。而此时的我，正困惑于日益进阶的现代医药不能改善所有症状，各种检测指标的正常也不等同于健康之时。与中医的相遇，让我茅塞顿开：人的健康必须面对自然科学与社会科学两个层面，而中医学正具有自然科学与社会科学的双重性。中医学所主张的整体观与平衡观也特别有益于我们做好慢性病的诊疗与管理。作为医者，我们需不断利用科学和仁术帮助患者在不同状态下达到天人合一、阴阳平衡的状态。

## 中西医结合路在何方？路在脚下

    西学中，不是简单的理论学习，更需要我们付诸实践。而我所在的七院，是一所年轻的中西医结合医院，2012年，正式开始由西医转型，2013年晋级三甲中西医结合医院，2015年成为上海中医药大学附属医院。我有幸伴随并见证了转型发展的近十年。

    初始阶段，西医转型向中西医结合发展，着实也遇到了不少的困难和阻力。医院领导班子在整个过程中发挥着重要作用，带领全院医护人员不畏困难，坚定不移地推进全院医护人员学习中医。一时间，门诊、病房增加了不少中医设备，中医文化宣传也随处可见。医生忙着记忆中药方剂，书写中医病史，护士为了中医操作也是尽职尽责，中医氛围及文化在医院日渐浓厚与成熟起来。

    但慢慢地，我又开始迷茫，感到仅停留在这个层面的中西医简单叠加是远远不够的，我们必须追寻追问为什么？两种不同文化，不同理论的医学体系是否可以结合，又当如何结合？迈入中西医结合的大门，我才知道存在许多悬而未决的问题，没有现成的路可以走。路在何方？路只能在我们自己的脚下。在此，要感谢浦东新区，感谢七院领导，在探索中西医结合的道路上，提供了广阔而又开放的平台。浦东中医高峰学科为我们提供了政策及有力的经费支持。我们成立了名中医工作室，拜师于王文健。王文健是上海市名中医，我国第一位中西医结合的博士研究生。王老师悉心指导，将他多年在中西医两种理论比较的研究成果悉数传授，尤其是他在代谢综合征方面的经验，让我们深获其益。王老师认为脾虚不化导致郁热、湿浊和瘀血的积聚，是代谢综合征的中医病因、病机，由于其符合中医正虚导致病邪积聚的聚证特点，因此创立了益气化聚的治法和相应的方药，临床上治疗代谢综合征的患者，体重、血糖、血脂、脂肪肝、炎症反应都获得了明显的改善。我们传承王老师学术思想，将益气化聚理论结合现代医学，可进一步提高糖尿病的缓解率，目前已经成为科室的优势病种诊疗方案。另外我们针对糖尿病患者麻木刺痛等常见的临床症状，创立了活血通络方，利用离子定向导入的方法，有效改善痹症患者的症状，获得国家发明专利及上海市科委课题的支持。我们边实践，边总结，每年优化，逐步形成了多个具有鲜明特色的七院中西医诊疗方案。目前科室已成为上海市中医培育专科、浦东新区中医高峰学科、浦东新区特色专科、长三角中医及中西医结合内分泌专科联盟成员单位，荣获艾力彼中国中医医院最佳临床型专科。我们在中西医结合的道路上奋力前行！

临床应用及实践是验证中西医结合是否有效的必经之路，但并不止于此。梁启超先生曾言"中医无人能以其愈病之理喻人"，认为当务之急是"将古书晦涩之医理诠释明白，使尽人可喻"，也就是用现代科学语言来阐述中医的医理。我深深认同梁先生的观点，面对中医药的宝库，我们有责任让不同文化背景的人了解和接纳，从而走向世界。于是，围绕中药在改善糖脂代谢疾病这一领域，我们开展了大量中药有效成分及单体的科学研究，发现多个中药单体具有改善肥胖或胰岛细胞功能的作用，并对作用机制进行了探讨，相关成果以论文形式发表于国际有影响力的杂志，同时获得国自然课题的资助，以及国家级和上海市级的科技奖项。科室也一跃成为艾力彼中国中医医院最佳研究型专科。

## 心怀热爱，奔赴中西医结合之未来

虽说中医易学难精，但因为热爱，相信终将成就。十年磨一剑，从最初的浅学初试，到如今的特色优势，我们既守正传承，也不忘探索创新，肥胖及糖尿病的中西医防治及机制研究始终是我们为之努力的方向。

作为科室管理者，深知人才是发展的持久动力。我们的中西医团队日益壮大且富有朝气，已细分为基础学组和临床学组两个团队。在职医生中4位博士，均承担了国家级课题，文章影响力也是年年攀新高。名中医传承工作室也人才济济。近几年，科室共培养了9名中西医结合硕士研究生，2022年开始招收博士研究生。桃李不言，下自成蹊，优秀毕业生、优秀研究生导师、上海市优秀住培带教老师的荣誉也纷至沓来。诲人不倦，不问东西，只为中西医结合薪火相传。

弹指一挥十年间，七院在中西医结合的道路上高速发展。中西医之大同及优势互补，启迪智慧，开阔视野，引领创新。我愿坚定不移深耕于中西医结合领域，心怀热爱，奔赴未来。而中西医之于七院，如添两翼，振翅高飞，相信进入转型发展的第二个十年，必宏图大展！

李晓华，上海市第七人民医院内分泌科主任

# 勇担使命破难题　逆风飞翔谱新章

徐　顺

过去十年是上海市第七人民医院飞速发展的十年，特别是成功转型升级为三级甲等中西医结合医院、成为上海中医药大学附属医院，极大地鼓舞着全院职工。医院搭平台，给了我们发展的良机。非常幸运，十年间通过不懈努力，我由一名烧伤整形科普通主治医师成长为皮肤美容与烧伤医学部执行主任，副主任医师，上海中医药大学硕士研究生导师，上海市医师协会烧伤外科分会副会长，上海市杰出专科医师。

## 打造康复特色并转型中西医结合专科

我在七院入职后首先进入瘢痕科参与瘢痕临床工作，之后转入烧伤整形科参与各种烧烫伤，特别是烧伤危重症的工作。我曾在解放军89医院进修学习过显微手外科和创伤骨科，入选过浦东新区中青年医疗业务骨干培养计划。虽然多年的临床工作打下了较为扎实的医疗基础，但是在科研、教学、中医、康复等方面还是处于空白。"十二五"伊始，医院面临转型"升三"，怀着对中医的浓厚兴趣，我于第一批报名参加"西学中"培训并顺利毕业。为了更深入地学习中医，服务于临床，2012年8月我通过申请有幸入选了上海中医药大学名老中医唐汉钧工作室三期建设继承人，此后开始了每周一次跟师抄方学习的历程。由于路途遥远，来回至少需要4小时，唐老师还对我降低了要求，有空就来，迟到没关系。虽然唐老师大部分门诊病例和烧烫伤没有关联，但是中医都是相通的，完全可以用，于是我乐此不疲，积极探索博大精深的中医理论。学海无涯，我这一学就坚持了5年，让我收获满满，跟师笔记有厚厚的两大本，这些理论知识的积累无疑成为我宝贵的财富。现如今我能够独立辨证开方，真正做到学以致用。在此特别感谢院领导的支持，让我在2016年4月医院开展的中医传承工作会议上能如愿以偿正式拜师唐汉钧老先生，名正言顺地成了唐老师的徒弟。

2013年5月，我作为科室负责人带领科室团队进行日常医疗工作。期间在唐老师的指导下，积极开展中西医结合治疗烧伤的临床研究，制订了烧烫伤优势病种中西医结合诊疗方案，烧烫伤围手术期中西医结合诊疗方案及水火烫伤病（烧伤）中医临床路径并定期总结、评估及优化。治疗过程中想患者所想，积极采用早期救治与康复一体化的治疗模式，将烧伤早期救治、烧伤整形和烧伤康复融为一体，为患者能更好地回归社会创造条件。2014年我主持上海市中医、中西医结合临床重点扶持项目"水火烫伤病（烧伤）的中医药治疗"学科项目建设，为进一步开展烧伤的中医药研究奠定了基础。研究期间创新性将疮疡中医外治方法（中药浸浴、中药涂擦、中药溻渍、中药熏洗）移植于烧伤创面，在科室吴志宏主任应用冬菊洗液基础上，开发了数个院内协定方制剂，如虎黄洗剂、烧伤长皮油膏、烧伤镇痛油、烧伤脱痂油膏、糖足外洗方、窦道冲洗方等。通过科研经费购置了中药熏蒸机，用虎黄洗剂对烧伤创面进行熏蒸治疗。开创了烧烫伤创面常规烧伤换药前，予以冬菊洗液浸浴、溻渍、涂擦及虎黄洗剂熏蒸的特色中医药治疗预处理，这一模式减轻了患者换药疼痛，缩短了创面愈合时间，得到了患者的一致好评。2017年获得浦东新区重要薄弱学科建设项目"中医外科学"，该项目为进一步加强科室中医内涵奠定了基础。通过科内成员的不断努力，经过多年的中医药建设，2021年出院者应用中药饮片治疗的比例92.9%，出院者中医非药物治疗比例98.2%，门诊草药处方比例52.2%，门诊中医非药物治疗比例60%，科室中医内涵得到显著提升并顺势成功转型为中西医结合专科。2018年我又主持了上海市中西医临床协作试点建设项目水火烫伤病（烧伤），结合临床加强与瑞金医院烧伤整形科的中西医协同，如很多大面积烧伤后期残余创面难愈的患者转入我科继续康复治疗，发挥了烧伤残余创面中医药特色治疗及烧伤康复治疗，获得了上海瑞金医院专家教授的认可，做到了人无我有，形成了我们科自有的特色，扩大了学术影响力。多年的医疗技术和特色经验的积累使科室临床救治能力显著提高，期间我主持开展创面修复新技术、新项目多项如烧伤创面Meek微型皮片移植技术、烧伤早期吸入性损伤救治技术、烧伤康复治疗技术，深度烧伤创面中医药院内制剂修复特色技术等均取得了良好疗效。尽管每年医疗临床工作繁重，但我依然多次带领团队成功救治成批危重烧伤患者，社会影响力得到了进一步提升。

## 审时度势、顺势而为，主持开设瘢痕中西医特色专病门诊

随着城市的发展，人民生活水平的提高，大家社会安全意识的不断加强，烧伤患者数量日趋减少。想要在烧伤这个老树上发新芽，就要不断拓展病种，创新转型发展。有了这样的危机意识，我开始主动寻找机会。通过一次偶然的学术会议，我发现国内知名整形专家正在开展瘢痕的光电治疗，并取得了很好的效果。为了佐证这一成效的可靠性，我广泛地阅读大量的国外专业期刊，得知瘢痕的光电治疗效果已经证实，由此敏锐感觉到瘢痕的光电治疗必将成为今后的主流治疗模式。2016年

底在王杰宁院长的大力支持下，购置了最先进的激光设备，我卸下包袱，全力以赴主持开设了瘢痕专病门诊，使我科成为继上海市第九人民医院、上海长海医院之后第三家能开展先进瘢痕光电治疗的烧伤整形科，造福了大量的瘢痕患者。同时我还积极开展新技术新项目如：瘢痕Recell细胞再生技术，瘢痕美容修整术，瘢痕内药物注射消融术，瘢痕刺络拔罐术，瘢痕中药熏蒸等。先进的技术留住了患者，更扩大了科室的地区影响力。

## 组建皮肤美容与烧伤医学部，开设医学美容门诊与急创美容缝合门诊

开设医美门诊的初衷是为了打造特色鲜明的公立"七院医美"，填补地区医美真空，满足人民群众对美好生活的需求，更好地服务于人民。作为浦东北片唯一公立医美专科，通过前期媒体宣传、走访、现场讲座等，让百姓慢慢了解接受，专科业务量随即呈现爆发式逐年递增。业务范围涵盖面部年轻化皮肤激光美容、微整形注射美容、手术整形美容、中医美容等；全身皮肤痣和浅表肿块切除美容缝合和颜面部的急诊美容缝合。在工作过程中，我切身感受到了自己医美技术的短板，并即刻于2019年去中山医院整形外科进修学习，回来后开设了医学美容专家门诊。放手一搏，学以致用，现如今也俘获了很多粉丝。俗话说得好"学习使人进步"，我先后于2019年获得了药物GCP培训证书；2021年获得了国家卫健委创面修复（科主任）专项能力培训证书；2022年获得了上海市康复诊疗规范化培训证书。

临床工作离不开科研教学，我于2014年被医院聘为骨干教师。由于工作突出，受到了院领导的肯定，2018年度被评为院级优秀带教老师。2020年成为上海中医药大学硕士生导师，参与预防医学本科生教学授课，我目前学术任职担任全国常委2项、全国委员10项、上海市委员8项。平时我积极参加本专业各级别学术活动，主持举办国家级、市区级继续教育项目7次，在各级别会议上做大会报告25次。并不断加强对外联络交流，参与了兄弟医院创面修复及瘢痕修复患者院外会诊10余次。通过市内专科同行的交流，使我院烧伤整形科于2019年成为瑞金医院烧伤专科全国医疗联合体首批成员单位。2021年成为国家中医药管理局（华东）区域中医外科诊疗中心、长三角外科专科联盟、长三角创面修复专科联盟、上海市中医外科专科联盟成员单位。2022年成为上海市创面修复研究中心第七人民医院临床基地。现如今不管是在治疗烧烫伤，还是糖足、皮肤溃疡等慢性创面；不管是西医领域还是中医领域，我院烧伤整形科在上海市都具有一定的地位。学科整体实力得以提升，获得2021年浦东新区中医品牌专科倍增计划（烧伤整形创面修复中医专科），高峰高原特色学科（烧伤整形创面修复学科）。同时学科的发展得到了院领导的肯定，十年间我曾多次被评为先进工作者，并记功一次，2020年度因工作认真，表现优异，获得

了院内至高荣誉院长奖——贡献奖。多年的工作，也获得了上海市烧伤专家前辈及同仁的认可，我先后于2018年荣获上海医师协会第二届"仁心医者·上海市杰出专科医师"提名奖，2020年荣获上海医师协会第三届"仁心医者·上海市杰出专科医师奖"。十年期间我主持科研项目市级课题2项，区级课题3项，区级人才项目1项。荣获浦东新区科技进步奖三等奖1项，国家专利5项；主编专著2部，参编3部。以第一作者或者通信作者发表核心期刊论文12篇，其中SCI论义4篇。2022年指导科内年轻医生荣获"国自然"青年基金项目1项，实现了科室"国自然"的零突破。

平时我还积极参加社会科普工作，如参加了三八节义诊，曹路镇大型健康咨询，科室媒体宣传工作，参编医学会科普专著，在医院官网开设"偷偷变美"系列推义，抖音"钱太变美记"系列视频，参加了海上名医直播、X诊所直播及东上海之声《智慧立方体》直播，在阿基米德、今日头条、东方网等新媒体发表科普文章。

虽然过去十年的努力发展，硕果累累，但成绩始终代表过去，今后我将再接再厉，砥砺前行，抓住机遇，再创佳绩。

徐顺，烧伤整形科主任，浦东新区优秀学科带头人

# 人才都是被"逼"出来的

周　颖

时光荏苒，白驹过隙，回首人生最美的20年，如果说前十年是初入医海的青涩十年，那这十年，是与上海市第七人民医院共同转型、成长、奋进的十年，回首过往，心怀感恩，满怀希冀。

2000年，新世纪的开始，我和一群小伙伴踏入了七院，那时的我们，循规蹈矩、不紧不慢地进行着日常的学习和工作，没有太多的压力，也没有强烈的渴望，"小富即安"似乎是那时最形象的生活和工作状态。

十年后，医院迎来了转型发展的契机，我们经历了"5+2，白加黑"，从对中医一无所知的"小白"，到参加西学中培训，跟师学习，背诵经典。终于，所有的努力、付出和泪水汗水都有所成就，2013年，医院从二级甲等一跃成为中西医结合三级甲等医院，其后又成为上海中医药大学附属医院。

经历了医院的转型，也让我开始重新思考"我有什么""我能做什么""我可以成为什么"……

作为一名"70后"本科毕业生，其实也代表了从前七院很大一部分本科毕业的临床医生，科研、论文和课题，对于我们来说似乎很陌生也很遥远。这其中，我也经历了很长一段时间的迷茫和探索。从开始的一无所知，不知该从何下手，到绞尽脑汁地去完成一篇稚嫩的论文，拼凑一份格式凌乱的课题标书，一次次地失败、一次次地又重新开始，可以说，前十年，都在"屡战屡败，屡败屡战"中度过。医院的转型升级为我们提供了更好的发展和上升平台，而我那"失败"的十年，终于在2012年也出现了转机。

那一年，王杰宁院长在科研会议上的一句"人才都是被逼出来"让我准备不畏失败再尝试一下，于是我申报参加了浦东新区卫生系统优秀青年医学人才培养计划的遴选。院领导、科研处请了院内外知名专家进行点评、提意见、出点子。我一次次改标书、改PPT，练习汇报技巧，细到英语发音、汇报时长，而王杰宁院长更是在我们汇报当天亲自坐镇。一切的努力没有白费，在入选"优青"后，我又迎来了工作中的重要挑战。2013年，作为一名主治医师，我被任命为消化科副主任，除了要做好本职工作外，还要协助主任做好管理工作，更要学会中医药在胃肠道疾病中的运用。我通过院部每月的培训学习、后备人才的职能部门挂职锻炼、上海长海医院的内镜进修学习、台湾秀传医院的短训班等等不断提升自己的管理和医疗能力。短短几年间，消化科的临床业务量逐渐提升、各种新技术不断引进开展、医疗及服务质量大大改善、科研及教学水平也日益提高、各种软硬件设施也在不断更新着。

　　七院在日新月异地发展壮大，而我们作为其中的一员，激动着、振奋着、努力着，同时也在各种机遇面前接受着考验。"人生，从外打破是压力，从内打破是成长"，当我们克服惰性，天道酬勤，成功总会眷顾努力过的、有准备的人，我也一步步与科室、医院共同成长，先后完成了副高职称的晋升，取得了上海中医药大学硕士生导师的资格，入选七院"北斗星"和浦东新区"学科带头人"培养项目，取得了市卫健委课题的立项。2018年起开始先后担任消化科主任兼胃肠疾病诊疗部副主任，我又面临着在提升自身医教研水平的同时，如何带动整个消化科，乃至胃肠疾病诊疗部发展的重任。尤其是胃肠疾病诊疗部的成立，因为涵盖了临床、医技、中医、西医、内科、外科，人员构成复杂、绩效方案各不相同，也没有类似的模式可供借鉴，在院部的推动帮助下，从最初的一团散沙到现在的团结奋进，胃肠疾病诊疗部也在逐步打造自身的诊疗优势和品牌，学科水平不断提升，年轻医生在诊疗部平台内也有了更多的学习和施展才华的机会，医教研水平、中医康复内涵不断提升，学科历史性的连续取得国自然基金项目立项，取得市级人才项目。而我也与团队共同成长，完成了主任医师的晋升，并入选"七院工匠"，在消化内镜诊治领域建立了良好的声誉口碑。

　　我的青春不曾遗憾。这十年，我和七院共成长，我见证了其崛起发展；而未来十年，我也将和一群朝气蓬勃、积极向上的年轻人迎来他们的十年，见证七院新的辉煌！

　　　　　　周颖，上海市第七人民医院胃肠疾病诊疗部主任兼消化内科主任

# 我与七院的十年风雨历程

李四波

回望过去十年的发展，在党的领导下，我国医务人员努力建设一流的医疗机构、医疗体系，完善了医疗保障制度，健全了医疗服务体系，改善了综合医疗水平。

我自2006年到上海市第七人民医院工作以来，不知不觉已经陪伴七院度过了十六个春夏秋冬。自身也由初出茅庐的青涩住院医师成长为骨科主任医师，回忆过往的历程不禁感慨万千。

在王杰宁院长的带领下，七院由纯西医的二级综合医院转型为三级甲等中西医结合医院，并成为上海中医药大学附属医院，为了实现医院更好地转型，医院开设了"西学中"课程，并开展院内第一批人才培养，给予院内年轻西医进一步深造的机会，我非常幸运地入选第一批人才培养梯队。之后为了深造医术，我又前往华西医院进修学习脊柱外科。

2014年在医院及科室的支持下，我获得了在第二军医大学附属长征医院攻读脊柱外科博士的机会，随着自己的能力不断提升，也获得了医院领导的认可。自2019年骨伤诊疗部分为脊柱外科、创伤骨科、关节外科三个亚专科后，我成为脊柱外科负责人，并在2020年成为七院骨伤科教研室主任、党支部书记。

在七院十余年的工作中，我见证了医院的蓬勃发展与质的飞跃。这十年中七院始终秉承"做强西医，做浓中医，做实中西结合"的理念，一步步探索七院特色发展道路，最终以从治病为中心向以人民健康为中心的角度考虑，融入康复理念，明确了"大健康、大智慧、大康复"的三大发展方向，制订"中西结合、医康融合"发展方针。并从医疗水平、医疗服务、医疗质量等方面入手，提升全院医务人员的职业素养，营造医者仁心的医院风气，不断提升医学治疗水平，不断强化医疗康复能力，强化医疗和服务社会的能力。创新医疗服务水平，精细医务治疗技术，在医疗领域不断前进，乘风破浪，披荆斩棘，开创七院高质量发展之路。

自成为脊柱外科负责人以来，我积极率领科室为医院的发展贡献力量。在王院长的领导下，在个人和全科成员的努力下，科室在医疗、科研、人才、教学方面都产生巨大的变化。

在医疗方面，我极为重视医术的提升。平时工作休息都会花时间钻研医术，提升个人医学知识储备，丰富自身医学理念，吸纳前沿医学思想和医学技术。随着科室的不断发展，医疗水平不断提高，个人医术也水涨船高。十年前科室仅能医治一些简单的创伤、骨折等问题，面对一些较为复杂的手术时，往往束手无策。经过十年的沉淀和发展，从简单创伤至复杂创伤，再到脊柱、关节、运动医学等各类骨伤问题，科室均能有效诊治。同时，对于一些高精度的手术，如脊柱矫形、脊柱肿瘤、脊柱感染、复杂的关节置换、韧带肩袖的损伤重建等，我科也均能成功开展。在这十年的努力发展中，科室医疗团队不断壮大及完善，最终制定了骨伤诊疗为一体，脊柱、创伤、关节、骨伤康复四个亚专科全面发展的路线，推动科室医疗服务范围进一步扩大化，使得科室综合医疗水平更加精细化、专业化，科室医疗能力、医疗康复率不断提升，获得了众多患者的认可，本科室也成为上海市优势专科。

在科研方面，我牢记科学研究的重要性。在忙于科室工作的同时，我也一直重视医学学术研究，定期组织科室内业务学习讨论，开展医疗问题研究，不断强化理论结合实践，确保医术、科研同步。在脊柱外科、关节外科、创伤骨科等亚专科的共同努力下，整个大骨科确定了"中西结合、医康融和"的阶梯化诊疗方式，创立腰突症、膝骨关节炎、老年肌少症患者髋部损伤三大专科优势病种，以中医药融入分子生物学的形式，针对三大优势病种制订相关的临床及基础研究，创新医疗手段，完善诊疗方案。

在教学方面，科室极为重视规培生、研究生、留学生、实习生的临床带教工作。科室针对临床教学工作，采取了医学理论结合临床实践的方法，通过理论教育帮助学生树立医学理念和医疗思路，通过临床实践给学生讲解医疗方法、注意事项等。为了更好地帮助规培生、研究生、留学生、实习生成长进步，科室开设了骨伤科教研室，由一些资深医师"一带一"帮扶。通过多媒体软件开展理论学习，利用实际治疗案例，给学生进行案例分析、问题分析，加深学生对医疗理论知识的理解。有时在开展部分骨科手术时，会让学生在旁观摩，增加学生的临床经验，强化学生对理论知识的理解，同时也会用一些模型，指导学生模拟具体操作，考核学生学习情况。科室教学团队屡次获评优秀教师团队，培养了老中青三代优秀教学梯队，探索出了新的教学方法和教学模式。

在人才方面，我深知人才培养的重要性。随着"健康中国"战略的提出，我国医疗标准要求也进一步提高。为了提高科室的综合水平，自任职脊柱外科负责人以来，我一直高度重视科室医生队伍建设。根据医院的发展理念，积极落实科室的中医、西医、康复医生结合的复合型人才梯队建设，多次组织科室人员进行医学理论学习和学历深造，经过多年的努力，也取得了不错的成果。目前科室医生的学历水平较十年前显著提升，中高级职称人数也有所增加。并且科室内已培养了一批平均年龄40岁左右的中年骨干医生队伍，肩负起科室的主要医疗工作。这批人有着丰富的医学理论知识，有着十余年的临床医治经验，且精力充沛，接受新理念、新知识的能力较强，他们是科室的中流砥柱。

回望来时的路，感慨无限。我不后悔选择医生这一条职业道路，我将秉承着从医初心，以高度的责任心和强烈的使命感投身于新时代医疗事业发展中，与七院同舟共济，在新时代发展中开创新的未来，为医疗事业的发展贡献出自己的一份力量！

李四波，上海市第七人民医院骨伤科主任

# 岐黄奥妙，勤学不倦

张晓丹

多年以后，等我快退休时，我将会回想起初来到上海市第七人民医院的那个炎热的下午。

那是2008年的夏天，奥运会正在北京如火如荼举行，我从上海中医药大学硕士研究生毕业，怀揣着济世救人的理想和初入单位的不安，踏进了七院的大门，进入了3号楼。中医科在3号楼的3楼，医生办公室的窗户正对着门诊楼，前面种着几棵树，刚来时还是小树，十几年过去了，小树越长越高，高到开窗伸手就可以够到了。小树长成了大树，而我也在不知不觉中成长为一名年轻的老中医。

回想当初填高考志愿时的自己，以为做中医医生就如影视剧里的那样，上午采草药，下午坐堂搭脉看病，晚上看书学习。结果现实是不论学的是中医还是西医，医学生都是最苦的大学生。最近医务处处长金珠一直让我们讲讲"中医之美"，老实说，在学生时代，中医带给我的是无穷尽的背书做题，夜熬了不少，美却没见到过。真正感受到中医之美、医学之美，还是在进了七院真正从事临床实践工作以后：虽然也有过费心救治仍挽回不了生命的遗憾，但当家属都已经放弃的患者转危为安时；当因患痼疾辗转求医的患者在自己手上治愈时；当患者拎着自己种的还沾着泥土的蔬菜来感谢时；当耄耋老人经治疗还可以和我们共庆百岁生日时，就是这些时刻，让我对从事医学这份职业有了极大的成就感。

七院转型发展的十年，更是锤炼了我从医的信念、夯实了业务、磨炼了意志。

2020年春节我随着500人的上海第八批援鄂医疗队进驻了武汉江夏区的雷神山医院，最终我们取得了武汉抗疫的胜利。其中发生过许多感人的事迹，而最让我感动一件事，是在一年后，我们七院医疗队曾经救治过的一名新冠肺炎患者从武汉寄来了一大箱的橘子，说她记得我们是来自上海市第七人民医院，她记得我的名字。当时在雷神山普通病房的患者们，虽然新冠肺炎病情已被控制，但是受长时间对疾病的恐惧、与家人的分离影响，很多人都有了不同程度的心悸、失眠、口疮、焦虑等情绪障碍的症状。一方面我们根据病情及舌脉，量体裁衣、辨证论治，使用中医药治疗；一方面我们安排几个医生加了微信，在下班后继续通过微信与他们聊天宽慰，缓解他们紧张的情绪。这位送橘子的患者就是当时我加了微信聊天安慰过的，没想到她一直记着，她说她永远记得上海人民对她的帮助。那时正值樱花盛开时节，有一位患者感慨很久没有看过外面的风景了，我们有位医生就拍了驻地外的樱花树，通过微信发给她，她回复："来年来武汉啃周黑鸭。"感动是相互的，我们治愈了他们，而他们也让我们收获了温暖，让我坚定了将治病救人作为终身事业的决心。

　　从医十四载，初窥岐黄奥妙，冀勤学不倦、上下求索、悬壶济世，不求闻达于世，但求不忘初心。

　　　　　　　　　　　　张晓丹，上海市第七人民医院传统医学示范中心主任

# 一个西医人对中医的感悟

路建饶

西医好还是中医好？很多人都问我这个问题。其实不同的人处在不同的阶段和不同的情况会有不同的答案。

西医学是现代医学，注重微观分析，更多的是依靠现代技术和知识；中医学是传统医学，注重宏观整体，更多的是依靠传承和经验积累。对人体的认识上，西医学认为人体是各组织器官组合而成的，整体等于部分之和；中医学认为人体是一个有机整体，任何组织器官都不能脱离整体存在，整体大于部分之和。在诊断上，西医学重视局部改变，强调实验室指标变化，突出机器的作用；中医学重视整体反应，强调天时地利和人和，突出四诊合参、辨证论治。在治疗上，西医学强调对抗；中医学重视"调和"以及人体的平衡。虽然两者存在巨大的差异，但是服务的对象都是相同的患者，因此在诊疗过程中若能把两者有机结合起来，扬长避短，择优而行，不是能更好地服务患者吗？

现在有很多人片面强调西医的技术而忽视中医的优势，或者一味强调中医传承而抵触西医方法，我觉得都是不可取的，也是不理性的。中西医是由于东西方文化背景不同，在不同哲学思想和思维方法的基础上，发展成不同的医学体系，难以片面的相互认证。两种医学体系对于人类的健康都做出了重大贡献。我们应该将西医的新理念、新技术，结合中医的整体观和平衡观，提升中西医结合研究的水平。因此我认为中西医结合是中国特有的医学模式，也是最好的医疗方法。

我早年毕业于第二军医大学，是正宗的西医。从2012年开始，我所在的上海市第七人民医院，根据国家中医药综合改革试验区建设的需要转型升级，计划从二级甲等综合医院晋升为三级甲等中西医结合医院，而我所在的肾病科是在西医肾内科的基础上建立以中为主、中西医结合的科室，同时也获得了国家中医药管理局"十二五"肾病重点专科的建设项目。作为肾病科学科带头人我有幸在全国名老中医学术经验继承班指导老师、全国名老中医药专家传承工作室导师、上海市名中医叶景华教授的亲自指导下开始中医学习，这给作为西医出身的我提供了一个高起点的"西学中"机会。

作为一名西医人，由于接受医疗的教育体系不一样，起初认为中医似乎更像一种民间医学。接受过系统的现代医学教育的人，从西医的角度，用西医的方法去验证和考核中医，往往会得出片面的结论，对中医的一些理论更是持有怀疑态度。但自从在医院"创三"初期开始系统地学习中医知识，尤其是跟随叶老先生临证学习之后，对以往的中医认识有了质的变化，深刻地认识到中医的理论体系和哲学思想是非常完善的，也是非常科学的。虽然医院每年都组织"西学中"的培训班，但是远不能满足我对中医知识的渴求。为了深入掌握中医精髓，我在50岁之际，毅然重回阔别几十年的课堂，拿起中医课本，迈上"西学中"的征程，经过努力学习，不但通过了"西学中"的资质，还获得了上海中医药大学中西医结合临床博士学位。在我的示范作用下，全科人员都在不断学习，为提升学历、增加中西医结合内涵而努力。

中医认为"肾为先天之本，肾藏精、主骨生髓"，这句话的意思是肾是人出生前的根本，为一身阴阳之根本，肾藏先天之精，肾精是生命活动的基础物质，肾精能供养和调节各个脏器的功能活动所需；能养骨、生髓、补脑、并参与血液的生成，提高机体的抗病能力。肾也藏后天之精，需要后天的营养补充。肾脏健康，骨骼就强劲有力，全身各系统的功能就能发挥良好的作用。实际上，中医肾的这些主要功能已经被西医所证实了。现代医学发现肾脏是合成促红细胞生成素的场所，促红细胞生成素是促进红细胞生成的重要物质，慢性肾脏病3期以上的患者，由于该激素的缺乏，往往会出现肾性贫血。肾脏也是维生素D活化的重要器官，维生素D的活化与人体骨代谢和功能密切相关。

另外，中医认为，肾"……主水，受五脏六腑之精而藏之"。即主管人体的水液代谢，靠肾阳的气化作用，对肺、脾、膀胱等参与水液代谢起主导作用，这一观点蕴涵了西医肾脏参与水盐代谢的功能。在治疗上，中医以扶正培本、活血化瘀、清热解毒、软坚散结、利湿逐水等为治疗原则。大量文献证明，在现代医学的基础上，运用各种中草药辨病辨证组合的内服和外用方剂，包括中药单方、复方汤剂和现代各种中药剂型进行综合治疗，能增加疗效和减少毒副作用，如肾病综合征患者在应用激素治疗时，分阶段辅以中药治疗，可收到较好的疗效。

我们在临床上经常会收治肾病综合征的患者，该类疾病临床表现为大量蛋白尿、低蛋白血症、双下肢水肿和高脂血症，同时伴有乏力、食欲下降等表现，西医的治疗手段主要是寻找病因，通过化验检查和肾穿刺活检等方法明确诊断，再根据病因和病理类型选择以激素为主的免疫抑制剂等综合治疗模式。这些患者在治疗过程中水肿、蛋白尿等症状虽然能够得到较好的控制，但是容易出现乏力、口干、心烦、失眠等症状，同时在激素等免疫抑制剂撤离的过程中病情容易复发。对此，西医往往束手无策。但从中医观点看，激素的使用消耗了人体的阴液，导致了虚火上升，侵扰心神，故可出现心烦、失眠等症状，再结合患者舌红苔薄，脉细数，可辨证为阴虚，经六味地黄丸等治疗，上述问题往往会很快迎刃而解。这就是中医的神妙之处。

　　经过数十年，几代人的不断努力和探索，七院肾病科在慢性肾脏疾病临床治疗中，总结出来了自己的经验和方法——"西医辨病、中医辨证、中西医结合内服外用一体化治疗各种肾脏疾病"。首先要辨明病因和可能的诱发因素，如糖尿病肾病，应该控制血糖；药物性肾损害，应停用致病的药物；有高血压应控制血压；尽最大努力控制蛋白尿，同时采取多种有效措施，对慢性肾病进行中西医结合、内服外治一体化综合治疗，有效干预控制，延缓其进展、阻止其恶化，一旦进入终末期肾病（尿毒症），只能接受透析或肾移植为主的治疗，但可以结合中医中药预防和治疗各种透析并发症。近年来，国内一些肾病专家在中医药防治慢性肾衰方面积累了非常丰富的经验。就我们科来说，继承和发扬全国名老中医叶景华老教授的学术思想，强调在临床上辨证诊治需注意"五要"，即：首要在证候错综复杂的情况下抓住主证；二要分清主次，把握虚实先后；三要在共性中找出个性；四要注意病变的阶段性；五要全面考虑局部和整体情况。同时强调"五个结合"，即：辨证与辨病相结合；辨证论治和专方专药相结合；内治和外治相结合；中西医相结合；标本缓急和攻补兼施相结合。我们已经开发出宁神合剂、冬柏通淋合剂、肾衰系列方等治疗慢性肾病的中药制剂和协定方剂，临床疗效显著。此外，我们还发扬中医外治特色，如益气软坚中药直肠滴入技术治疗糖尿病肾病，解毒泄浊中药结肠透析技术治疗慢肾衰，红花酊外擦肾腧联合微波照射治疗慢性肾炎，中药熏蒸治疗慢肾衰伴瘙痒症，通淋粉脐疗治疗尿路感染，中药穴位注射治疗肾衰病伴不安腿综合征或瘙痒症或消渴肾病周围神经病变，耳穴治疗肾性高血压，足疗治疗血透患者严重睡眠障碍，肾衰膏脐疗、中药离子导入治疗尿路感染、慢性肾衰等，有些方法可有效地降低血肌酐、尿素氮，保护患者的残存肾功能，延缓肾衰竭进程，并能提高透析效果，改善患者的生存状态。

　　近十年来，肾病科通过对叶景华教授学术思想的学习传承、挖掘和守正创新，取得了不俗的成绩。我有幸成为上海中医药大学博士生导师和博士后导师，现任肾病科主任；为国家中医药管理局"十二五"肾病重点专科学科带头人，全国名老中医叶景华教授传承工作室负责人，中华中医药学会肾病专委会委员，华东地区肾脏病协作委员会委员，上海市中医药学会肾病专委会副主任委员，上海市中西医结合学会肾病专委会副主任委员，上海市医学会、医师协会肾脏病分会委员，上海市浦东新区医学会第一届肾内科专委会主任委员，上海市肾内科、血液净化质量控制专家委员会委员以及 Blood Purification、《中华肾脏病杂志》、《国际泌尿系统杂志》等10余种核心期刊特约审稿人或编委。2019年"糖肾方内服外用一体化治疗糖尿病肾病的系列研究"获得了第十二届上海中西医结合科学技术三等奖，2022年"慢性肾脏病进展关键致病机理及其系列方药的创立和应用"获得华夏医学科技奖，我还先后承担包括国家自然科学基金和上海市科委基金在内的各种科研课题10余项，在国内外核心期刊发表学术论文160余篇，其中SCI收录18篇；第一主编专著4部、参编4部。

从西医进入中医学习，我成为一名名副其实的中西医结合人，这些年的不断学习和运用，有关中医我总结出以下两点体会：

一是中医是科学的，是一套精密运作的体系。辨证施治是中医的核心。透过现象看本质、注重发展变化、抓主要矛盾、兼顾其他是中医的特点。相比西医的把疾病与人单独分开，中医视人为一整体，正如《内经》中记载：黄帝问"医之治病也，一病而治各不同，皆愈，何也？"，岐伯回答说："地势使然。"这说明中医自始就不是"头痛医头，脚痛医脚"的，而是把人与环境、地势、天时融为一体。

二是中药的合理组合和运用。以往对中药的顾忌在于其药物肝肾毒性，但中医用药讲究配伍，通过君臣佐使，药物相杀相用，临症加减可以起到增效减毒之功。根据患者的体质进行药物搭配，而非仅仅依赖于一味药或通过增量来解决。"是药三分毒"，脱离量效关系来评判中医药是不可取的。相反，中药的配伍是非常严谨的，四气、五味、升降沉浮和归经，实际上就是讲究药物的有机结合、协同作用。

《黄帝内经》中有句话我觉得非常推崇的——"上工治未病之病，中工治欲病之病，下工治已病之病"。这是当医生的一个最高境界也是最高追求。中医浩瀚几千年的文化，我认为自己目前所学的也只是沧海一粟，在这条中医之路上，我将不负使命，勇毅奋发。

我认为中医学不仅是一种传统医学，其本身也是中华文化集大成，具有深厚的文化底蕴。"西学中"是一种文化自信的表现，其带来的深刻影响远不止于在促进医学发展上。伟大领袖毛泽东主席曾指出："中国医药学是一个伟大的宝库，应当努力发掘，加以提高。""对中医问题，不只是给几个人看好病的问题，而是文化遗产问题。"对中医的重视，不仅是当时医疗实际的需要，更是对中华文化的深度认同与高度自信。

总之，中西医结合治疗，取长补短，不仅是合理的，也是积极有效的。中西医结合、内服外治一体化综合治疗可以有效防治各种肾脏疾病、延缓肾功能损害。在临床实践中，采用中西医结合的方法防治各种肾脏疾病，实现"标本兼治"是我的毕生追求。"路漫漫其修远兮，吾将上下而求索"是我的座右铭。

路建饶，上海市第七人民医院肾病科原主任

# 时间就是大脑

宋黎涛

2022年9月某日17：59，一辆救护车呼啸驶入上海市第七人民医院，车上抬下一位昏迷的老太。接诊医生根据患者的体征和病史，初步判断该患者可能是由于急性脑卒中引起的昏迷，需立即进行影像学检查明确诊断，以便开展后续治疗。

急诊立即启动院内急性脑卒中绿色通道，医学影像科行急诊多模CT检查：头颅平扫CT+头颈联合血管（CTA）+全脑灌注成像（CTP）。图像显示无明确出血，确诊为急性缺血性脑卒中。随后进行RAPID软件图像处理，左侧大脑中动脉供血区大面积急性梗死，存在缺血半暗带，进一步提示该患者左侧大脑中动脉闭塞。为保障人脑恢复血供，减少脑组织缺血性损伤，需即刻行大脑中动脉取栓术。经家属同意后立即进行血管内介入取栓治疗，栓子取出后大脑血供恢复。术后患者意识清，肢体肌力较术前明显改善。

该患者从接诊到多模式CT检查，再到介入治疗，总耗时30分钟，把血栓对脑组织的损伤降到最低。这样的检查速度、治疗方法及效果，在十年前是不可想象的。

十年前，医学影像科只有两台CT机，当时的软、硬件都无法对急诊卒中患者进行有效的脑血管成像及脑灌注成像检查，仅凭头颅CT平扫图像提供的间接证据判断患者病情。那时的神经内科也不能开展脑动脉内取栓手术，急诊卒中患者的诊疗效果大打折扣，脑梗死患者后续致残率、病死率都很高。

为改善这一现状，配合神经内科开展急诊脑血管病的诊疗。2015年，医院购置了西门子128排双源CT，同时改进急诊卒中患者就诊流程。为迅速提升医技人员的业务水平，医学影像科采取请业内专家来院授课，选拔基础好的医技人员外出进修学习等方式，有计划培训所有技术员及医生，及时掌握脑血管和脑灌注成像检查技术及诊断，时机成熟后立即开展一站式缺血性脑卒中的影像学检查，并完成后续图像处理、给出准确的影像诊断，帮助临床医生快速制定诊疗方案。

2022年初，医院又添置了联影320排CT，并安装于急诊大楼，与急诊DSA设备联动，患者不再需要等待或二次转运，急诊脑卒中患者实现"接诊—影像科一站式检查—神经内科介入治疗"的诊疗流程，整个流程较改进前缩短时间近10分钟，做到分秒必争畅通绿色生命通道。

急诊多模CT是我科近年来为配合医院开展卒中中心所配套的全新诊疗流程，仅需短短数分钟便可以一站式完成卒中患者的头颅平扫CT+头颈联合血管（CTA）+全脑灌注成像（CTP）所有影像检查，耗时短、搬动少、影像资料全面、诊断明确，为急诊卒中患者提供了必不可少的影像检查，真正体现了"时间就是大脑"的急诊救治理念，给神经内科医生选择后续治疗提供了重要依据，大大提高了治疗效果，降低了致残率、病死率，减轻了家庭及社会的负担，改善了患者生存质量。

众所周知，急性脑卒中是现今社会发病率居高不下的急危重症之一，且随着人口老龄化加重，人群发病率逐年增高；另一方面，由于现代社会工作、生活节奏和习惯的改变，这一疾病正由老年人群逐渐向低龄人群发展，一旦发病得不到及时有效的诊疗，会给个人、家庭及社会带来巨大的负面影响。如何对急性脑卒中患者进行及时、有效的诊疗，是目前神经内科和影像科面临的共同难题，这不仅对神经内科接诊医生的医疗水平、临床经验有着巨大的考验，同时也对影像科技师和医生快速精准的检查、准确的诊断提出巨大挑战。

遇到此类患者，影像科要全力以赴争分夺秒完成患者脑卒中全套检查，分析影像明确病情，最大限度缩短检查流程及确诊时间，给神经内科医生选择治疗方案提供决定性佐证，确保患者在最佳治疗时间窗内得到有效治疗。这就对影像科的设备、检查流程及医生、技术员的诊疗水平都提出了更高的要求。为此，影像科坚持每天早晨读片1小时，对前一天的疑难病例进行讨论，每个人都要发表自己的观点，讨论后给出正确的诊断，大家在讨论中提高业务水平；每周三下班后，全科人员利用业余时间进行2小时的业务学习，学习内容有新技术新业务，也有其他医院的疑难病例；每周一次对所有机器进行定期检查，确保各种仪器设备正常运转，十年来从未间断。持之以恒的学习，使全科的检查诊断水平整体上一个台阶，在院内得到临床医生的肯定和好评，在市、区两级进行的疑难病例讨论中，我科的诊疗水平得到业界的一致认可。

仅2021年度，我科就完成3 700余例急性脑卒中患者的多模CT检查，给临床医生提供了准确的影像资料，为急性脑卒中患者赢得最佳救治时间。

从十年前对患者病情的"盲猜"，到现在每一个急诊脑卒中患者都能得到及时、全面、精准的影像检查和诊断，十年间，七院影像人跟随医院发展的步伐，一步一个脚印，从添置设备、完善流程、提高医技业务水平等各方面着手，全面进行改进和提高。随着医疗仪器设备的精密和精准，影像科全体人员与时俱进，不断更新知识、更新观念，在急性脑卒中面前竭尽全力与时间赛跑，打通大脑血供，挽救每一条生命，最大限度恢复肢体功能。

*宋黎涛，上海市第七人民医院医学影像科原主任*

# 首例创伤ECMO严重多发伤患者救治记

许开亮

2021年8月24日0点，我正好值班，像往常一样对重症医学科重点及危重患者进行睡前夜查房。"丁零零，丁零零……"急促的电话铃声，打破重症医学科病房的安静。急诊抢救室从电话里传来急促的声音："18米高空坠落，'120'人员回报伤员神志不清，预计20分钟内到达医院。"高处坠落伤一般是指人们日常工作或生活中，从比自身身高高出2倍以上的地方掉落在地面上，由于重力加速度，受到高速的冲击，可造成头部、颈部、胸部、腹部和四肢等部位的严重外伤，严重者当场死亡。

情况紧急，作为创伤二线班的我立即组织相关人员到抢救室待命，5分钟内相关的神经外科、胸外科、骨伤科、重症医学科等相关科室医生已全部到位，移动的ICU集结完毕！"移动的ICU"这个理念是急创中心雷鸣主任提出来的，急、危、重患者在哪里，ICU就在哪里，抢救分秒必争，最大程度上保障患者的生命。

## 与死神赛跑，我们全力以赴

急救创伤中心主任、重症医学科主任雷鸣，接到汇报后，亲自指挥抢救，强调第一时间开通绿色通道，并通知相关科室医生到位，制定并启动抢救预案。

00∶24分患者到达抢救室，神志不清，鲜血淋漓。心电监护：血压67/40 mmHg，氧饱和度88%，心率117次/min。急诊医生立即予以迅速构建通静脉通路，予以多巴胺升压，紧急气管插管，建立人工气道，备血，直至收缩压维持在90 mmHg左右，迅速完善相关的CT检查，在CT室完成阅片。明确诊断：创伤性湿肺，创伤性血气性胸，创伤性失血性休克，左肩胛骨粉碎性骨折，左锁骨肩峰端骨折，左关节盂骨折，左耻骨上下支骨折，左第1—4肋，第7后肋，第1—9胸椎左侧横突骨折，第1胸椎左侧椎板骨折。

## 多学科协作，联合诊治

胸外科第一时间置入胸腔闭式引流，避免张力性气胸出现；血库也已将血送至抢救室，输注后血压逐步上升，生命体征暂时稳定。从家中赶到医院的雷鸣主任决定立刻将患者转至ICU，予以机械通气维持氧合。与死神搏斗的这场仗是赢了，但患者的情况仍是命悬一线。严重创伤性湿肺导致的通气血流比例失调，患者持续的低氧血症，动脉氧分压40~50 mmHg（一个正常成年人，在海平面，静息状态，呼吸空气条件下，动脉氧分压80~100 mmHg），4℃冰生理盐水联合去甲肾上腺素气道内处理，患者入院后出现了创伤性"死亡三角"（低体温、酸中毒、凝血功能障碍），人工气道内，不断有鲜血性痰吸出，给我们的治疗和护理带了很大难度。世界卫生组织（WHO）统计表明，全世界每年的创伤患者20%因创伤后没有及时救治而死亡。快速、及时、有效的院前院内急救，对挽救患者的生命，减少患者的伤残率和死亡率非常重要。

上升温毯，监测有创动脉压，抗纤维溶，纠酸，补充凝血因子，继续输注血浆，使用血管活性药物维持血流动力学稳定……一个个医嘱从急救创伤中心发出，一个个医嘱被临床医护团队实施。

8月24日8点，患者的辅检报告让我们到了一线希望，但是低氧还是没有改善（动脉氧分压 < 40 mmHg，属于重度缺氧，当动脉氧分压 < 20 mmHg时，脑组织不能从周围摄取氧，一旦脑缺氧超过4~5分钟就会引起不可逆性的脑损害），呼吸机支持的力度参数已到极致，怎么办？怎么办才能帮这个19岁的小青年渡过难关！重症医学科再次组织多学科（胸外科、影像科、超声科、神经外科、骨伤科、介入治疗科等）讨论，制订了详细的干预方案，交由院领导审阅后，拍板决定：用ECMO！

ECMO一般指体外膜肺氧合（Extracorporeal Membrane Oxygenation）。其核心部分是膜肺（人工肺）和血泵（人工心脏）。可以对重症心肺功能衰竭患者提供持续的体外呼吸与循环（心肺支持），维持生命，为危重患者的抢救赢得宝贵的时间，享有"续命神器"的美名。在全国仅有400台ECMO机器使用的情况下，浦东新区大力支持七院的高原学科建设，旨在提升创伤急救中心救治能力，ECMO就是重中之重。

## ECMO技术显身手，医康融合助康复

治疗方案确定，雷鸣主任立即着手成立治疗核心管理小组，设立特护医疗团队（组长：雷鸣；副组长：许开亮、张涛。床位负责人：冯文涛；特护小组：袁维方、沈伟鸿、赵文强、黄薇、余佳），坚决打好这场硬仗。

8月27日14时30分在ECMO小组在超声引导下成功置入ECMO管路。管路中暗红色的血逐渐变红（人工膜肺发挥作用了），指末氧10秒内一步步从84%升到85%、86%、87%、88%、89%、90%、91%、92%、95%、98%。动脉氧分压由40 mmHg升高至80 mmHg。雷鸣主任指示升压药物可以逐渐撤销，并评估患者短期内无法拔管，及时指导床位医生进行气管切开，为后期气道的护理，床边纤维支气管镜检查，

ECMO成功撤机帮了大忙。

8月31日患者刺痛后出现反应。

9月1日患者意识恢复。

9月3日可自发睁眼。

9月4日查体可合作，遵嘱动作。患者氧合指数愈来愈高，床边胸片愈来愈好。

9月5日中午12时02分患者成功撤除了ECMO。

其间患者腹胀、胃肠胀气，传统医学科、针灸科床边辨证取穴，康复科床边重症康复，成功解决了患者胃肠胀气的问题。

9月9日患者成功撤掉了呼吸机，自主饮食。最终成功完全回归社会。

回头来看，这次严重多发伤的成功救治，不仅体现了急创医护团队高效协作，展示了重症医学科运用新技术治疗急危重症病例的能力和水平，同时也证明医院多学科在处理专科问题上的高效率、高质量。健康所系，性命相托。相信这次为之付出的每一位医护人员都兑现了当年的誓言，这份ECMO成功救治案例的答卷能让我们骄傲自豪，让浦东新区不负期待，更让青春年少的小伙子能重享人间美好。

许开亮，上海市第七人民医院重症医学科副主任

# 烟火人间，事事值得

张丽葳

余华在《活着》中写道：时光好不经用，抬眼，已然半生，这烟火人间，事事遗憾，事事值得。

键盘时代，我却一直走到哪里都喜欢带着笔记本和笔。手写的东西，哪怕只言片语但更加真实和自带背景，信息量也更多，不像电子文件，总觉得离得远，也没有生命感。一次开会，把工作的记录本儿给丢了。像丢了魂魄，好在不一会儿，有人打来了电话："张医生，丢东西了吧？现在爱写字的人已经不多了。一猜这个就是你的。"递过来深色的革制封面的笔记本。"字写得真好看"，帅帅的男医生笑着。一直相信字写得好的人心性和能力都不会太差，被夸字写得好，好心虚呢。

而今，我在上海市第七人民医院已是第三个十年，那些青春、那些回忆、那些流失的遗憾与那些付出的值得，都记录在一沓沓的笔记本里。一本、两本、三本……那些个深夜和黎明，那些个病患和战友又从这些尘封的本子里走出来自带春风秋意，自带着话语，味道和情绪。从那些或详细或断续的记录中缓缓地流了出来。

翻开十年前的那本。扉页上的字有些潦草。黑色的钢笔字任性飞舞：自信人生二百年，会当击水三千里。

第一页时间定格在 2013 年 2 月 12 日。

晨，查房。上海的冬天真冷。某某，男，23 岁，烦躁，不停地往地上吐口水。

跟老主任一起去看患者，回来我俩讨论着，男青年的眼里满是恐惧和惊惶。表达清晰，重复着"我咽不下口水，救救我"。送来时已经一天一夜了。体格检查阴性，常规化验阴性，静脉里滴答滴答地补充着水分。

下午，再去查房。地上的盆里已经有了清亮的唾液，大约 1 000 毫升。再查患者，神志已有些恍惚，不停地吐口水。

我们查资料后，端着一盆水进了病房，站在病床前边用手撩起水。听到水声，青年猛地睁开眼睛，立起上半身，寻着水声用脚踢过来。我和主任交换了一下眼神。心里有了诊断：狂犬病。仔细追问病史。数月前患者帮助别人处理过犬类犬肉，有血液和组织的接触史。高度疑似狂犬病。这个罕见的又致死率极高的病种。接下来血清治疗、支持和抢救、流行病学调查、会诊，最重要的，送血样到专业机构进行确诊。狂犬病一旦发病，真快啊，入院后24小时就昏迷了。等到家人从外地赶来，化验结果证实了我们的临床推断，也通知相关有同样接触史的人员进行血液检查并预防接种。可是，狂犬病病毒狠狠地扼断了这个青年人的生命。

记录的末尾好多行空白。最后写着范玮琪的歌词"到不了"，是唏嘘也是对自己不满意吧。

十年过去，七院犬伤门诊醒目地开在急诊区域，有完整的评估，伤口清洗，疫苗注射的流程，有清洗的设施挂在专用诊室里，家庭养犬多了许多，十年里查了一下狂犬病发病的报表。零！心安，为人也为大大小小的犬！

再翻，2016年6月开始记录的一本，扉页上写着中规中矩的"格致"两个字。

2016年6月9日下班前，抢救室巡视。

靠窗的抢救车上，躺着一名30多岁的男子。还没有看清他的脸，就看见垂在床边的手腕上硕大的手表和手串，嗯，这些东西还没拿下来，说明刚进抢救室。我下意识地走到挂在墙边的监护仪。一抬头就看见室性早搏，一个，两个。我问"胸痛吗？""没有。就是没力气。"他脸色苍白闭眼说。"昏倒过了吗？"我又问。"没有，我想大便。"我俯身去听诊，却看见他额头上细细的汗沁了出来。再看，早搏像机关枪一样"突""突""突"地从监护仪屏幕的左边跳着进来，我大叫"除颤器！"护士那小鹿一样的眼睛在口罩后面闪了一下，就跑着去推除颤仪了。我看着她轻盈的背影，撸了一下袖子，心里默念着节奏感，1、2、3、4，伸直双臂一下一下地按着，除颤成功了。青年睁开眼说，"我太累了，整夜整夜地盯国际期货盘！"然后又闭上眼睛了。"突""突""突"，早搏又来了，室速，血压下降，血压为零，再静推抢救药，除颤。青年又醒来，再发室速室颤……不知道经历了多少次，我一边CPR，心里跟跳着这样的信息：30岁，心梗，熬夜，期货，排队，不许插队。持续的心外按压和紧张让我眼花，好像有花和云彩浮现，好在阎王爷真的不让他插队，后来前降支装了两个支架，真的是急性广泛前壁心肌梗死。

隔了一段时间，他又来看门诊，给我讲了那天的感觉，说像做梦啊，真有一座桥，通往远方……然后说，你们医生，真的不能太瘦，心脏心外按压是力气活。我看了看大大的手表，还是松松垮垮地挂在手腕，而那个求佛保佑的佛珠没见着了。

近十年来，日复一日地交班，记录里有直接的间接的，记录了那么多各式各样的案例。心梗的年轻人也不再罕见，甚至年轻的不可思议，最小的25岁！"胸痛中心"的牌子24小时亮着，立在医院的大门口。有专门的团队，有最先进的床边检测仪器、冠脉CT，真方便啊，DCR里机器转动的声音起伏着，年轻人的心梗，主动脉夹层这种凶险的急症得救的患者很多，故事也很多。

我们进步了！进步了吗？要如何才是终极的进步？

最后的一本，字数少了很多，似乎问号多了，扉页上写着：天人合一。笔画很少的四个字，看着心安。

张丽葳，上海市第七人民医院急诊科原主任

# "心"十年，新十年

徐迎辉

掐指一算，2012年之前我在上海市第七人民医院心内科已经做了十多年了，自认为算得上一个心内科老医生了，参与急诊室导管室抢救手术的次数不少，但是如果扪心自问自己的看病功力、手术功力怎样，总感觉忐忑，再一想不过就是偶尔的心脏介入手术嘛，反正有老主任在担着，我做好跟班就行，于是就这么自以为是地提着一颗旧"心"一直到了2012年，其时七院迎来了一个历史性的转折——转型发展，争创三级甲等中西医结合医院，并争取成为上海中医药大学附属医院。

听到院领导掷地有声的誓言，看到医院里从院领导到各职能科室迅速行动，日日夜夜加班加点地付出，作为七院心内科一位资深临床医师，我自己要掂量一下自己跟三甲医院心内科医师的差距，我清楚地知道：只有每一位七院职工一个个小目标的实现才能成就七院的大目标，那我的小目标就是积极参加"西学中"培训并率先拿到"西学中"合格证书，心脏介入专业方面拿到心脏起搏和冠脉介入资质，真正独立完成这两项心内科最常见也是最重要的手术。学术任职也要突破浦东新区范畴，争取有一两项市级学术任职。

虽然是小目标，其实要实现起来真的是伤筋动骨。西医出身的我，看到天书般的中医理论，感觉脑袋像被掏空一样，只能从零开始，一页一页地啃下去，学习期间临床工作一点都不少，上班值班手术一样都不会缺，所以只有充分利用周末时间，"西学中"培训近2年的周末都是在培训班度过的，困了累了就中午或者课间打个盹，醒过来继续，特别是我们这种有急诊备班手术的临床医生，手术备班得24小时随时上台，课程内容消化得见缝插针，白大衣口袋中医知识袖珍本常备，有空就自己背或者找同事相互背，大家相互鼓劲，一起度过了难忘的"中医季"，终于在规定的时间内我顺利拿到了这个沉甸甸的证书。通过系统的中医学习，我也初步领略到了中医的博大精深，体会到中国医学几千年完全不同于西医的独特又深邃的治病策略，这也为我的疾病诊治思路开发出了一片新天地，比如中医"上医治未病"的理念要比西医的一级预防理念要早几百上千年，对于大部分心血管慢性疾病还是要早预防早干预；还有中医的"整体理论、辨证论治"等理念也都深刻地影响着我对疾病的理解和治疗行为，中成药还有中药饮片等也慢慢成为我治疗策略的一个重要部分，中医功力逐步加深的我在2017年顺利成为浦东新区脑心同治专业委员会委员，西学中培训漫长辛苦但注定是收获满满。可以说"西学中"让我的一颗旧"心"焕发出新的光芒。

21世纪开始以来临床心脏急救技术日新月异，其中心脏介入手术又是21世纪以来心内科最重要的诊治手段。2012年前我基本是个心脏介入手术"菜鸟"，只能做做心脏临时起搏，冠脉介入、心脏起搏器植入都要老主任带着，不能独立完成。在2012年医院启动升"三甲"升上海中医药大学附院的大好契机下，我也努力突破自己，趁心内科科室改革后患者量大增的机会，积极实战苦练技术，一有机会便参加各种手术观摩会学习班，专家到我院手术，我也是积极跟台学习实战技巧，手术日常常是十多台手术连台做，经常是披星戴月。心脏介入手术大家都知道手术要"吃"射线，经常一套十几斤重的防护铅衣压身上十来个小时，手术衣经常是全部湿透，一天换三四套。还有就是手术备班24小时待命辛苦，常常是后半夜紧急出动一做一两个小时，白天还得正常上班，这是对心内科医生体力脑力精力的大考验，好在所有的付出都是值得的，我终于在2013年顺利获得上海市心脏起搏器植入和冠脉介入资质，当时七院心内科只有我一个人同时具备双手术资质。随后的手术历练中抢救过多名心脏骤停心肺复苏的患者，其间有一个患者边除颤边手术，终于硬生生把患者从鬼门关拉了回来，术后除颤仪上显示一个新纪录——连续除颤28次；也曾创纪录地成功为一位102岁患者紧急植入心脏起搏器，当时患者奄奄一息，心率勉强维持20次/分钟不到，紧急送到导管室后消毒穿刺固定导线连接起搏器不到20分钟一气呵成，患者术后一周平安出院，平素积累多年的"静脉穿刺功""起搏导线固定功"由此得以发挥；在2020年我也曾为多位患者成功植入无导线起搏器，这是2019年的上海进口博览会明星产品，七院第一个无导线起搏器，是上海成功植入此型起搏器的第二例。2012年开始的医院转型升级的东风让我在专业水平和专业素养上迅速成长，并在2018年顺利成为上海市中医药学会第一届介入心脏病分会委员，浦东新区心电图专业委员会常委，七院心内科的一颗旧"心"焕然一新。

十年磨一"心"，新"心"向荣，十年披荆历练，春华秋实——愿与七院同风雨，愿与七院共辉煌！

徐迎辉，上海市第七人民医院心内科副主任医师、<br>带组组长

# 拼将绿袍尽染血，岂容华发待流年

陈挺松

　　适逢七院成功转型十年，个人从医二十三载。个人发展的小曲线搭上了医院发展的快车道，在机遇中奋进，在困难中成长，一路打磨，一路高歌，内心颇多感触。

　　地处申城东北，浦江之畔，上海市第七人民医院历时九十有一。老百姓口中的高桥医院，犹如一位长者，不急不躁，不温不火，救时疫，抚创伤，疗恶疾，数十年来在大同路恪尽职守，守护一方平安。

　　忽如一夜春风来，十年前，国家高瞻远瞩——中西医并重。浦东领命，七院执戟先行，率先破局。改革助力，七院乘势而上，从西医到中西医结合，从"二甲"到"三甲"，历时十年，成果丰硕，捷报频传。前五年的破茧化蝶我没有见证，后五年的奋勇争先有我的参与，同呼吸、共命运，苦乐悲欢，不一而足。

　　五年前我带着团队三人从浦西到浦东，以主治医师的身份加盟七院。当时的情况异常艰难，至今想来仍不胜唏嘘。科室当时挂名成立肿瘤介入科，没有独立病区，设床位12张，病区昏暗，病房破旧，医务人员严重不足。肿瘤介入学科近乎空白，所有的技术在这都是新技术，新方法，需要重新申报。但这并没有阻挡我们奋斗的决心，院里各级领导也给了我们诸多关心与帮助，军人出身的王杰宁院长承诺，只要我们有决心、有能力，病区床位、设备、医务人员都全力保障，并给了我们诸多自主权。

　　自此，我们拉开了奋斗的序章。抛开硬件不足，从软实力上下功夫！

　　首先，要认清现状，充分评估团队劣势和优势所在。尽管学科初建，缺乏影响，但我们队伍技术全面，年轻，有韧劲，还有一批生死相随的患者追随。其次，苦练技术，我们认识到技术是学科屹立的基石。变通有法，技术先行。我们在肝胆领域最好的医院工作了十几年，经历了大量的临床锤炼，还得到了许多原单位老师无私的技术指导，涵括超声介入、DSA介入、CT下的介入。在血管、非血管介入中提升技术，追求完美，充分发挥每一项技术的优势并加以整合。从理论到实践，从模型到临床，我们团队日夜操练，注重细节，力求至善，这让我们快速成长，每一个年轻医生都能独当一面，信心满满。再次，是确定主攻方向，有所为有所不为。为人所不为，为人所难为。乙肝、肝硬化、肝癌被称为肝病三部曲，我们国家是一个乙肝大国，肝癌一经发现，大部分已经无法手术，所以我们就聚焦于中晚期肝癌。并确立门静脉癌栓作为我的攻关难点，很快我们就摸索出了全适型、可回收$^{125}$T粒子条用于门静脉癌栓的治疗，并反复验证其临床疗效。整合各种行之有效的介入技术，提出了我们治疗中晚期肝癌的十六字方针："保护残肝，饱和打击，癌栓优先，靶免联合。"获得了业内的广泛肯定。

中晚期胆道肿瘤是我们确立的第二个主攻方向，胆道由于其结构复杂，需要投入更多的技术和精力。我们从微细胆管穿刺入手，建立了引流、支架、胆汁回输、引入胆道镜行胆道组织活检、胆道内放射、胆道射频消融等一系列组合技术，极大地提高了中晚期胆道肿瘤患者的生存时间，吸引大量一线三甲的患者慕名而来。

经过五年的砥砺前行，我们有了长足的进步，有了独立的病区，环境大大改善，床位增至60张。带出了一支甘于奉献、技术过硬、敢为人先的13人团队。从无到有，创建了一个融肿瘤内科、肝胆外科、综合介入为一体的肝胆肿瘤综合治疗学科。解决了众多临床疑难问题，吸引了大量全国各地的患者，成为各种肝胆肿瘤疑难病会诊中心。在中医药教育协会成立了肿瘤学组，并担任组长单位，挂牌成立肿瘤微创介入培训基地，为全国各地培养了数十名综合介入医师。获得了患者及业内的广泛肯定。在全国各种学术舞台上发出了我们学科的声音。

职称晋升后，个人也被医院推上了科主任的管理岗位，并领衔组建了肝胆胰暨肿瘤综合诊疗部，设立学科硕士点，成为硕士研究生导师。在上海乃至全国担任一些重要的学术任职，包括中华医学会、中国医师协会、中国抗癌协会、中西医结合学会等各大学术团体。同时，被评选为"首届七院工匠"。

匠者，醉心于一事，穷尽一生而不悔。守护人民健康，与疾病作斗争，其乐无穷！

陈挺松，上海市第七人民医院肝胆胰及肿瘤综合诊<br>疗部主任兼肿瘤二科主任

# 但愿人间无疾苦，宁可架上药生尘

张遂亮

上海市浦东新区自贸区唯一的三甲医院——上海市第七人民医院转型升级10年了。10年前，在王杰宁院长的积极带领下，七院人克服了种种困难，披荆斩棘创建了浦东北片区，老百姓身边的三甲医院，极大地缓解了人民群众的求医问药难题。

在七院升入三甲的第二年，我光荣地加入了七院这个大家庭，由上海东方肝胆医院放射介入科，来到七院和邱志富主任共同组建了介入科。离开工作了15年的东方肝胆医院，离开吴孟超院士，确实依依不舍，也难免有所失落。然则初入三甲的七院，在王院长的带领下，就像一列蓄势待发的高铁，迸发出无限活力，深深地吸引了我。

介入诊疗对于当时的七院来讲还是一个陌生的观念，当时的一些老牌三甲医院还没有完全开展介入诊疗技术，七院的临床医生认知还是一个笼统的概念。我在东方肝胆医院开展的肝癌肿瘤介入，颠覆了临床医生肿瘤治疗的看法，手术或者化疗之外的介入治疗已经成为肿瘤治疗的第三大法宝，并且在临床取得了巨大的疗效。来七院后，院部多次组织大型科室病例讨论，积极开展介入治疗，取得了良好的临床效果，介入手术台数从10台/年上升至30台/月，介入手术的快捷、高效、微创，为临床医生开辟了一个肿瘤治疗的广阔前景。特别是一例被宣判晚期的胰腺癌患者，经过胆道介入、血管介入综合治疗，患者生活质量明显提高，生存期达两年半之久（后因心脏病离世）。

随着七院"升三"后知名度的提高，特别是在王院长的积极引导下，更多三甲医院的医生加入了七院这个平台，各学科介入如雨后春笋般地开展起来并取得了超预期的良好效果，多名疑难、危重患者的成功抢救，不但赢得了周边老百姓的由衷赞誉，"我们高桥的三甲医院"成为自贸区人民骄傲的口头禅，更吸引了周浦、祝桥、川沙等一些患者来我院就诊。

介入科也由原来只有两名医生成长为9个人的团队。介入作为新生的学科，没有像外科、内科那样的学科基础，医生的来源可以说是五花八门，有外科、内科、放射科、中西医结合等专业转入。介入技术逐渐呈扁平化发展，传统意义上的各个外科、内科的亚专科也在发展介入微创技术，包括B超等一些医技科室。对于介入学科的发展方向，外科出身的我一时难以把握，感觉科室在弱化。现在看来扁平化的发展，正是科室创新发展、更好地服务于临床的正确方向。当时学科临床正处于突飞猛进发展增量中，我难以清晰的辨明方向。王院长及时召开科室研讨，指明了介入技术扁平化的发展方向，同时也为我个人的发展指出了正确的方向。

随着我国经济建设的快速发展，创伤性劳动力丧失是我国青壮年劳动力丧失的主要原因，占比达30%—40%。急救创伤各科室的协调救治工作，成为临床的一大难题，王院长在2016年底提出了创建急救创伤中心的想法，2017年我院率先成立急救创伤中心，2018年国家卫健委下达了要求各地医院成立创伤中心的通知文件。我个人有幸成为创伤中心的副主任，负责急救中心的介入技术，利用介入技术的微创、快速、高效特点，使得救治危重急诊患者成功率大大提升。血管介入可以快速栓塞出血器官，并且不受原有学科的限制，同时在短时间内栓塞脾脏破裂、肾脏破裂及肝脏破裂，最大限度地避免了因脏器破裂出血导致的失血性休克——死亡。成功救治了多名"必死"的患者。其中一名17岁的少年因外伤失血性休克来我院，急诊接诊时患者已经瞳孔散大，创伤中心在入院15分钟内完成出血栓塞手术，后续经过1个多月的综合治疗，康复出院。

随着创伤救治的经验积累，救治成功率逐渐升高，自己心中难免"沾沾自喜"。恰恰这时，王院长在急诊大交班的时候，提出了"入院1小时"概念！要求急救患者在入院1小时内完善检查，明确治疗方向，确保患者受到及时得当的治疗。"入院1小时"像一盏明灯，指引了急救创伤道路的方向，照亮并治愈了因为小小成功而偷懒的心理。创伤中心人员多次群策群力，统筹梳理治疗流程，完美利用"入院1小时"的黄金时间，制订了"先救命再治病"急救处理方案，从死亡线上拉回了许多危重患者。其中多例外伤后多处骨折的患者，来院时，呼吸心跳几乎停滞，我们遵循科学的救治方案，快速纠正休克，拉回了急救同行口中"已经死亡"的危重患者，赋予其新生。

急救创伤中心在全院临床医生中，树立了及时高效的形象，对于院内兄弟科室的危重失血患者，及时伸出援手，快速救治、避免因失血而导致的生命危险。

在各种出血疾病中，小肠出血是比较棘手的一种临床疾病，我们中心利用介入技术，准确地诊断并成功栓塞止血处理，取得了良好的效果。临床总结后，在中国第六届、第七届栓塞治疗大会中做了"小肠出血介入治疗"的专题报告，获得了同行的极大关注及赞扬。更让我激动不已的是，本人获得了"七院工匠"称号。回顾来七院的近10年时间，我不但在业务上有了大幅的提高和拓展，而且人生格局也开阔了。"但愿人间无疾苦，宁可架上药生尘！"这句王院长在院大会上吟过的诗句，现在已成了我的座右铭，它时刻提醒着我要做一个合格的"工匠"。

张遂亮，上海市第七人民医院介入科医生

# "医康融合"帮助患者重回社会

蒋黎明

我于2012年加入上海市第七人民医院，有幸与七院转型发展共同成长，从一名康复治疗科的普通员工逐步成长为康复治疗科的主任。在这10年里，我一直秉持投入医疗行业时的初心，将患者放在首位，致力于帮助患者改善功能障碍，重回家庭以及社会。

记得加入七院之初，正值医院创建三级甲等中西医结合医院之际。我积极投身于工作，帮助患者改善功能障碍。同时，我也积极与医生、护士、患者和家属共同探讨以寻求并制定出最适合患者的康复方案，加快康复进程，提高患者生活质量，使其可以更好、更快地重返生活，努力将"医康融合"贯彻落实。

随后的几年时间里，七院从创办附属医院到等级复评审，我一直与七院一同勇往直前。我也从一名普通员工逐渐成长，先后被委以骨伤组长、后备人才、后备主任，至2021年担任康复治疗科主任。我开始不再将目光局限于自己所接触到的患者，而是开始思考怎样发展所在科室及如何与其他临床科室进行有效合作才能帮助到更多患者获得优质康复。我还带领科室发展"医、教、研"三位一体，注重招募人才、发展人才、培养人才，开展内、外培训课程，鼓励员工外出学习及攻读研究生，并鼓励其参与、开创科研项目，提高团队专业质量的同时也更好地应用于临床治疗。

随着七院逐渐壮大，医院需承担的社会责任也越来越多，这需要我们每一位七院员工共同努力、奉献。近年来医院多次组织公益活动，我也响应号召，积极参与社区义诊活动，如潼港五村居民义诊活动、曹路社区义诊活动等；还会进行健康讲座活动，如武警官兵膝关节运动损伤的预防和康复讲座、公司职工颈椎病康复与保健讲座等，以此帮助到更多人重拾健康。

此外，为了更好地帮助患者，几年来我从未停止学习，汲取更多、更新的知识并转化应用于临床。我将中西医技术加以融合，开创出新式肌骨手法——夹脊回旋触张法、旋棘分压法及髌下脂肪垫松解法，经过研究证实可以有效缓解患者由于脊柱紊乱及患有膝骨关节炎所带来的疼痛问题，帮助患者改善症状。目前这3项手法已在临床中得以应用，患者反馈效果显著，广受好评。

不久前，就有一位姓丁的阿姨特意找到我，讲述她深受双膝关节疼痛的困扰长达十余年，急性期发作时更是疼痛难忍，难以完成步行、爬楼梯等日常活动。我为其进行了专业的评估、检查，配合影像学检查诊断其为膝骨关节炎，首先为其安排物理因子治疗进行止痛，并将我所创立的髌下脂肪垫松解法融合于常规康复手法进行干预，一周后，丁阿姨可以轻松步行，上下楼梯时的疼痛也有明显改善，阿姨对此非常满意，并对我们康复科表示认可。

　　身为一名党员，我坚决拥护党的领导，秉承全心全意为人民服务的宗旨。作为一名投身于志愿者服务的康复工作者，我积极学习党的先进理论和先进思想，通过不断的学习，提高自己的理论水平，并在工作生活中努力践行，始终以一名优秀党员的形象去参加各项志愿者服务活动。曾两次参与浦东新区"两会"医疗保障工作中通过自己专业的技术水平，解决了一些代表的诉求；还积极参与七院党委组织的送爱心、送温暖活动，利用自己的休息时间为困难群众送过冬的羽绒被并带去最诚挚的问候。

　　在职业生涯中，给我留下最深印象的便是曾有幸投身于援滇工作。在援滇工作中，我利用自己的专业所长，为当地医院带去先进的治疗理念和治疗技术相关知识，也为当地的群众解决了一些疑难疾病，还多次下乡进行健康义诊活动，并进行相关的知识讲座。在此期间我不仅进一步提高了自身水平，帮助到当地老百姓，也为促进当地医疗行业发展略尽绵薄之力，受到了当地老百姓的喜爱及当地医疗同仁的欢迎和认可。

　　十年期间，康复行业蓬勃发展，逐步受到大众的关注与认可；七院在飞速发展，被更多老百姓了解与信任；我也在努力拼搏、勇往直前，借助七院的大平台不断成长，不断学习，不断进步。愿下一个十年，我与七院齐心携手坚持开展医康融合以帮助更多患者，与七院共创美好明天！

　　　　　　　　　　　　　　　蒋黎明，上海市第七人民医院康复治疗科副主任

# 敬畏生命，精益求精

黄　松

　　三十多年前的1992年夏天，我从上海第二医科大学临床医学系医学影像专业毕业被分配到上海市第七人民医院放射科工作，走上影像诊断工作岗位。我朴素的想法就是：活到老学到老，敬畏生命，精益求精，尽量不要因为我的诊断偏差让患者受到伤害。

　　那时的放射科只有5台X线设备，没有CT，没有MR，也没有DSA等影像设备。胸部透视、腹部透视和胃肠道造影等是常规X线检查项目，我需要穿戴简陋笨重的铅衣和铅帽，暴露在X光下为患者做检查，限于当时的设备和设施条件，医患双方在接受这些X线检查时受到的照射剂量远超现在。胶片也需要在暗室内完成显影、定影和漂洗，放射科几乎所有工作人员的白大褂都不是纯白色的，永远有着斑斑点点清洗不掉的黑褐色，在别人看来工作服有点脏兮兮。我们就着观片灯，拿着湿漉漉还在滴水的X线片（时称湿片），垫着复写纸完成一式两份的急诊X线诊断报告，然后放到烘片箱内把湿片烘干，等待上级医师审核，最后放入牛皮纸袋存放到储片架上。那时在别人看来有点简陋的X线诊断工作背后确需要我扎实掌握包括解剖、病理和病生等医学理论知识，通过发现细微的影像征象，来揭示疾病背后的病理变化，从而得到尽可能接近病理的影像诊断。如何运用影像设备和影像技术去揭示疾病的病理是影像人矢志不渝的终极目标，用影像语言去解读病理故事就是我的影像人生。由于从家到医院单程需要花费近两个小时时间，我只好开启了在医院近六年的住宿生活，其间我翻烂了科室唯一一套三本的荣独山主编的上海第一医院（现改称复旦大学上海医学院）《X线诊断学》，这帮助我打下扎实的X线诊断学基础。

　　1993年我院引进了第一台CT设备，同时引进了具有CT诊断经历的医学人才，成立了相对独立的CT室。很遗憾我没能成为我院第一批CT影像诊断人，继续留在放射科从事X线诊断工作。由于X线存在密度分辨率弱的固有劣势，对于疾病的诊断存在诸多局限，而CT弥补了X线密度分辨率弱的短板，大大拓宽和提高了疾病的诊断能力。虽然没能去CT室工作，我还是开始自学CT诊断学。2000年我有幸获得去上海瑞金医院放射科进修半年的机会，在这有限的半年时间内我利用可以利用的一切时间学习CT和MR诊断学知识，前辈专家的诊断方法、思路、经验和治学态度让我受益匪浅，终身感激。2003年5月原本独立设置的CT室回归放射科，2004年7

月我院引进了第一台MR设备，至此集X线、CT和MR三位一体的现代化医学影像科初步建立。对我个人而言短时间内从X线诊断到CT和MR诊断，唯有拼尽全力迎接知识爆炸，才能在有限的时间内完成知识的迭代更新，让自己的影像诊断水平迈上新台阶。

近十年，七院从一所二级甲等综合性医院转型发展成为三级甲等中西医结合医院，医院进入了快速发展期，临床科室业务能力的提升和业务范围的拓展，对影像诊断提出了更高的要求，临床的需求就是影像诊断前进发展的动力，影像诊断的进步同时反哺临床的发展。通过学习和交流，我率先在科内开展血管壁MRI高分辨成像技术探索颈脑动脉斑块性质、前列腺多参数MRI成像技术提升前列腺癌检出率并引入PI-RADS报告数据系统规范影像诊断报告书写、乳腺多参数MRI成像技术提升乳腺癌检出率、MRI脂肪定量技术开创无创脂肪肝定量诊断、规范化肺小结节CT后重建技术提升良恶性鉴别能力等。伴随着医院的快速发展，外出学习交流的机会增加，我多次在全国和市级疑难病例竞答中获胜，为医院争得了荣誉，给个人赢得了口碑。现在我主要的影像诊断报告审核工作任务愈加繁忙，每天我还是耐心接受许多临床科室的电话或现场会诊以及医务处组织的全院疑难急危重病例会诊，对及时的临床处置给予影像学指导帮助。同时为了完成本职报告审核工作，几乎每晚7点半后才能下班回家。

一专多能是我对自己的职业要求，以前一直认为CT对肺结节的诊断能够达到良恶性鉴别已经很了不起了。记得有一次上海市放射诊断质控专家——上海市肺科医院孙希文教授来我院质控检查，帮助我们会诊一例肺磨玻璃结节，居然能从CT征象分析来鉴别不典型腺瘤样增生、原位腺癌、微浸润腺癌和浸润性腺癌的不同阶段，让我茅塞顿开、惊为天人。有幸获得孙希文教授的三次专家门诊带教学习机会，通过学习和查阅文献，我在临床实际阅片中不断积累经验，运用规范化肺小结节CT后重建技术，把自己对肺小结节的诊断符合率提升到95%以上，目前我每周一次的专家门诊患者中肺小结节会诊占90%以上，非专家门诊时间我也会接受很多的肺小结节会诊，这些患者都是口口相传、慕名而来的。我有幸能成为七院第一届"七院工匠"，是荣誉更是责任。路漫漫其修远兮，吾将上下而求索。敬畏生命，精益求精。

*黄松，上海市第七人民医院医学影像科副主任医师*

# 一定是特别的缘分

## 王　青

还记得2009年的夏天，带着初离校园的稚嫩及些许茫然，我作为一名实习生来到上海，走进上海市第七人民医院。

吴侬软语，对初来上海的我来说简直是天外语言，所有的抱负和自信，在第一次踏入七院急诊科面对患者时彻底坍塌。看着前来就诊的患者寻求帮助急切的目光，我却因听不懂话语而帮不上忙，实习几天下来，我彻底蔫了，觉得自己来错了地方，满腔抱负无法施展，挫败感油然而生。

从被动学习到主动探索，从懵懂茫然到渐入正轨，我在急诊科中开始了护士职业生涯。

2012年那一年有很多的变化，首先，我们来了新的院长。

有了改造：原来我工作的急诊病区改造成了"日间病房"，我值了日间病房的第一个夜班，那天早上是在为眼科患者滴术前扩瞳药水中开始的；"暂观"也不再是"平车和大厅"，而是有了暂观病房；而急诊监护区也应运而生了，离抢救室很近，更加方便了危重症患者的转运及进一步救治。而我将在急诊病区这两年所学的危重患者护理技术，比如有创、无创呼吸机患者管理，监护仪、除颤仪、亚低温仪的使用等等，在急诊监护区进一步发挥了作用，不但巩固了所学，还开始带教新职工和实习生。

开始转型：我们要从西医医院转为中西医结合医院，并且要争创三级甲等中西医结合医院。记得那时候，治疗室、病区、空床，甚至更衣室、值班室都是我们"战斗"的场所，随时随地练习各项中医技术，互相做模特，彼此进行刮痧、拔罐、艾灸、耳穴贴压、穴位推拿、穴位敷贴等技术，只为了将手法练得更精准，将流程练得更熟练，以便于为患者提供最准确最优质的中医护理服务。

更有突破：那年在院长的部署下，开始全面培养人才，一直记得王院长的经典语录"能者上，平者让，庸者下""眼界决定境界"。基于此，我们年轻人有了展现自己的舞台，因为有全日制本科的学历，又有急诊的工作锤炼，在层层筛选之后，我有幸成为第一批"七院新星"。

2012年就这样深深地烙印在我的脑海中，不仅是那一年的很多变化，更加是那种深入骨髓的感受——全院上下拧成一股绳的战斗力，"白加黑""5+2"的干劲，铆足了力量往前冲的拼搏。那一年，我也为人妻。付出才有收获，第二年我们成功升级为三级甲等中西医结合医院。

我们医院继续大踏步前进着，我的思想也在磨炼中成长、升华。2015年我们成功创建成为上海中医药大学附属医院，而我也在护士帽上加上了一杠，且在2016年成功考取了大学的教师资格证，并于2017年开始在上海中医药大学进行本科生的课堂授课。当时七院虽升级为三甲医院，但与老牌的三甲医院还是存在一定的差距，医院最迫切要做的事情就是做好以患者安全为目标的医疗质量与流程改造，我们发奋努力。而我也有幸在医院搭建的平台上，有机会至各种老牌三甲医院甚至新加坡中央医院进修学习，既开阔了眼界，也提升了境界。我与科室团队一起，优化急诊危重症收治流程，在急诊监护区培养自己的CRRT团队，从无到有，从少到多，从一到百，我们不限于眼前的技术，而是高标准高要求，为广大百姓提供最优的服务。

由于七院紧邻上海自由贸易试验区，独特的地理位置对医院的医疗服务品质提出了更高的要求，作为一名护理人，我们也想有一分光发一分热，为医院发展添砖加瓦。于是我们几个本科生加几个英语口语较强的骨干力量，在护理部的指导下，科室的支持下，成立了外籍人士就诊翻译小组。随时备班，保证每个班次都有小组成员，为门急诊的外籍就诊人士提供最大程度的帮助，将七院的温度传播到国际，而我也小小地贡献着自己的力量，并凭借这份付出获得了当年最具价值员工的称号。彼时，我已为人母。

为了尽快适应新形势、新任务，在王杰宁院长的带领下，通过大刀阔斧的改造，七院一步步地走出了自己的发展特色。中西医结合取得成效之后，王院长说，医院需抓住康复医学作为发展方向，实现弯道超车。于是提出"大康复、大智慧、大健康"的发展理念，进一步提升与努力。而我也从急诊科来到了重症医学科，我们也紧跟医院的大方向，进行医康融合。在ICU配合医生开展重症康复，为患者提升康复质量，争取早日康复进行有力尝试。

放眼一天的晨烟暮霭，身处四季的春煦秋阴，时光匆匆地从指间溜走，悄无声息，又浓墨重彩，待到回忆与记录时才知道沉淀的是什么。十年，我院实现了质和量的双重飞跃，并在建设成为全国一流的三级甲等中西医结合医院的道路上继续奋进着。而我在医院提供的广阔平台上，也逐步蜕变着，从一名青春少女成长为孩子的胖妈；从一个小护士成长为重症医学科的护士长；从懵懂学子成长为管理后备人才；从实习队长成长为上海市优秀青年护理人才；从预备党员成长为党支部的副书记；从外来户成为新上海人，一点点向着明天前进着……

写至此，突然想到，一定是特别的缘分指引我来到七院，我的生日7月25日与七院的建院日重合，2022年是我结婚十周年，也是七院转型发展的十年，我的事业、生活，虽说不上精彩，却在越品越有味道中继续沉淀。我用忠诚与坚定，在七院书写着我的十年，未来还将继续一个又一个的十年。

王青，上海市第七人民医院重症医学科护士长

# 为更多无助的人送去希望

王韫瑾

时光飞逝，岁月如梭。蓦然回首，从护校毕业踏入医院的那一刻至今，已经过去了19个年头。一路走来，有欢笑、有泪水，有历练、有成长，有思考、有蜕变。与上海市第七人民医院交织的近20年的时光，是我个人不断成长，不断完善的过程，也是我人生中最美好的时光。

从进入医院开始，我就被分配到了急诊，一直坚守在急诊的岗位上，甘之如饴。我每天在人来人往的急诊室内穿梭，每天在生离死别中尽力而为，每天在演绎急诊室里的故事。

记得那是一个年纪轻轻的小伙子，在参加单位组织的足球比赛中，突然倒地不起，由同事的私家车送到了医院。患者刚刚被抬上急诊平车，就听见同事朱袁青大叫起来："患者没有呼吸、心跳，情况不灵，快、快、快，赶快推抢救室。"一进入抢救室，大家开始有条不紊地展开抢救：胸外心脏按压，加压面罩给氧，气管插管，开放静脉通路，静脉推注"心三联""呼二联"，静脉滴注升压药物……纵然，医生护士们使出了浑身解数，奈何，小伙子送医时间超过20分钟，途中没有正确地实施心肺复苏抢救，错过了最佳抢救时机，经过半个小时的抢救，仍然没有自主心跳和呼吸。

这时，小伙子的家人赶到了医院，面对突如其来的巨大打击，小伙子的母亲当场晕倒在抢救室门口。小伙子的未婚妻，看到没有生命的心爱之人，难以置信，不断地摇着头，颤抖着喃喃自语："不会的，不会的，早上出门的时候还好好的，这不是真的，这不是真的。"突然，女孩扑通跪在地上，双手合十，一边流着眼泪，一边对着医生护士们拜着哭喊道："医生、医生，求求你，救救他、救救他，我们马上就要结婚了呀，求求你们了，救救他吧！"说罢就要给医生护士磕头。医生赶紧过去扶起女孩，心痛地说道："姑娘，我们一直在努力，可是小伙子的心跳停止的时间太长了，我们用了很多办法，抢救到现在，也没有恢复他的自主心跳，情况不容乐观呀。"女孩听后，忍不住悲伤，哇地大哭了起来。

当时的我，不由自主地也流下了眼泪。生命的脆弱、医护的无奈、生离死别的痛苦，如此真实地展现在我的眼前，在我心里烙下了深深的印记：我要做急诊人，我要钻研急诊知识，我要用我的本领去挽救生命，我要用我的仁心去宽慰患者，我要为更多无助的人送去希望。

秉承着这样的信念，我一直坚守在急诊科。随着医院的不断发展，从二级医院到三级医院，从综合医院到中西医结合医院，从普通教学医院到大学的附属医院，十年间急诊抢救室从4张床位扩展到10张床位，再到抢救二区的从无到有。纵然风云变化，但这样的信念却始终没有改变。就如同一颗种子深深地埋入七院的土壤中，从青青的嫩芽到高高的大树，我与医院共成长，我与医院共奋斗！

王韫瑾，上海市第七人民急诊科护士

# 急诊室的"定海神针"

## 朱袁青

我有时在想，生命的意义到底在哪里？我们穷其一生，追求生命的价值在哪里？但在急诊室工作多年，我在我们急诊室主任——张丽葳的身上找到了答案。

一个仲夏夜，时间已近午夜，医院的门诊和病房已从白天的喧嚣中安寂下来，就连当天晚上的急诊也比平时清净许多。我刚洗完手准备下班，"120"急促的笛声由远及近地响起。

"120"急救车刚开进医院，抢救担架上"喇"地跳下一位年约四五十岁的中年男子，慌张而又急切地冲向厕所，随行医生向护士交接道：长兴岛的船停航啦！用小拖船送来的，是室上速，心率大约160次/分。他说完便将交接单交给护士，随即转身离开。

等了五六分钟，患者迟迟未走出厕所。一旁的我屏不住了，对着厕所大门，往里喊："哎，那位男同志，你没事吧？"没听到里面回声，我又喊了一遍："里面的同志，你还好吧？咋样啦？"

还是没回答，一种不祥的预感袭上心头。顾不得男女有别，我一个箭步冲进厕所，见该男子头耷拉在一边，人蹲在厕所蹲位上，额头布满了豆大的汗珠。我急得大声呼叫："来人那，快来厕所，这个人不行啦！"

隔壁诊室的几位男医生听到求救，急忙奔来，将患者抬到了急救床上，监护仪显示，患者心率只有4次/分。内科陆医生很快下达医嘱："'心三联'一套静脉推注，加压面罩吸氧，气管插管！快！"

没想到，"心三联"推下去，气管插管、高流量给氧，患者的心率越来越快，78、140、180、260、268次/分！此时患者也已渐渐苏醒过来，呼吸也升到了46次/分，只见他双眼圆睁、神情狰狞恐怖，搀着我的手，使劲地抓挠着喉咙，说："医生，快救救我！我的心脏要跳出来了！跳得我好难受呀！我要死了！快救救我呀！"

陆医生小声地嘀咕："这咋办呀，这样跳下去，迟早要心衰的呀！"正在一筹莫展之际，突然，她一拍大腿，大声说："快把张丽葳叫下来，她今天心内值二线班。"

没过多久，张医生匆匆赶至，快速地浏览了一下病历，简短地询问了一下病史，果断地说："准备除颤仪！150焦耳，同步电复律！"

"啪！"患者从床上弹跳了一下，心脏受到了击打，眼睛睁得像铜铃一样！随即，奇迹的一幕出现了，患者的心率直接由268次/分，变成了78次/分，窦性心率，患者转复成功！

抢救室里一片欢腾，所有在场的人雀跃起来，不住地互相拍击双手，表达着对生命得以延续的喜悦心情！慨叹着生命的顽强与坚韧！大伙儿看着张医生的眼神也是那么欣喜、继而生出深深的敬意！

第二天，一名二十几岁左右的年轻男子来到医院，手捧鲜花，双膝跪地，感谢医院救了他父亲一命，并点名要见昨晚上将他父亲从死亡线上拉回来的那位女医生张丽葳！

此事已经过去多年了，却宛如昨日发生的一样，历历在目！

张丽葳主任在急诊室工作二十多年，挽救了无数患者的生命，是急诊室的"定海神针"，大家的主心骨！有她在，我们心里就踏实，就有无往不胜的信念！

朱袁青，上海市第七人民医院输液室护士

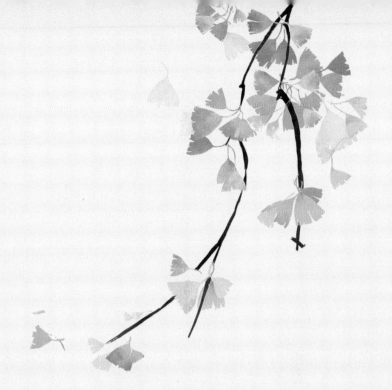

# 十年育人

# 从中医"小白"成长为中医护理人

金咏梅

从2012年开始,我所在的上海市第七人民医院,根据国家中医药综合改革试验区建设的需要转型升级。至2015年,成为上海中医药大学的附属医院。

随着医院的转型,我对中医的态度也发生了巨变,由最初的排斥到后来的关注、由被动学习到内心热爱,直至今日可娴熟运用中医技能,前后历经十年的时间。十年间,我由一名普外科病区护士长、中医"小白",成长为现今的护理部主任、主任护师、上海中医药大学硕士研究生导师、国际淋巴水肿治疗师,并创立了乳腺癌患者"粉红丝带"俱乐部。

## 一件小事让我爱上中医

医院转型之初,我对中医是排斥的。当时,我对中医药的理解是,对一些慢性病患者来说,中医慢慢调理或许有些作用,但对于需要手术治疗的外科患者,特别是一些急症手术患者,中医根本解决不了问题。可是,一件小事改变了我对中医的认知。

那是一位乳腺癌术后的患者,因一侧乳房切除,导致患侧上肢淋巴回流障碍,患侧上肢严重水肿,影响功能。在进行一系列常规治疗后,水肿仍很严重,患侧上肢无法自主活动。大家感到一筹莫展,抱着试试看的心理,请中医康复科会诊。

会诊的建议是每日两次中药外敷加中医推拿理疗、穴位按摩。仅仅3天的时间,患者上肢水肿明显消退、功能慢慢恢复;一周后,患侧上肢能够平展。我当即惊叹中医的神奇,领悟到中医学的博大精深,也为自己对中医的浅薄认知感到羞愧。于是,从穴位到经络、从气血到脏腑……我开始认真学习中医药知识。

当了解到耳穴埋豆可以安神助眠时,我尝试着在自己身上试验。我一向睡眠不好,经常服用助眠药,可长期服用助眠药,让我心理上多少有些负担。经过两周的耳穴埋豆,我的睡眠质量明显改善。于是,我开始在病房内推行耳穴埋豆技术。外科病区很多患者因术前紧张导致睡眠障碍,常规术前一晚予以口服安定,自从耳穴埋豆应用后,安定的用量急剧下降。

现今，每个病区内都有中医治疗室和多种中医治疗仪器，病区根据病种特点开展相应的中医治疗。走进乳腺外科病区，一股淡淡的艾草香氤氲在病区各个角落；走廊两侧，展示着各种中医药知识，让人感受到浓浓的中医氛围。每日午后，护士带着患者练习八段锦，部分患者接受各种中医治疗……经过十年的学习和实践，我对中医有了全新的认知，也成长为中医护理专家。

## 让中医护理服务成为特色品牌

根据自己的专业特长，我于2016年创立了以乳腺肿瘤患者为服务群体的"粉红丝带"俱乐部，且已成为上海市医疗服务品牌项目。在此基础上，我拓宽思路，利用中西医结合特点，以"七师协作一体化"（中医医师、护师、中医药师、康复治疗师、营养师、心理咨询师和个案管理师）服务理念为框架，引入中医治疗、康复指导、营养支持等多团队协作的整体服务理念，利用信息化手段为乳腺癌患者提供全程护理，升级打造出"护航粉红丝路"服务品牌，获得了中国医院人文品牌建设"风尚团队"荣誉称号。

在医院创建"大健康、大康复、大智慧"服务品牌的背景下，我带领团队重点关注乳腺癌术后康复问题，组建中西医结合多学科协作执行团队，创立的服务项目"健康赋能视域下乳腺癌术后健康管理模式的构建与实践"获得第七季改善医疗服务行动全国医院擂台赛总决赛卓越案例。我遵循医院"做浓中医、做强西医、做实做特中西医结合"的宗旨，以名医、名科、名药带动医院中西医特色发展，联合区域内8家社区卫生服务中心，构建"医院—社区—居家"联动中医慢病管理模式。其中，"心之桥"——构建中风患者"心身同治"医院—社区—家庭服务模式荣获上海市创新医疗服务品牌、上海市中西医结合学会科技进步奖三等奖。

作为护理管理者，我深知人才是医院护理事业发展的驱动力。护理队伍中缺乏中医护理人才，我建立并完善"青芽—青苗—青树"一体三翼的阶梯人才培养体系。项目启动5年来，共培养出全国中医护理骨干5人、上海市科委扬帆计划人才2人，以及市护理学会、院校和区级各级人才35人。

这十年，是中医药高速发展的十年。无论是对医院还是我个人而言，都是非凡的十年、奋斗的十年、收获的十年。继2019年荣获上海市护理学会"杰出护理工作者"称号，我又于2022年荣获第六届上海市卫生健康系统护理界最高荣誉奖——"左英护理奖"。这一切，要归功于国家对中医药发展的利好政策，归功于这个伟大的时代，归功于医院的转型发展。作为上海市护理学会中医（中西医结合）护理专业委员会副主任委员、浦东新区中医护理专业委员会主任委员，我将不负使命，扛起责任担当，全身心致力于中医护理事业的发展，为中医学的发展贡献自己的力量。

　　　　金咏梅，主任护师，上海市第七人民医院护理部主任，上海中医药大学硕士研究生导师，上海市"左英"奖获得者

# 与院长的三次握手

陈 奇

1998年12月1日是我一生中最激动的时刻。怀着青春的梦想，我来到了上海市第七人民医院人事科。

"一座桥、两栋楼、三排房"，一直停留在我的记忆深处。在医院附近，我怎么都没有找到传说中的"高桥"，只看到一座矮矮的黄潼港石桥；走进医院，东面两层高的砖木结构门急诊楼和西面十三层住院楼略显格格不入；行政楼、后勤楼、宿舍楼三排房横七竖八。唯有"上海市第七人民医院"的院牌在这杂乱无序的建筑中显得格外醒目。但随着"120"救护车来回穿梭，这家二级综合性医院，承载着高桥地区老百姓的救治任务。

在七院工作的20多年来，我感到最激动的是与院长的三次握手，也是我与七院同枝相连共成长的见证。

## 第一次握手：定岗人事

我与院长的第一次握手，是在我报到后定岗的那一天。时任院长张国通见到我后，亲切地说："人事工作的专业性、政策性和延续性都很强，你从行政管理向人事管理转型发展，是机遇更是挑战，你一定要准备好。"为了尽快进入角色，除了老主任的言传身教、精心传授工作内容、工作方法和流程之外，我把所有的业余时间都放在学习人事法规、专业政策上，同时向医务处老师请教医疗知识、到图书馆翻阅医疗书籍、到临床一线了解救治流程、到手术室观摩手术、旁听疑难病例讨论……通过十余年在人事岗位的学习沉淀与打磨，各方面能力迅速提升，我于2011年被任命为主任助理。

## 第二次握手：迎接挑战

我与院长的第二次握手，是2012年4月5日下午。一位身材魁梧、英气睿智的中年男子来到人力资源部与我们一一握手，这是我第一次见到传说中新来的院长王杰宁。我清晰地记得，王院长对我说："年轻人要多学点本事，眼界决定境界，思路决定出路，加油努力。"

当时，没有人能想到，在一声声问候、一声声关心的背后，七院正在孕育一场华彩的蜕变。

因国家中医药管理局拟在浦东新区打造中医示范区，机遇落到了当时还是二级综合性医院的七院。王院长作为原第二军医大学的医院管理精英以及浦东新区分管科教工作的领导，以其高屋建瓴的意识、丰富的管理经验，给"久旱"的七院带来了一场"春雨"。"转型发展，管理先行"的理念一下子深入到医院每一个人的心里。2013年，七院全面吹响创建三级甲等中西医结医院的号角。我与医院共同经历了"白加黑、5+2"、从无到有的艰难突破。我与爱人是双职工，克服了家庭、老人、孩子等诸多问题，积极配合主任做好中医人员的招录、人才的引进、JCI的管理、职称晋升、中医师承、科教管理等方面工作。"宝剑锋从磨砺出、梅花香自苦寒来。"汗水和泪水没有白流，通过"创三"的洗礼，我的工作能力和管理水平有了长足的进步，在院长的鼓励与自身的努力下，我的职业生涯发生了变化，2013年被任命为人力资源部副主任。

医院的发展进入了快车道，2015年医院又创建成为上海中医药大学的附属医院，管理内涵发生了天翻地覆的变化，师资教育、继续教育、科研管理、师承培训等对年轻人都提出了更高的要求。经过院领导的商议，医院遴选一批管理骨干参加南开大学与澳大利亚弗林德斯合作的医院管理硕士研究生学习，我有幸成为其中的一员。作为一名非医疗专业的学员，要完成12篇医院管理中英文论文对我来说极其具有挑战。"别人能做到的你一定能做到"，是院长的话鼓励了我，经过两年半时间的学习，我顺利毕业，同时取得了高级人力资源管理师的职称和剑桥大学人力资源总监岗位证书的资质。

## 第三次握手：履职新岗

我与院长的第三次握手，是在2016年4月。王院长给部分职能部门新任命的正职领导开了一场座谈会，并与大家一一握手。这是我最忐忑的一次握手，因为院长给我的不仅仅是一份聘书，更是一副担子、一份责任。此时的医院无论是基础建设、硬件设施，还是医院团队建设、学科建设等跟原来相比已经脱胎换骨，但是医疗综合能力离老牌三甲医院还是有相当大的距离，特别是中层干部管理能力的提升、学科内涵建设、绩效国考的成绩、艾力彼排名、中医质量等有待提升。作为组织人事处处长，我清楚地知道传统的人事管理已经很难满足医院高速发展的人才队伍建设需求，要从传统单一的人事管理向组织、绩效、学科人才综合管理转型是当务之急，人事管理团队建设、人才培养刻不容缓。通过岗位重新核定，科室团队由原来的3人扩充到7人，学历要求从原来的本科提升到硕士研究生；工作内涵由原来的人事管理扩展到人力资源战略规划、人才引进与招录、薪酬与绩效、干部任命与选拔、组织管理与考核、职称晋升与聘任六个方面，将传统人事管理优化为人力资源管理，为医院高质量发展保驾护航。

2020年除夕夜，突如其来的新冠肺炎疫情席卷中华大地。我们不断接到上级的任务：支援武汉、上海隔离点位开设、外出核酸采样、方舱全面启用等。所有人员安排工作，医院组织人事处都要全面参与。面对任务急、任务重，院长亲临指挥调配人员，很长一段时间我与院长的通话都是在深夜甚至凌晨。

在七院的这20余年间，我亦从励志青年迈入中年，不知不觉中已经与七院结下了深厚的感情，见证了医院一路以来的变化。蓦然回首，青春不再，但最重要的就是将工作中的智慧、专业、理念、方法与经验传承给新时代的七院人，正是这一棒一棒的接力，为打造一所国内一流的智慧化三级甲等中西医结合研究型医院奠定了基础，为七院明天的高质量发展添砖加瓦。

陈奇，上海市第七人民医院党委委员、组织人事处处长

# 从临床到后勤

益雯艳

不知不觉中，上海市第七人民医院创建三级甲等中西医结合医院已经十年了。记得十年前刚提出"创三"的时候，我还是急诊监护区的护士长，十年后，我是后勤保障处主任。这十年，不仅是医院转型发展的十年，也是我个人工作、事业、成长的转型之路。

## 急诊的烽火年代

2012年"创三"准备期，医院为了充实急诊救治力量，建立急诊抢救—留观—急诊重症监护室（EICU）联动机制，通过统筹安排，将原输液室一半区域改建成EICU，从此EICU的10张重症床位，为医院的危重患者抢救提供了重要保障。在这里，我们抢救过遭受电击导致心搏骤停30分钟的年轻小伙、抢救过服毒自杀的花季少女、抢救过被车碾压的幼儿、抢救过各种疾病导致的生命垂危患者……正是由于我们的急救联动机制，让患者从一开始就能系统的接受重症救治，为垂危的生命打开了一条条生路。

那时我是EICU护士长，炎夏的一个午后，我突然接到急诊抢救室的电话："护士长，快点过来帮忙！"过去一看，3名高热中暑的建筑工人躺在抢救室，其中一位全身抽搐，那天虽然是周末，由于我们当时已经建立的联动机制，因此在接受批量伤的时候，立即启动了应急预案，EICU及留观区的高年资医护人员立刻到抢救室支援，同时联系急诊主任到现场指挥抢救，我一边参与3名患者的现场救治，一边安排EICU准备好亚低温设备及急救设施，准备接受3名患者的进一步治疗，在完成了抢救室一系列前期排查后，3名患者被迅速转移至EICU，此时EICU的人员及设施全部准备到位……经过近60个小时的抢救，患者均脱离了危险。

临床医疗离不开护理，在临床大力发展中医的同时，护理条线也与时俱进，开展各种中医护理和中医治疗，有个别护士不理解为啥在繁重的护理工作下，还要增加中医学习，护理队伍一度情绪波动严重，医院及时调整政策，夯实护理队伍建设、强化专科能力，让护士专业能多元化发展，开展了多种培养、晋升机制和评比活动。我有幸成为第一批美国心脏病协会认证的BLS导师，医院第一批急诊、危重症专科护士，第一届、第二届金牌护士，我带领的EICU团队成为第一届、第二届品牌团队。而今，原EICU护理团队中的多名护士，已经成为医院不同科室的护理管理者或护理专家，为护理人员扎根临床、多元发展创造了良好的开端。

## 后勤的重新出发

因为工作需要，我从临床转岗到后勤，一开始大家都用羡慕的眼光看我，因为在十几年前，临床高年资护士体能下降，最好的出路就是转岗至相对轻松些的岗位。对我来说，轻松倒不是我的目标，在急诊的二十年时间里，我已经习惯了晚上的电话、节假日的值班以及永远不知道何时到来的意外。所以，进入后勤的第一年，我是以学徒的身份跟随后勤保障处主任陶保华学习的，来到后勤以后才知道，后勤工作的急迫性不亚于急诊救治，有公共设施的故障，有临床服务的缺陷，还有各类治安问题、配合时间紧急施工的问题等等，也都是争分夺秒的事情。我一边学习后勤工作，一边了解国内外后勤管理的新动向。

随着现代医院管理发展的理念，医院后勤服务从原来的管吃、管住、管阿姨向着安全管理、节能降耗、专业化队伍建设发展，业务上也要求专业化、精细化、标准化发展，院长还戏称"医院后勤是医院的第四个轮子"，我作为后勤新人，如何能带领后勤团队跟上现代化医院发展理念，能更好地为临床医疗服务呢，这是我必须思考的问题。后勤团队经过了JCI评审前期准备工作，对如何打造放心医院有了更深的理解。尤其是2020年的疫情，后勤部门成为抗疫的重要力量，守好大门、做好消杀、保障吃住、员工管控等等管理新问题层出不穷，我们一一克服，在疫情的三年时间里，我们医院没有停止过一天医疗服务，和后勤强有力的保障密不可分。

在后勤的五年里，我见证了从医院办后勤到后勤社会化的转变，未来后勤发展还将往集约化发展；在安全生产上，根据安全生产管理要求，完善了各项规章制度78项，各类应急预案34份，今年还将参与安全生产标准化二级评审；在能耗管控上，我们运用两年时间论证，最终制定出符合医院发展的节能改造方案，使我院的万元能耗比从2017年的0.023下降至2021年的0.016，下降幅度达30.5%；后勤信息化建设相较于临床明显不足，但是我们奋起直追，在两年前完成了能源分项计量平台建设，2022年我们依托第三方平台搭建后勤管理中心，建设集设备、物业、安保、客服、餐饮、能源、质控、停车、机器人管理于一体的信息平台，为院长驾驶舱的建设提供数据支持。为了更好地带领后勤队伍，我考取了《安全生产管理员证》《上海市餐饮服务从业人员食品安全知识培训合格证》，参加了《第八届医院基建和后勤管理班》学习，撰写的文章《医院患者停车满意调查分析及对策》获优秀论文奖，而我们的后勤团队，在国家中医药局通报表扬中医药系统2018—2020年改造医疗服务先进典型中获先进科室表扬，能源改造项目也获得了第五届中国医院管理奖后勤管理组全国优秀奖。

　　纵观十年，是医院高质量发展的十年，我们作为七院的一分子，用一点一滴的平凡积累出从量变到质变的过程，最终医院在国家中医药管理局公布的2021年度国家三级公立中医医院绩效考核成绩单中，收获了三级公立中西医结合医院全国排名第三的好成绩，这是我们每一个人的荣耀！"鲜花和荆棘同路，泪水伴欢笑齐飞"，最后谨以此句与七院人共勉。

益雯艳，上海市第七人民医院后勤保障处处长

# 自己选的路

陈娇花

2012年8月8日，特大台风袭来的那天，我在医院院办副主任竞聘的会场上承诺：我能做好这份工作，给我机会，我就会证明自己。

其实那时我才刚来上海市第七人民医院才一个多月，在此之前我从未涉足过卫生行业，我只是信息科的计算机工程师，用当时的话来说，我是个正宗医院的"临时工"，虽说初生牛犊不怕虎，可那时我连掂掂自己分量的觉悟都还没有培养好。

然而医院给了我机会，"创三"的工作铺天盖地压来。我问自己，敢不敢像我说过那样，问心无愧地对得起自己的承诺。

工作都很琐碎：医院VI体系建设、院内环境改建、电子屏项目建设、中医药文化布置、门急诊楼标识系统改建、医院科室形象片、新大楼基建协调，还有来不及提上计划的评审接待准备、相关工作联络以及日常的办公室工作等。

工作十多年，我一直觉得自己吃得起苦、挑得起担子，我曾经一个月飞几次天南海北，曾经通宵写过很多技术文件，曾经培训过数百名市场销售人员，曾经做过好多好多次工作方案与总结，但这一次，我的周工作计划多达三十余项，每周完成进度却不足一半。

我就像"一条鲶鱼，进了一个温水的池塘"，摆在面前的工作多到甚至连复盘的余暇都没有，只知道不停地接受项目不停地设计方案不停地再被否决，然后周而复始。很多理念和观念的冲突，需要一次次去讲解说服，试着让身边的医学专家们听懂、接受，我第一次知道原来沟通的成本如此之高，身心俱疲。各种供应商、施工方的联络确认，事业单位与企业的巨大差别，都能让原本的方案预期走到面目全非。

从来没有这样全身心地投入工作，没有家庭观念、没有休息时间、没有任何自己的生活。每天早晨7点多开始工作，晚上11点多离开办公室就算早的了，有时候半夜两三点了就在办公室卷个铺盖直接睡觉。我一直是个很胆小的人，深夜的行政楼空荡荡的，经常会传来楼下患者家属痛苦的哭喊，但是太累了，累让人忽略恐惧。说实话，我自己都不知道我原来可以那么努力，但，这是我自己选的路。

说不焦虑都是骗人的，常常半夜想起某件尚未着落的事情，半梦半醒辗转无眠，极力克制自己半夜打电话质问的欲望。也常常被领导质问，心里充斥着无比的挫败与焦虑，然后再将这种情绪传达给做项目的厂商和朝夕相处的同事，"低气压"持续蔓延。每一个项目每一个时间节点，都会出现各种各样的问题，每天都在出现问题解决问题、再出现问题再解决问题中度过。

所幸，我的背后有一个坚强、执着、守望相助的团队。感谢临近退休的赵德明主任，从来没有对我这个"临时工"另眼相看，始终包容指导，知道我卫生专业知识欠缺，默默地挑过科室承担的评审专项，从不责怪我精力不足、能力不够，给我这个野路子的副主任坚定的支持与肯定。感谢办公室里每一位姐姐妹妹，在我宣泄情绪的时候，咬牙忍受，面对我们完全无力解决的问题，始终默念办法总比困难多，总能杀出一条全新的路。

每一次我觉得辛苦无法继续的时候，他们都是我坚实的后盾；每一次互相的支援与补台，让我知道，我们是一个牢不可破的整体；每一次同行路上的共同坚持，让我这个"临时工"，产生了深刻的归属感。特别熬不下去的时候，我在微博上转发了一段话安慰自己：也许有一天，你发觉某一段日子特别的艰难，但是收获会特别巨大。

2013年4月13日，我们顺利通过了三级甲等中西医结合医院的评审，我这个"临时工"，可以问心无愧地回答自己，我按时按量完成了所有我应该做的工作，转头看看过去这一段的自己，骄傲无比。

曾经我有无数的棱角，我以为社会的摔打才能磨平那些棱角，但现在我知道，真正的责任与重压，最好的团队与信任，稳定的环境与支持，才能打磨出那个最有价值的我。我对得起自己的承诺。自己选的路，跪着我也会走完。

陈娇花，上海市第七人民医院健康管理部主任

# 从康复"新兵"到"元老"

于小明

2021年3月25日，星期四，一个普通的日子。但是，对于我和康复医学中心而言，却是让人激动与骄傲一天。

在全院的支持和康复医学中心的努力下，中国康复医学会批复同意成立中国康复医学会医康融合工作委员会，院长王杰宁担任主任委员，上海市第七人民医院（以下简称：七院）为挂靠单位，这预示着七院的康复站上了更高的新平台。

回望这十年工作的点点滴滴、加班奋斗的日日夜夜，与康复医学共同成长，心里依然激情澎湃。

## 康复起步，步步维艰

目前我是康复医学党支部书记、康复医学中心副主任、医务处副处长，虽然担任很多行政职务，但是我始终牢记一名康复治疗师的身份，坚持进行康复知识的宣传，让更多的人知道康复、了解康复。

2007年8月，我以一名应届毕业生的身份通过重重考核，很荣幸地成为七院建院以来的第一批康复治疗师，当时康复科医师4人、康复治疗师2人。

愿望很丰满，现实很骨感。康复医学作为一门新兴的学科在2007年还不为广大病患知晓，我实习是在上海华山医院，华山的康复医学科当时是上海最好的康复科室，当然现在全国排名也是第一，患者对于康复很了解，沟通起来无障碍。但是当我进入一个刚刚开展康复治疗的医院这种优势荡然无存，除了我本身康复治疗技术不够熟练以外，患者对于康复认知是最大的障碍。首先是称呼上，康复治疗师分为物理治疗师、作业治疗师、言语治疗师，患者却称呼我为按摩师、推拿师，有的甚至叫服务员，让人哭笑不得。其次是临床医师对于康复的认知，不论是神经内科、神经外科、骨科还是ICU，都注重于患者抢救，对于患者功能障碍认识不足。这些让我深深地认识到康复还有很长的路要走，患者的康复理念要提高。

## 初露头角，厚积薄发

这种浑浑噩噩的状态一直持续到2012年，也是我到七院工作的第五个年头，从一名青涩的毕业生慢慢地成为一名掌握多种康复治疗技术的康复治疗师，主要擅长神经系统疾病的康复评定与物理治疗。

这年，医院正式和上海中医药大学康复医学院签约共建，在康复科的基础上成立康复医学部，康复医学部为一级临床科室，下设五个二级临床科室，床位共计77张，包括神经康复、骨伤康复、烧伤康复、儿童康复、康复治疗师管理办公室，首次将康复治疗师成立单独科室，拥有治疗师14人，并进行康复治疗专科分类，分为物理治疗、作业治疗、言语治疗。我也被任命为康复治疗师管理办公室主任助理，承担了康复治疗师的管理工作。医院明确康复治疗师管理办公室作为平台科室，在全院推广康复工作，这是医康融合的雏形。

经过几年的工作，让我充分地认识到，康复推广的重要性，要让医师、患者都了解康复，让我们的治疗师在治疗过程中注意康复的宣教，与医师查房过程中注意多讲康复，病例讨论中多发言，多强调功能障碍的康复。

那几年过得非常充实，除了临床工作以外最多的就是学习。上海中医药大学康复医学院的老师们利用中午休息时间、晚上下班后的业余时间给我们上课，将学校的知识复习了一遍以后还结合临床实践，让我们体会到什么叫温故知新；康复治疗师们自发组织文献阅读、课题讨论、科研思路头脑风暴等；治疗空余几个人互相在对方身上操作刚学的新技术。在这个平均年龄只有二十六七岁的临床科室里，学习是大家共同的话题，也为以后治疗师独当一面打下了坚实的基础。

## 弯道超车，笃行不怠

年轻人就是这样，对于工作、生活满怀激情，对于未来充满憧憬，有强烈的实现人生梦想的愿望。前期良好的学习氛围和学习态度一直影响着我们，以至于后面几年面对重重困难的时候我们还能保持积极向上的心态。

我从2015年开始担任康复治疗科的副主任，康复医学的病房分了合、合了分，但是康复治疗科一直保持一个平台科室服务于全院，可以说是大康复模式（医康融合）实际践行者。

机缘巧合之下，时任中国康复医学会会长方国恩于2017年至2020年连续四年都来到我院指导工作，我院"大康复"模式也在这几年迅速发展：2020年11月27日于北京召开了中国康复医学会大康复工作委员筹备会议，2021年3月25日中国康复医学会批复同意成立中国康复医学会医康融合工作委员会，同年7月中国康复医学会医康融合工作委员会在上海正式成立。2022年7月，七院获得中国康复医学会医康融合十大价值案例，这标志着七院康复医学中心利用医康融合模式弯道超车，站上了国家级康复平台。

作为七院的康复"元老"，非常荣幸和康复共同度过了美好且富有激情的十年，希望七院康复在新的平台、新的高度上再创佳绩，我愿同康复同成长。

于小明，上海市第七人民医院医务处副处长、康复治疗科主任

# 有志者事竟成

陆志成

十年，之于浩瀚的宇宙，如白驹过隙，流转飞逝，就像《赤壁赋》中所说："寄蜉蝣于天地，渺沧海之一粟。哀吾生之须臾，羡长江之无穷。"而十年对于我和上海市第七人民医院来说，是历历在目的充满激情奋斗的岁月。回望这十年来的点点滴滴，一幅幅画面在我的眼前回闪，有奋斗，有坚持，有挫折，有感恩。

回首过往，57年前我出生在上海市第七人民医院，注定了和七院结下了一生的缘分。求学之路我毅然选择了医学检验专业，毕业后在七院工作。从一个检验专业的小白做起，一路走来有很多波折，我相信就像我的名字"志成"一样，"有志者事竟成，苦心人天不负"，我在工作期间担任了蚌埠医学院教授，上海中医药大学研究生导师，七院检验科主任、医务处主任等，成立了长三角细胞诊断专科联盟。

如果把我的前半生比作一部交响曲，那么我在七院的最近十年，应该称得上是里面最华丽的乐章。我很荣幸能够参与到医院的发展和科室以及同道一同成长。

2012年到2013年对七院"创三"来说是重中之重的年份。当时我身兼输血科主任、检验科副主任，后来兼任门办主任。每个岗位都有着极其重要的职责，在"创三"的大局面前，每个部门都需要完成众多日常工作和"创三"指标。工作忙时，归家的日子寥寥可数。起初家人也有怨言，但还是给予了全力的理解和支持。加班加点的处理当日门急诊办公室的医患问题，协调输血科与临床相关业务，还要兼顾检验科的日常工作。夜以继日地处理桌案上的资料，再苦再累毫无怨言。记得一个家庭困难的病患，我几经周折后给他解了医药费的燃眉之急，这事更加坚定了我"创三"的决心和服务患者的信念，让医院变得更好，才能更好地服务于患者。本着这份初心不改，经过大家的努力，我所在的科室保质保量完成各项指标，医院于2013年顺利晋级为三级甲等中西结合医院，能在医院里程碑的历史节点，参与其中，我既幸运又感到无比自豪。

2014年，我兼任医务处处长。工作的节奏，何止一个"快"字，更多了份谨慎和担当。医务处肩负着整个医院的医疗质量和医疗安全，责任重大。除了处理各种医疗难题，协调各科各组的工作，还经常碰到危重症患者的抢救，而危重孕产妇患者又是重中之重。每每碰到此类事件都会惊心动魄，如履薄冰。那天下午接到急救事件电话，一位子痫的孕产妇合并心衰，极其危重。刚送到医院，患者就出现心衰加重。作为医务处处长，我立马警觉起来，即刻启动应急机制。当即协调妇产科、急诊科、心内科、输血科、重症监护科、神经内科等，第一时间赶赴现场进行急救处置，并上报浦东新区妇保所，联系专家会诊指导，就地抢救。调动全部力量，齐心协力抢救，使该患者转危为安。记得那晚相关科主任和院领导全部在医院守了一夜，第二天我整个人都虚脱了。这是我任职医务处处长期间，协调抢救的一个记忆深刻的病例。之后我带领医务处同道强化和优化了专家会诊制度，为以后的危重患者抢救提供更好的更强有力的保障，任职期间确保医疗安全、医疗纠纷明显减少。

2014年我又兼任检验科主任，身上的担子更加重了。紧随医院发展的步伐，检验科也全面开展"医教研"、人才梯队及科室建设。2017年输血科顺利通过了HIMSS6级考核，2018年我带领检验科筹备ISO15189申报工作。为了更好地满足临床对检验需求，2018年检验科门急诊进行大改造，启用医技楼实验室，并于当年加入上海市细菌真菌耐药监测网，次年与疾控中心共建成慢病实验室。本着共享互助，依托信息化建设，我不断加持自己的专业特长和检验科的优势。在"创三"转型后，为更好地服务浦东北片区民众，医院成立了区域医联体检验中心，使检验科与6家社区卫生服务中心实现信息互通，优化了检测项目，更好地满足了基层医院临床对更多检测项目的需求，并收到了肯定和积极的反馈。作为科室学科带头人，我加强了科室人才梯队建设：科室新增研究生6人，正副高5人；承担多项国家课题，国内核心期刊发表论文30余篇、SCI论文多篇，参编著作2部；主持参与市、浦东新区多项课题及浦东新区重点专科及重要薄弱学科建设项目，并以第一名顺利结题。检验科在硬件和软件方面整体不断提升，科室于2021年顺利通过ISO15189评审。十年耕耘，收获满满，我获得上海中医药大学"优秀管理干部"、"优秀科主任"称号，浦东新区"新冠疫情防控专项好干部"，连续8年优秀、院内记功2次，七院"好党员"、浦东新区"最美家庭"等多项荣誉。

天道酬勤，2021年检验科获得了"院长贡献奖"。很荣幸我和七院共同经历这精彩的十年，感恩七院，祈愿七院下个十年更精彩。

陆志成，上海市第七人民医院医学检验科主任

# 人人参与医院管理

戴红芳

2012年上海市第七人民医院准备转型为三级甲等中西医结合医院，领导把我从临床管理岗位调至行政管理部门——"创三办"工作。

在院领导全新的管理理念和创新思维的引领下，我从刚开始感觉迷茫和手足无措，到逐步适应角色的转变，把"以患者为中心"的服务理念转变为"以临床科室为中心"，为临床科室排忧解难，"创三"期间经常下科室与科主任沟通协调，解决问题，"5+2""白加黑"的忘我工作历历在目，在全院职工的齐心协力下，医院顺利通过了三级医院的评审工作。

之后我所在办公室职能从"创三办"转为质管办兼绩效办，医院内部在不断的改革创新，领导进一步深化了绩效改革工作、创新了管理方式。刚开始许多科室不理解，我带领科室人员深入到临床一线做工作，把绩效改革落到实处，通过绩效的杠杆促进医疗质量的提高。

领导把管理先行作为医院质量的抓手，通过提高职工素质等措施来调动员工的工作积极性，并引入了先进的管理方法——品管圈和5S活动。质管办作为第一执行者，把质量管理的理念深化到各个科室，共同学习持续改进的方法，同时激发了许多年轻人好学的劲头，短短的2年多时间就实现了质的变化，量的飞跃，业务收入一年上一个台阶。在科室品管圈活动中涌现了许多管理苗子，医院人人参与管理的氛围如火如荼。

由于工作需要，2017年，我转岗到医院感染管理办公室工作，工作性质变了，但我的工作热情没有丝毫消退。20多年的临床经验让我深感院感管理工作的重要性。于是，我利用业余时间研读医院感染管理的法律法规，用请进来走出去的学习方法，以最快的速度适应角色的改变，把院感管理的最新理念带入医院。院感工作的进步得益于领导先进的管理理念，通过JCI评审，医院的硬件设施有了很大的改善，院感的重点部门如ICU、内镜室、妇产科等在装修新大楼前，经过院感专家对图纸的专业审核，使布局更趋合理；院感信息化管理软件的上线；医疗废弃物的电子信息化管理；分散在各科室重复使用的物品集中供应室统一清洗、消毒，做到了同质化管理；每年举办以问题为导向的感控周活动；建立医用织物洁污轮转库和地巾抹布洗消中心；为了员工的健康和安全，医院在重点部门安装了人机共存的消毒器，降低了员工和患者的交叉感染风险等，这些举措都走在了浦东新区其他医院的前列。我也在从事院感工作一年后担任了浦东新区院感专委会副主任一职，2年后进入上海市院感质控专委会，医院的院感工作得到了浦东新区和市里专家的一致认可。这些成绩，是七院见证了我成长的脚步，是同事、领导让我在一个个新的工作环境中逐渐成熟、成长，懂得了即使在平凡的岗位上，只要勤勤恳恳、兢兢业业，也能做出不平凡的成绩。只有不断去挑战自我、经营自我，发挥自己的潜力和干劲，才能体现自身的价值和无限潜力。

七院这十年，是改革腾飞期，也是我快速成长期。每每想起这段峥嵘岁月还是热血沸腾，院感之所以在短短的时间内有了全新的面貌，得益于医院迅猛发展的平台，得益于锐意果敢的领导，得益于自强不息的员工。

时光荏苒，三十多年来，在七院我已由当年参加工作时的"新人"变成了如今已退休的"老人"，岁月无情，但只要陪着它一起赶路，到老也就没有什么可遗憾的了。

我爱我的职业，我爱七院，我要继续发挥余热，做好传帮带工作！

戴红芳，曾担任上海市第七人民医院质管办、院感办主任

# 躬耕十载，逐梦七院

邵红梅

2012年春，根据国家中医药综合改革试验区建设的需要，拟将上海市第七人民医院由二级综合医院转型为三级甲等中西医结合医院。岁末，为开阔护理管理者的眼界、提高护理管理能力，医院有史以来第一次选派20名护理管理者及护理骨干到新加坡樟宜医院进修学习，我有幸位列其中，那是我第一次因为工作的关系出境学习。

走出国门看外面的世界，真的是大开眼界，第一次在境外的医院深入学习参观，看到了不一样的医院环境及工作流程，了解到不一样的管理方式。医院内环境整齐干净，就诊流程方便快捷，各种设施细节充分考虑到医务人员和不同患者的特殊性，特别人性化。医院内还有咖啡吧、小食铺、花店、小超市、药店等，感觉这不是医院，而是五星级宾馆。当时内心很羡慕，期望自己所在的医院也能如此。

在樟宜医院参加了一次服务类优秀员工表彰大会，气氛相当轻松活跃，那次受到表彰的是窗口服务人员和后勤保障人员，每个人脸上都洋溢着职业荣誉感。樟宜医院每年有各种各样的表彰会，不分科室、岗位，只要工作上表现突出，每个人都有获得表彰的机会。受到表彰的员工深感自豪，其照片和事迹被做成海报贴在院内的荣誉墙上，成为大家学习的楷模。

参观学习归来，借鉴樟宜医院的管理理念，大家集思广益，在工作流程和病区环境上做了部分改进……

2013年，医院成功晋级为三级甲等中西医结合医院。因为工作需要，我由临床护理管理岗位转至行政职能管理岗位，参与医院文化的构建。为凝聚员工向心力，营造争先赶优的工作氛围，院领导决定在全院范围内开展"最具价值员工"评选活动，树立标杆，进行表彰。评选对象不分岗位，只要在岗位上表现突出、具有引领作用，皆可入选"最具价值员工"。

受樟宜医院表彰员工的启发，每次评选时我们都会制定一个主题，这样获奖者便可涵盖医院各个系统的各个岗位。评选过程中，我要采访候选人，挖掘其背后的故事，筛选内容，凝练文字，写出能突显个人特点的颁奖词，拍照或录像制作成小视频，在院周会上进行表彰。在完成这项工作的过程中，我遇到了前所未有的挑战和压力，所有的一切与我20多年的临床护理工作性质相差甚远。我只好从头开始慢慢学习……几年的时间，我的文字书写能力、语言表达能力及摄影水平都得到了不同程度的提升。

每次与候选人面对面交流，听取他们工作中的点点滴滴，那些简练的语言和细微的举动都让我从内心深处感到莫大的鼓舞、温暖和感动，他们热爱医院，珍爱工作岗位，努力去做好工作中的每一件小事，他们身上始终有一股向上向前的力量，有他们做标杆引领，内可凝聚员工力量，引领员工向着光亮的方向前行；外可树立医院形象，向社会展示"德仁·术精"的职业精神，践行"患者信赖，员工幸福，社会责任"的服务宗旨。

从2013年开启的这项评选表彰活动，至今已延续9年的时间，九年间，共评选出118位"最具价值员工"。其中，有临床一线的专家学者、年轻的医务人员、后勤保障人员及社会志愿者，他们均在各自的岗位上兢兢业业作出佳绩。"最具价值员工"的称号是对他们工作的肯定和褒奖，更是鼓励和鞭策。以此为起点，他们有的从青涩走向成熟，成为医院发展的中流砥柱；有的从优秀走向卓越，成长为区域名医，成为医院向外展示医疗技术水平和服务能力的名片。如今，"最具价值员工"的评选与表彰作为医院文化的标志性符号，已成为每年的年终表彰大会上必不可少的保留节目。

从2012年起，医院每年都会选派出优秀员工及专家学者远赴新加坡、美国等国家及台湾地区进修参观学习、访问。学成归来，他们把新知识新技能、新理念、新思维应用于工作中。同时，医院邀请美国及香港、台湾地区的同行来院交流学习、传经送宝；并接受泰国、韩国等多家及香港、台湾地区的学生来院进修学习，吸纳他们加入七院团队，成为七院大家庭的一员；国内同行间的交流学习更是往来频繁。正是这样的交流学习，让七院的员工具有更为广阔的眼界和进取精神，短短十年的时间，大批人才迅速成长、特色专科彰显内涵，七院的综合实力和医疗质量一跃成为同类医院中的佼佼者。

十年的时间，医院无论是就医环境、硬件设施、医疗水平还是文化内涵，都发生了巨变。如今，花园般的院容和便捷的就医环境让医务人员和患者都倍感舒适温馨。十年前我在新加坡樟宜医院目睹的一切，如今都变成了现实，某些方面更有所超越。

我时常感慨：在我职业生涯最后的十年，赶上了医院转型发展的大好时期，进入知识和理念更新的快车道。这十年，是医院发展日新月异的十年，也是我个人成长速度最快、综合能力提升最强的十年。十年间，岗位的转换促使我读更多的书、博采众长、吸取更多的知识养分来充实和丰盈自己，以适应角色的转变。知识使我开阔视野，工作上的压力让我发现自己的潜能，岗位和职责让我学会站在不同的角度和高度考虑问题，接纳和而不同的多元文化，感受时代的变迁及医院的发展。

如今，我已离开工作岗位，享受美好的退休时光。可我依然关心关注七院的变化和发展。我希望七院一如既往的蓬勃向上、奔腾向前！也希望年轻的同行们传承创新，接过前辈手中的接力棒，继续奋力奔跑，一路快马加鞭，跟上时代发展的滚滚车轮，不负岁月，不枉人生！让七院在发展中不断超越！在超越中走向辉煌，登上巅峰！

邵红梅，曾任上海市第七人民医院党委办公室主任、工会副主席

# 风雨十年路，相伴共成长

沈春燕

当我接到"我与医院共同成长"的命题作文时，我打开了手机相册，看着一张张以往的照片，勾起了我的回忆，曾经的一幕幕出现在我的脑海。在这十年中，上海市第七人民医院经历了转型发展，从一家二级甲等综合性医院转型发展成三级甲等中西医结合医院、上海中医药大学附属医院。我也从一个戴着燕尾帽的门急诊科护士长，转岗成为营养科主任。

## 难忘的"创三"历程

2012年的"创三"的场景记忆犹新，当时担任门急诊科护士长的我带领护士们"5+2"、"白加黑"地为"创三"做准备，年轻的护士们纷纷放下家中年幼的孩子，为了一个七院人的共同目标——"创三"成功。大家优化环境布置，推出便民举措，学习中医知识，苦练中医操作。为便于大家理解记忆，我将需要护士掌握的知识凝练成要点，每天下班后传授给护士，急诊在夜间及节假日经常有批量伤的患者，因事发时科主任、护士长不在医院，现场组织协调时有忙乱。特别是某次周末的一起外环隧道的车祸批量伤事件，让我更加觉得现场组织协调的重要性。当时我接到电话通知后紧急赶往医院，一路上不停地电话联系人员、了解现场情况等等，因急诊抢救现场的忙乱，电话无人接听，我无法获得第一手资料，到现场后发现一大堆的事情需要协调处理。事后与急诊科主任和护理部主任协商，梳理急诊批量伤救治护理流程，建立起急诊护理值班长负责制的工作模式，这对以后批量伤的救治工作起到很好的作用，而且年轻护士组织协调能力的锻炼也为以后走上护士长管理岗位打下基础，目前我院就有多位科护士长、护士长都曾经担任过急诊值班长。

## 从"护理人"变"营养人"

2015年9月中旬我接到院领导的通知，因工作需要将我调到营养科从事科室管理工作，10月1日到岗。临时紧急的岗位调动让我不知所措，因为：一是我将离开我热爱的护理队伍，当我脱下喜欢的燕帽，默默地流泪了；二是我对营养科工作毫不知晓，担心无法完成领导交给我的任务。当院内的同事问我："沈老师，你要去食堂工作了吗？"我一片茫然，难道营养科就是食堂吗？当时正值医院各学科制定"十三五"规划之时，我当即取消了"十一"长假的外出旅行计划，查阅相关的资料与文献，了解上海各大医院营养科的人员配备、工作内容及要求等等。经过近半个月的准备工作，我自己的观念也开始转变，营养科应该是医院的"第二药房"，应该在患者的治疗过程中发挥应有的作用。秉承着这个理念我走上了新的工作岗位，结合三级医院营养科建设指南与医院的实际情况制定了我院营养科"十三五"发展规划，并在院领导的大力支持下逐步实施。

"管食堂"是营养科的基础工作，把基础工作做好一直是我工作的原则之一。我和营养师一起跑病房，患者意见颇多，各种难听的形容词砸向我们。如痛定之人，思当痛之时。要进步，必须改变。饭难吃，我们就调整食谱，增加品类，加强对食堂的管理，保证食材的质量；想改善伙食，我们就增加小锅菜及VIP套餐选项，各种靓汤，蒸炖焖煮，尽可能满足不同患者的需求，患者的就餐满意度比率也从当初的70%左右上升到95%以上。

## 我与营养科共同成长

满足了患者饮食需求的同时，我们也向临床科室求合作，要告诉全院：营养科不仅仅是"管食堂的"，更是"临床营养科"。

我先招兵买马，完善科室人员建设，科室从两名初级营养师的团队，到目前完整的人才梯队。我还安排员工外出学习、培训、进修以提高自身专业水平，培养了七院新星2名，启明星1名。临床也对我们越来越认可，病房的会诊量越来越多，营养查房、营养筛查及评估、饮食指导、ONS选择、肠内制剂配制、肠外方案调整，都需要营养医师及营养师的参与。肿瘤、肥胖、吞咽障碍等疾病，儿童、孕产妇、老年等特殊人群都来到营养门诊咨询。营养科各项质量指标明显提升，2018年被上海市临床营养质控中心授予"优秀质控单位"。

教学科研实现零的突破：成为上海中医药大学公共健康学院实践基地，每年接受营养专业学生的临床实习；举办国家级、市级继续教育项目4项，立项各级课题4项；发表SCI及核心期刊论文8篇，实用新型专利2项。

除此之外，我们也与周边社区友好合作，科普讲座、义诊活动开展得如火如荼。疫情期间，科室成员积极抗疫，采核酸、隔离点、方舱都有我们的身影。

一步一个脚印，一步一个台阶，在营养科的七年，也是我职业生涯中浓墨重彩的一笔。

　　风雨十年路，弹指一挥间，回首往昔，我才发现时光如此的匆匆。在这十年间，我获得了上海市第二届"左英护理奖"提名奖，成为上海市临床营养质控中心后备专家、中华中医药学会药膳分会委员等等。在这十年间，我从"护理人"转变成"营养人"，我爱上了这第二个专业。

沈春燕，上海市第七人民医院营养科原主任

# 我与七院共成长

汤莉伟

我从18岁那年来到上海市第七人民医院，直至今日，37年从未离开过，我对七院的情怀与执着与日俱增，只因它深深吸引着我，我痴痴眷恋着它。

我从临床护士到普外科、肿瘤科、ICU护士长管理岗位，直至成为大外科系统科护士长。2013年医院成功转型发展成为三级甲等中西医结合医院，从那时起，我离开了护理岗位，参与到医院5S管理岗位；2015年又承担了门急诊办公室主任这一角色，2019年来到健康管理部体检科，负责医院体检工作。我有资格说："我与七院共成长。"同时我也亲身经历并见证了医院的发展，特别是近十年王杰宁院长主持下的迅猛、高质量发展历程。

记忆中，自从转型成为三甲中西医结合医院后，"管理先行，管理出效益"这个理念深深根植在每个七院人行动中。我们有了品管圈、5S、JCI、核心制度以及各种国考标准指标等一系列管理工具和制度并落实在临床实践中，用科学理论依据指导着医院发展。

最难忘2014年台湾学习之行，我作为医院5S管理启蒙者感触颇深。台湾彰化基督教医院让我们看到了"无私奉献，谦卑服务"的洗脚精神、"简约统一的墙面文化"、"随处可见的醒目标识"、"细微精准的服务理念"等无一不让我们感受到他们的执着与细微。这里要特别感谢康程老师的认真付出、全院5S辅导员的热情参与，更要感谢医院领导亲自参与5S督查与临床实地指导。

其实，我最想表达的还是疫情这三年，特别是2022年的不易。春节刚过，突然而至的新冠疫情打破了上海原有的节奏与宁静，慌忙中，医院领导沉着冷静布局着医疗业务与疫情之间的平衡。然，无情的疫情让我们关闭了除急诊外的所有动态业务，健康管理部体检科也于3月25日不得不全部关闭，所有人员无论是即将退休的高年资医护还是刚刚入职的年轻同事，都参与到核酸检测与方舱工作中去了。那一刻我们的想法和目标只有一个，就是用最快速度与病毒赛跑制止疫情蔓延，因为我们是上海的医务人员，我们有责任和义务为上海人民做出应有的贡献。我们共同相伴走过了那风风雨雨的三个月……同事们在各自的抗疫岗位上发挥着自己的光和热。5月23日体检科全部人员都安全归队，我们终于恢复了往日的正常工作，开启了我们的体检工作。

　　常言道："路虽远，行者将至。"医院近10年在院领导带领下，团结一致、脚踏实地、意气风发、不断进取、收获满满。特别是2022年更是我们医院喜讯不断的一年，我们获得了"2021年度全国三级公立中西医结合医院全国排名第三""上海市第七人民医院入选上海市公立医院高质量发展辅导类试点单位""上海市五一劳动奖"等等，近年来的各种荣誉与收获是发展中的七院人有目共睹的。

　　对于健康管理部体检科来说，大家也见证了十年来点点滴滴的进步与成长，我们在近几年的上海市质量控制督查中，连续6年获得"上海市健康体检质控督查优秀单位称号"，并于2020年11月获中国健康促进基金会颁发的"健康管理学科建设和科技创新中心"奖项，那年我们与上海华山医院体检科主任并排坐在了广州的领奖台上，那时的心情我只能说：七院！你让我自豪！。

　　在党的二十大精神指引下，我们将在新时代新征程上展现新气象新作为，为创造伟大成就继续努力前行。

汤莉伟，上海市第七人民医院体检科主任

# 海与小舢板，车与高速路

陈 铭

严格地说，我不是医院的"老人"。当然，按院龄也不能算个"新人"，勉强可以算"半新不旧"。

2014年，我作为一个初踏入医疗行业的"小白"，来到上海市第七人民医院信息科，从事信息管理工作。虽说已经有15年的信息工作经验，但是医院的环境、医疗的流程，对我来说都是新的挑战和尝试。

始入七院，给我留下第一印象的就是王杰宁院长一直挂在嘴边的比喻：医院当年信息化的情况，就相当于航行在辽阔大海上的一个小舢板，坐满了乘客，在大风大浪里漂泊，随时都有沉没的危险。

这个比喻形象地说明了几个困难：**缺乏规划**——小船漂到哪算哪，没有目标，没有方向；**基础不牢**——几块木板几两钉组成的小舢板；**负载过重**——坐满了"乘客"。小小的船上承载了太多的系统；**运行不稳**——系统发生故障概率高，影响医院业务运行。

虽然说困难重重，但是王院长立刻用第二个比喻，缓解了我面临的压力：信息科要勇挑重担，用长远的眼光，以信息化专项项目建设为契机，规划和建设信息高速公路，让一辆又一辆的轿车、货车、大巴能够在公路上顺畅地跑起来，承载着我们的医疗数据，为临床工作增速，为管理工作提效。

这里重点提出了几点要求：**思路要清晰**——信息化必须是总体规划分步实施；**目标要明确**——信息化为临床和管理工作服务；**硬件是基础**——必须有稳固的高速公路才能承载一辆辆汽车；**应用须完备**——公路（硬件）建成了，没有车辆（应用）跑等于白搭。

都说信息化建设是一把手工程。院领导对信息化建设工作如何推进有思路有分工。业务科室作为信息化建设第一责任人，必须明确临床和管理需求，负责系统使用和推广。信息科作为信息建设技术责任方，做好系统建设，协调好软硬件承建方。有了领导的支持，有了工作推进的指导精神，虽然信息科仅仅6人，但我们拧成一股绳，一个人当作一支队伍来用，全心全意地投入到信息化建设工作中。

2013年，标准化机房投入使用，改善了原有服务器存储等核心设备在普通工作用房中使用的情况。

2014年初，HIS、门诊、急诊、住院、电子病历、LIS、PACS系统全面升级，为全院临床提供新的就诊工具。

2014年中，全面梳理信息化资产和管理制度，建立核心设备运维管理台账，摸清家底；创立信息需求沟通例会制度，每周召开业务和技术对接的信息例会，为后续信息化建设打下了良好的架构基础。

2015年，上线OA、科研、成本核算，优化原有的资产管理系统，自行研制开发绩效考核系统，临床数据查询系统等业务软件。在临床业务系统上线后，进一步完善管理功能。

2016年，临床数据中心初步搭建，建设患者主索引、患者360等数据中心应用，落实病区用药、输血闭环管理。全面打通门诊与住院。

2017年中，随着移动设备的普及和无线技术的广泛应用，移动OA、线上服务、移动支付功能陆续上线，为医院管理和患者服务提供了更加便捷的手段。

2017年底，结合信息系统建设情况，确定了医院下阶段将紧跟国家要求和标准，围绕等级保护、互联互通、电子病历分级评价标准开展建设。

2018年，通过互联互通成熟度模型四甲评审。

2019年，通过电子病历分级评价四级和五级评审。

2020年，取得互联网医院牌照，线上服务覆盖门诊、住院、体检服务。

2021年，数字化转型——便捷就医工作启动，精准预约、智慧急救、智能预问诊、线上电子病历、互联互通互认、医疗付费一件事、线上核酸检测七大场景功能全覆盖。

2022年，便捷就医2.0建设完成，门诊智能分诊导诊、智能院内导航、智能识别通行、医疗收费电子票据、智能诊后管理、基于区块链技术的中药代煎配送、便民一键呼救建设完成。互联网医院完成大病医保、跨院复诊、志愿者代配药等多项便民改造。

……

这十年以来，在院领导的战略决策下，在全院各科室的鼎力配合下，在信息科全体员工的努力奋战下，我们一步一个脚印，逐步建成了信息高速公路和一辆又一辆高速奔驰的汽车。

我们的信息系统覆盖临床使用、业务管理、患者服务、智慧楼宇等各个纬度，全院各个科室已经尝到了信息化的甜头，从原来的抵触，到后来的接受，再到现在的欢迎。信息化工具的不断深入使用，提升了工作效率，保障了服务质量。我也从原来对医疗流程缺乏认识的医院新人，成长为了解临床业务、熟悉管理流程、精通信息技术的复合型员工。

回顾我这十年，如果没有信息例会上一次又一次的争论，就不会让我那么快了解临床的业务；如果没有医院工作中一次又一次质量改进的要求，就不会让我那么快熟悉管理流程；如果没有一个接着一个的评级任务，更不会让我在短短几年内就将临床和信息技术结合得那么紧密。感谢七院这个平台给了我成长的机遇与空间，期待下一个十年，下下个十年……

陈铭，上海市第七人民医院信息科主任

# 我的三个十年

张亚萍

时光匆匆，瞬间从指缝中溜走。转眼又一个十年过去了，这时我来到上海市第七人民医院工作的第三十个年头。

第一个十年，作为护校生被分配进入七院，于普外科从事护理工作；几年后由于成立ICU病房，被调任至重症监护病房工作，面对的是一群手术后病痛呻吟或无意识只是维持生命体征的患者，无需我太多言语上的沟通与交流，只要精心护理至其离开ICU病房。

由于工作需要，我离开了熟悉的病区被调至门急诊办公室担任科员一职。在琐碎、繁杂的门诊工作中度过了第二个十年，其间有欢笑也有泪水。

2012年至今，是医院转型发展的十年，在这十年间，医院从一所二级甲等综合性医院转型为三级甲等中西医结合医院，门诊也发生了翻天覆地的变化。

为更好地为老百姓服务，提升医院内涵，提高医疗服务质量，医院在门诊大厅成立一站式患者服务中心，提供门诊预约、报告查询、归档病历复印、检查预约、医保事务咨询等服务，尤其将投诉接待窗口前移，接受患者或家属的医疗咨询、提出意见或建议，更多的是为老百姓解决就医中遇到的困难。中心接待由门急诊办公室人员担任，在这个岗位上发生了好多难忘的事。

记得有一天，门诊二楼东诊区突然传来一阵喧闹声，有人说二楼在吵架，我听闻后和同事赶忙冲过去。经了解，患者挂消化内科专病门诊，因一直叫不到号与医生争吵后堵在门口不让其他患者就诊。我上前跟患者耐心解释，但患者不由分说直接一把抓住我的白大褂拖拽，将我的工号牌扯下，指着我一顿"狂骂"，所有的不满全都朝我一个人发泄。同事见状马上电话联系保卫科，在保安劝阻无果的情况下，选择报警，此时的我眼泪早已夺眶而出。庆幸身边好多同事一直陪伴着安慰我，这份同事情就像汩汩而过的清泉，滋润我的心田。更没想到，我平时敬而远之的王杰宁院长，在行政楼电梯口遇见时把我叫住，关心地说："小张，这件事情你受委屈了。"领导的这份关爱，顿时为我注入活力，这份活力胜似一剂灵丹妙药，瞬间驱走我几日的烦躁、消沉及彷徨，更坚定不移地做好本职工作，坚信在这个世界里温暖总是比冷漠来得多。

还有一次，接待窗口来了一位精神矍铄的老者，光头，脸色潮红，留有一小撮山羊胡子，见我就嚷嚷要见院长，说要投诉。随即拿出一张折叠整齐的草稿纸，摊在我面前，我乍一看，密密麻麻写了不下10条意见和建议。我赶紧站起来让他别激动，先坐下来慢慢说。原来，老者今年75岁，因血糖控制不稳定入住我院内分泌科，在院期间对医疗、护理、陪护工，甚至泡开水、发早饭都有大大小小的意见或建议。我耐心听完他的述说，当其面电话联系相应部门沟通协调，对提出的意见尽快整改，对合理化建议尽快落实。老先生看我处理事情很认真，一下拉近了彼此的距离。

几个月后，老先生又入住中医科，对管床医生处事风格不接受而找到我。相比第一次，老先生言语没那么犀利，见到我叫道："丫头，我今天又有事情向你反映，我的床位医生很傲，跟她讲什么都听不进去……"我再次耐心地开导他，从医学角度如何配合医生治疗，他觉得我说的在理，最终释怀高兴地离去。

接下来的日子，老先生因慢性病隔三岔五要到医院来配药，每次来都会到接待窗口来看看，如果我不在，就到二楼办公室看我，就诊中遇到问题或不理解的地方，及时向我倾诉，我也不厌其烦地给予解释，一来二往，他能站在医方的角度考虑问题，再也没投诉过，而更像家中的长者一样，对我们这些晚辈关心爱护："小张，天气凉了，你不能再光脚了，要着凉的。"我也时常叮嘱他少喝点酒，注意血糖控制。我不在时，楼上楼下的同事也会告诉我老先生又来看过我了。

曾几何时，突然发现他好久没来找过我，心生惦念，至内分泌科医生处了解到因年事已高，又逢疫情缘故，家里小辈不放心其一人出门，故由子女来院代配药，我一颗悬着的心才得以放下。频繁见面，经常问候，没有亲情，却有深情，不是亲人胜似亲人。珍惜缘分，真诚待人，用行动感动患者，医患关系才能和谐。

任时光飞逝，岁月轮转，我的人生将步入职业生涯的最后五年，因工作需要我再次转岗。我会珍惜曾经的同事情，怀念窗口接待的点点滴滴，新岗位新使命，我会一如既往勤勤恳恳、孜孜不倦，在平凡的岗位上做好每一件小事。

张亚萍，曾任上海市第七人民医院门急诊办公室科员，现任党政办科员

# 文化铸魂，微光之美

刘　鹏

我是一名普通的医务工作者，2012年入职上海市第七人民医院，至今已工作十年。这十年，是我职业发展的重要起步，无论是在专技、科研还是日常工作，都有了一些积累。这得益于七院的文化精神，依靠的是七院大平台，受教于医院领导、前辈和老师，我一直铭记院训"德仁·术精"和"患者信赖、员工幸福、社会责任"的宗旨。怀着感恩、感谢和回报的心砥砺奋进，努力成为一名勇于担当、善于作为、传播优秀文化的优秀医务工作人员。

救死扶伤是医生的天职，始于责任忠于初心，也始于文化忠于传承。也许有人会问，医院文化在哪里？医院文化如何体现？医院文化如何传承？其实，医院文化在医院每一个人的言行举止、每一个角落的环境设施都有体现，哪怕是一丝微美之举、微美之言都能折射出文化之美。

值此医院十年文化建设和精神文明发展成果回顾总结之际，感谢医院邀请我参与分享一段"最美微光"的经历，也以此不断提醒自己不忘初心、牢记使命。

2020年7月20日早晨，在我即将到达医院、在医院大门对面等红绿灯时，看到马路牙子上坐着一位年龄约六七十岁的老伯。第一眼，我没在意，以为他只是休息一下。但医生的本能，让我不禁多看了一眼，也是这一眼看出了问题："当时老伯将手放在胸口，表情十分痛苦。"我马上蹲下来耐心询问，简要交流儿句后，加上老人身旁没有家属，我当即准备搀扶他去急诊，没想到老人家状态比我预想的还要差，既不能起身也不能动。"很可能是心梗！"我一下紧张起来。救治心梗，无疑是一场与时间赛跑的战斗。没有犹疑，我快速奔向医院急诊，并和预检同事一起推着平板车将老伯送进了急诊。胸痛中心绿色通道随即启动，经检查后，老伯的确是突发急性心肌梗死，即刻安排急诊介入手术，最终老人转危为安。胸痛中心主任庄少伟接受媒体采访时说："如果这个老先生再晚到20分钟或半小时，很可能就不行了。"

后来我得知，老伯前几天就已断断续续出现胸痛症状，但没有重视。7月20日出现长时间不停歇的胸痛时，才引起家属重视，驱车从崇明赶到七院。而我"捡"到老伯时，因为高峰期堵车，家人去停车了。住院恢复期间，老伯回忆道："我当时只知道是个年轻人，问我，你怎么了？我说我很难受，他说你还能站起来吗？我说不行了，他就马上说，你等一下，他就马上奔过去（医院）。"老伯还说："我儿子去停车，我老婆正好要去急诊室推车子，当时我就疼得不行了。我这人是很吃（耐）痛的，但是当时疼得我满身冷汗，我对儿子说，我当时认为自己活不过来了，不行了，这下我过不了这个关了。"好在转危为安，急救及时。"早上高峰期的时候，大家都比较匆忙，不太容易发现身边的异常，刚好是我站在他身边，就多看了几眼，我当时是名路人，更是名医生，职业的敏锐性让我觉察到了老伯的异常，医生的责任感让我快速行动起来立即救人。"

同事知道这件事后，在微信圈聊起来，很快有媒体电话、现场采访我，没想到一件在我看来很小的一件事，却是"微美之举"，被学习强国"最美微光"、《文汇报》、上海发布抖音号、《上海日报》SHINE微信公众号、浦东发布、《新民晚报》、《浦东时报》等媒体相继报道，后来还获得上海中医药大学"社会主义精神文明好人好事"称号并被上海市文明办推荐入选中国文明网"中国好人榜"月度候选人。

微美之举、微美之言都是我们七院文化的具体体现，在七院文化的熏陶下，医院文化最核心的内容"仁心仁术"逐渐积淀在我们的灵魂、内心中，铸就并形成我们的精神理念、行为规范。

2012年入职七院的时候，我是一名一线医务人员，开始了解七院文化的精神内涵；2020年我竞聘成为后备干部，当时王杰宁院长在后备干部座谈会上提出希望和要求，希望我们要成为一名政治素质优、专业知识扎实、管理理念强、群众信任的德才兼备的后备干部，平时工作要医教研管多面发展，还需要在医德医风和服务满意度等方面树立榜样；2021年我进入医院中层干部队伍，肩负新的使命任务，不敢有丝毫懈怠，在成就书记和王杰宁院长的引领下，结合组织人事岗位职责，深入融合七院文化开展工作，不仅要体现医院文化精髓，也要做好医院文化的传承。

对于医院来说，文化是一种内在的磅礴力量，在高质量发展的新时代，医院文化正是促进医院高质量发展的核心动力。也正因为有医院文化，我们才能温暖自己，照亮别人。

刘鹏，上海市第七人民医院组织人事处副处长。曾获选上海中医药大学"社会主义精神文明好人好事"、上海市文明办推荐入选中国文明网"中国好人榜"月度候选人

# 夜空中最亮的星

李　书


一定要说十年，我愿意从2013年的1月4日说起，那天我做了母亲，在产后的第十天，我去参加了研修班二年级第一学期的期末考试，虽然不知道这个研修班有什么用，只是觉得自己总得做点什么。也是在这一年，上海市第七人民医院（以下简称：七院）通过了三级医院评审，从二级综合性医院转型提升为三级甲等中西医结合医院，有了自己的"三星人才"。

与其说自己是"三星人才"中的一颗星，不如说这个人才培养项目是一颗指引我前行的星。当时的我并没有什么明确的目标，只是对比了第一批入选的同事，觉得我应该也可以。于是，5月份上班后第一件事就是想想临床上有什么好的着手点可以研究，先把附带课题搞出来。很快，我有了第一个想法，每天下班后，留下来写标书。因为从来没写过，所以每一个部分都是仔细研究琢磨、请教，步行回家的路上耳机里是周华健的《风雨无阻》。那一段日子很是充实。

当护理部来通知我去别的科室进行骨干轮转的时候，我非常不愿意，我跟护士长说，一定要把我留下，我不做骨干，也不做护士长，我只想待在我喜欢的科室，做我喜欢做的事情。护士长跟我说："有人推你就往前走，顺其自然就好。"

2014年的1月，我带着我的第一个课题，如愿成为第二批的七院新星。这一年，医院成为上海中医药大学的附属医院，我也成为护理部的内科总带教，凭着热爱去做事情，果然事半功倍，学生们的好评给了我莫大的动力。2015年，我成为护理部的教学干事，也是从这时起，本应16：30下班的我几乎没有在19：00前到过家，要么报课题、要么写论文、要么做我不是很熟练的PPT。在大学进修教学管理的三个月，我也获得了一条重要的消息，作为附属医院的医护，我们可以在不离职的情况下，报考上海中医药大学的全日制研究生。那时的我虽然研修班已经结业，但是并没有拿到学位，心中还是有些许不甘。于是，在2015年11月立项浦东新区优秀青年医学人才后，我开始全力准备研究生的全国统考，顺利通过初试、复试，在2016年9月成为上海中医药大学护理学院一名硕士研究生新生，也是在这一年成为医院第一批后备人才——小鸭子。一个个人才项目的结题指标让我只能前进，申报课题、撰写论文、外出交流。

为了让我的研究生学业能够顺利完成，2017年护理部将我调到与我研究方向相同的肿瘤科，并兼任护士长。这一年，我也入选了全国中医护理骨干人才，需要去至少6家全国一流的中医医院学习，每家医院1周。那天起，我的生活除了工作还有学业，除了出差学习还有前面两年打下课题的结题指标。每天"自虐"之后都很崇拜自己。也正是这样的一天当成两天过的日子，垫起了我在专业上的高度。在2018年上海市"医苑新星"的角逐中，从复旦大学、上海交通大学系统的硕士、博士中拼杀出来为上海中医药大学系统拿下两个名额。当年几家老牌三级中医医院的竞选者全部落选。

2019年的春节7天我完成了硕士论文的初稿，经过十几遍的修改，终于顺利完成了答辩，顺利毕业。这一年，我的课题和项目也都顺利结题。我被调到呼吸内科做护士长，在迅速理清工作思路后，我发现我对自己的个人规划又没有那么清晰了，我要做点什么呢？我想到了6年前的七院新星，从为了报新星而报新星，为了结题而写论文，到现在高级别的人才项目和课题、硕士学位。我明白了，是新星的项目一路在推着我走。想起当初，我的护士长给我的那句话：有人推你就向前走，顺其自然就好。既然有些迷茫那就回到最初，再回到医院三星人才，于是，我申报了2020年的七院"启明星"。并开始带领科室的护士一起，做课题、写论文、报新星、报护理的后备人才，像我当初一样，后来我所在科室的护士有2位七院新星、2位后备人才、1位护士长、1位副护士长、1位上海市的专科护士、1位金牌护士。

因为工作的需要，现在的我已经离开临床，在党政办做党务和纪检监察工作。但是每当遇到困难时，我都会去给自己找这样一颗星，帮我定好方向、推我一路向前，而我只管奔跑。

李书，上海市第七人民医院原护士长、现任纪检监察室（审计室）副主任

# 为生民立命，筑梦在大同

韩文均

"为生民立命"源于北宋大儒张载，张民所言："为天地立心，为生民立命，为往圣继绝学，为万世开太平。"一直以来都很欣赏这句话，从医以后更觉得这句话的重要性，正心诚意谨小慎微地践行着这句话，或许这就是初心。

"大同"一来指我们医院地理位置位于大同路上，二来我觉得还有更深次的含义，我们医院是中西医结合医院，我们医院的宗旨是"做强西医、做浓中医、做实中西医结合"。如何做实？无论中医还是西医，一切都是为了患者，同有健康，这不就是大同么？这不就是做实中西医结合么？再者，《易经》中同人卦也表明其主要精神是重视大同。这也正好与我院的高质量发展人方向"大健康、大康复、大智慧"不谋而合。

## 为生民立命，从够得着的地方入手

从小就很喜欢中医的我，在高考填报志愿时，所有第一志愿全部为中医学院，后来如愿进入中医殿堂，本科后顺利考入上海深造，研究生一毕业就来到上海市第七人民医院中医科工作，后来又在职完成攻读博士学位。期间有幸跟随诸多名师学习，如王道坤、蔡淦、叶景华、陈跃来、孙建明、张正利等名中医。所幸一路有诸名前辈指引，临床诊疗方能认真从容面对每一位患者，取得较为满意疗效。至今也能日诊百人，患者遍布全国各地。

2013年七院成功升为三级甲等中西医结合医院，为了满足医疗需求，在院领导的支持下，在孙建明主任的带领下，我们两名医生（孙建明主任和我）与一名检验师（刘鹏）一起组建了男性病科。在创立之初，可谓困难重重，真的可以用缺衣少粮来形容，还记得前三个月我们的劳务费都是向医院借来发的，但是我们齐心协力，协助主任共度难关，而且很快有了起色，科室患者也越来越多，后来也拿到了重点学科、高峰高原学科等建设项目，以及诸多的课题和一系列人才培养项目、教学项目等，助力科室取得了迅速发展。如今的男性病科虽然面积小，但是精简高效，专家号基本都是一号难求，而且依然保持着浓郁的中医特色，中药使用率、中医非药物疗法、中医治疗、中医院内制剂等等中医核心指标，都在院内名列前茅，而且在专业方面全国都享有名气。

## 作为党员，冲锋在前义无反顾

至今清晰记得三年前的那个大年三十的晚上，家家户户正在阖家团圆，我也正在老家看望父母亲人，共享佳节。突然接到一阵急促的电话，"韩文均同志，新冠疫情暴发，我院发热门诊告急，请你代表门急诊党支部第一名党员进行支援，立即做好返回医院的准备！""好的，我马上准备！"当下没有做任何思考地回答道！关键时刻，作为党员，就是应该"舍小家为大家"，有召必回，这也是作为党员最基本的素质和要求。于是立即与父母做好解释，留下妻儿，踏上返程的列车，次日在第一时间准时向医院报到，进入发热门诊支援，解了当时的燃眉之急。

当时随着国内阳性患者和疑似患者越来越多，七院建立隔离病房的需求迫在眉睫，于是我主动请缨，要求作为先遣部队成员之一进驻病房开展工作，面对阳性患者，虽有忐忑，但是无所畏惧。我不但利用自己中医专业优势，在病房率先开展中医治疗，而且在出隔离病房后，还写出了5 000多字的隔离病房工作心得体会，供后续进入隔离病房工作的医务人员借鉴学习，有效缓解了大家的焦虑和不安。

## 不同的岗位，追逐着同样的梦想

承蒙领导器重，2020年开始主持教学工作，2021年开始任院感科主任，勇敢挑起院感防控的重担，自此又多了一份责任和义务。面对新的岗位新的职责，我深知只有不惧困难，直面挑战，通过不断刻苦学习，结合之前与疫情防控各种相关的锤炼，积极深入一线，不断进步，完善专业技能，才能顺利开展工作，守好院内防控底线。

2022年3月开始，上海疫情形势突然严峻，整整两个多月以来，全上海处于静默期，但我带领着所有院感科人员马不停蹄，不分昼夜，奔赴一线，开足马力，做好院感防控和文件政策的解读、流程制度的制定、穿脱防护服的培训、院内消毒隔离、方舱隔离点院感督导等等，还根据医院自身特点，创立了异常人员"2468"的快封、快筛、快消、快解模式，取得了较好的效果，得到了大家的普遍认可。

为生民立命，七院是梦想开始的地方，也是我筑梦的地方！我坚信，七院一定会越来越美好！我相信，梦想也一定会成真！

韩文均，上海市第七人民医院感染管理科主任，泌尿及生殖医学部副主任医师，浦东新区学科带头人

# 恪守本心，我"药"成长

时扣荣

2012年起，上海市第七人民医院作为国家中医药改革试验区的试点医院，用了一年时间，完成了历史性的跨越，由一家二级综合性医院转型为三级中西医结合医院。而我，非常荣幸成为转型发展先锋部队的排头兵，见证了一路艰辛、一路非凡。我院转型发展的新起点，也是我职业成长的起点，在职业生涯的第一个十年，我完成了一名普通小药师的蜕变，成长为现今的药学部副主任、副主任药师、上海中医药大学硕士研究生导师。

## 为"小鸭子"插上腾飞的翅膀

在转型的道路上，医院极其重视人才培养，从2012年起，医院对照上海市和浦东新区的人才培养计划，创立了自己的"七院三星"人才培养计划。后来，医院又进一步从三星人群里面优中选优，选择了一些优秀的三星人才，称作"小鸭子"大军。我成功入选为第一批"鸭宝宝"，医院综合我的职业特点、专业特长、个人喜好等因素，帮我量身打造了"一人一方"的培养计划，提供各种学习平台、深造渠道，助力我快速向药学管理型人才成长。

为使医院跨越转型升级后的瓶颈期，我院坚定"转型发展，管理先行"理念，以国际标准引领医院发展，坚持医疗质量的持续改进。因此，我紧跟医院的发展步伐，2014年组建了"药管圈"，利用医院平台，学习品管圈知识，理论联系实际，解决药学管理中的突出问题。2015~2016年期间，我带领团队先后斩获"浦东新区标杆青年突击手""浦东新区青年文明号""浦东新区青年安全生产示范岗"和"上海市优秀青年突击队"等多项荣誉称号。质量管理的生命在于持续改进，"药管圈"每年也在成长，参照国家三级公立中医医院绩效考核标准、上海市临床药事质控等标准，攻克一个个质量改进难题。2018年凭借"提高高危药品管理规范率"获得"第四届上海市医院品管圈大赛三等奖"和"第六届全国医院品管圈大赛优秀奖"；2022年"降低抗菌药物使用强度"案例也入围了第十届全国品管圈总决赛。

## 从"一个人"到"一支队伍"

2017年国家推行公立医院的综合改革，全部取消药品加成，彻底告别了"以药补医"的时代，医药体制改革赋予医院药学新挑战与新机遇。此时，药师应该何去何从？强大自己，以"重点加强药学专业技术服务、参与临床用药为中心"，促进药学服务才是唯一出路。

而七院的临床药学起步较晚，我的专业为临床药学，是七院第一个完成上海市临床药师规培的临床药师，在医院转型初期也是唯一一个临床药师，因此，成立临床药学室这个重任就落在了我肩上。麻雀虽小，但五脏仍需俱全。在科主任的帮助下，从无到有，我慢慢建立了临床药学规章制度，完善工作职责、制定工作计划，一步一步建起了临床药学的管理架构，开启了临床药学服务工作，使临床药学初具雏形。

为了加快临床药学发展，采用外引内培的方式，提速人才培养，七院每年从一线药师中遴选出1~2名优秀药师外送参加上海市和国家卫健委的临床药师培养，同时引进高质量人才，充实临床药师队伍。发展到如今，七院已经建立了一支拥有8名专职临床药师的临床药学团队，覆盖老年慢病、抗感染、肿瘤、抗凝、中药学等多个专业，能有序开展药学查房、病例讨论、药学会诊、处方监测、用药教育、科普宣传、不良反应监测等工作。

临床药学队伍壮大后，如何强化临床药师主观能动性，提升药学服务能力内涵成为重中之重，因此，2019年我院开始探索临床药师绩效改革，建立以临床需求为导向、符合药事服务特点的绩效考核管理办法，并形成《关于进一步加强临床药学建设的若干意见》（市七办【2022】60号）红头文件，以推进临床药学重点专科建设，提升我院药学服务内涵，立足浦东新区，瞄准上海市市级老牌三甲医院药学内涵标准。

经过10年努力，七院培养出7名上海市优秀青年药师、2名浦东新区优秀青年药师、1名上海中医药大学优秀青年；获得"上海市合理用药示范窗口""上海市临床药事管理优秀单位""上海市优秀服务示范窗口"（药学门诊）"浦东新区临床药学优秀单位"等多个集体荣誉称号。

"如果你想走得快，那么你就一个人走；如果你想走得远，那么就一起走。"在未来的十年、二十年……我将继续和战友们一起前行，走向更远。

时扣荣，上海市第七人民医院药学部副主任

# 是谁改变了我的模样

卜建晨

从晨光熹微到华灯初上，上海这座不夜城，总有无数绚烂的灯火闪耀。那时候，总觉得其中的一点点光亮就是自己的梦想。

## 最初的模样

那时，每日头戴燕尾帽，身着一袭护士装，日夜在急诊室穿梭，这就是我刚踏进工作岗位的样子。由于急诊性质的特殊，来去匆匆，争分夺秒，一刻不歇。处处生死离别，件件人生百态，却只道当时是寻常。虽说救死扶伤是我们的使命，但毕竟也是普通人，经常会忐忑、不安、怀疑，甚至害怕犯错，因为自己的一点疏忽可能就会造成对患者的伤害。就在周而复始的第四个年头，一个机遇按下了我的暂停键，让我打破惯性，更换了轨道。

## 一张白纸

2012年底，就当上海市第七人民医院都在忙于创建三级甲等中西医结合医院时，当时的护理部主任刘忆菁老师推荐我借调到院长办公室配合完成创建的相关工作。用惯的针筒变成了电脑，熟悉的护理技能变成了Word、Excel。"创三"的路可谓艰难重重，时间紧任务重，每天都工作到半夜十一二点，办公室里凑合着就是一夜，连续三个多月高速运转没有休息过一天。全院中医药文化布置、电子屏的安装、宣传片拍摄、画册制作、环境改造、各种迎检准备等等，要使医院在几个月内焕然一新，一天24个小时我觉得远远不够。除此之外，让我印象最深的就是当时的"每日五顿"（即除了一日三餐外每天接受陈娇花主任再"激"一顿、再"骂"一顿）。但我心里明镜似的，所谓"骂"，其实是鞭策，只有千锤百炼方能炉火纯青。这些年，陈主任应该是骂我最多，但也是最耗费精力去培养我的了。

## 我的颜色

有人说，职场生存法则之一：磨炼钢铁之心！十年间，我做过很多不同的工作。其中，每一项工作都是从零开始，逐步摸索到熟悉，再从熟悉又变成零起点的新任务。接触的多了，感触也就深了，会用欣赏的眼光去发现和看待不同工作的吸引点，不能说干一行爱一行吧，但是无论做什么，都不再惧怕！这些经历都在赋予我人生履历上不同的着色，我也相信身上的颜色越丰富，眼光就会长远，路也就越宽了。陈主任曾经说过，一个人不要总是在意自己赚多少钱，而是你想让自己值多少钱。人生能有几个奋斗的十年？拼一把又何妨！

## 人生的跑道

芸芸众生，每一个人都有无限潜力，但有些人却显得平庸无奇，这并不是他们自身素质差，或者天生愚笨，而是自始至终没有找到一条最佳的人生跑道。而我们很幸运，在最好的年纪站上了最好的跑道。还记得王杰宁院长的一份PPT课件上有一张图片，一只小鸟踏着一根树枝展翅飞翔。他说，医院愿意成为这根树枝，让年轻人落脚，帮助年轻人快活地飞向蓝天。正是因为能够站在医院良好的平台上，我们才有更多成长的机会。这十年中，我也有幸成为医院的"小鸭子"和后备人才的一员，在培养期间，到过许多国内一流的医院参观学习，开阔了眼界、增长了见识。同时医院营造了学习型、研究型医院的良好氛围，让我们如同一朵朵小花可以随时汲取土壤的养分。

## 要未来的我——自己喜欢的模样

跌跌撞撞、兜兜转转，如今的我，又涉足了新的领域——健康管理。未来十年，互联网医院必将在医疗服务市场上扮演越来越重要的角色，但催生技术和模式创新变革的同时，也必将面临巨大的挑战。十年前，我未曾想过自己如今的样子，十年后，我希望能够成为自己喜欢的模样。或许，再过一个十年，我会从本文中寻找答案。

卜建晨，上海市第七人民医院互联网医院办公室主任兼门急诊办公室副主任

# 能者上，平者让，庸者下

陈国雁

10年前我是什么样的？10年前我在干啥呢？这10年来我做了些什么呢？打开记忆的闸门，往事如滔滔江水般涌来。

10年前我初为人母，沉浸在新生命带来的喜悦之中，工作上似乎也步入了正轨。遛遛娃、追追剧、觅觅美食，小日子过得惬意而平淡。但同时我也开始慢慢品尝到了工作之后不学习的悲哀，内心深处的不甘在躁动，可是又迷茫着，不知道该何去何从？

2013年，上海市第七人民医院顺利转型升级，开始大踏步发展。我身边涌现出了一大批后起之秀，他们年纪轻、学历高，专业知识扎实，科研能力强，并且干劲足、有想法，在许多临床、职能部门担任重要职位，干的风生水起。再看看自己，拘囿于自己的一方小天地，安于现状，不思进取，当初学医的那一份豪情壮志到哪去了？我幡然醒悟！如果不想被淘汰，就必须要改变自己！院长说："能者上，平者让，庸者下！"蜕变之路，取决于自己的决定！我开始把重心从家庭转移到工作学习中来。2017年，我顺利通过职称晋升，并获得了硕士研究生导师的资格证书，同时成功入选医院后备人才培养！院长亲切地把后备人才们称之为"小鸭子"，并为每一批后备人才制定了详细周密的培养计划，希望我们能像"小鸭子"一样坚信、执着，有拼搏、有毅力，永不言败直至蜕变！通过医院的人才培养摇篮，七院成功孵化出一批又一批优秀人才，他们走上了不同的管理岗位。我也非常有幸成为其中一员！

担任科室管理工作后，角色开始慢慢转换，对我来说，是动力也是压力！在科里，有工作了几十年的老医生，还有很多比我年长的同事，该如何合理妥善的把同事关系、工作安排协调处理好？我再次得益于医院的支持及培养！每月院里都会邀请不同领域的专家进行中层干部培训，不定期地举行各种座谈会，还会到各个医疗机构去学习取经！其身正，不令而行！通过不断的借鉴、磨合，科室的凝聚力和归属感达到了前所未有的高度！大家心往一处想，劲往一处使！我完善了科室规章制度，创建了科室品牌，制定了科室优势病种及临床路径，明确了科室每位医生的学科研究方向，在每年的专科质控中都名列前茅，还培养了多位优秀人才，并获得了"国自然"、扬帆等多项荣誉！

这十年，我从一个安于享乐的小医生慢慢蜕变为有担当的科室管理者。我清晰地记得，当我第一次独立完成一份PPT时的喜悦，当我第一次在全院进行工作汇报时的紧张，当我第一次带领医疗队奔赴云南进行扶贫支援时的忐忑……一路走来，有坎坷、挫折，有酸甜苦辣，更多的是收获！在失败中崛起，在挫折中成长。我是幸运的！我要感谢那些给我压担子的人！是七院给了我机会，给了我平台！我是医生，选择了这一份职业，就是选择了责任和奉献，我将秉承"德仁术精"的精神，努力成为一名眼中有光、胸中有志、心中有爱的白衣卫士！

陈国雁，上海市第七人民医院消化内科副主任

# 机会总是眷顾有准备的人

陈步强

在毕业后四处飘零之际，我幸遇上海市第七人民医院招聘医务人员。当得知七院是三甲医院之时，我既兴奋又忐忑；在漫长的等待面试结果之后，2014年3月收到录用通知之时，就如久旱逢甘霖、他乡遇故知，愉悦之情无以言表。

入职七院后，我发现医院为全面提高人才培养质量，大力推进学科梯队建设，培养高素质科研创新人才，按照"水平绩效优先"原则，在临床、医技、护理和管理等领域重点培养"七院三星"。这些人才培养项目对于青年医生来说难能可贵、如获珍宝。

幸运之神再次降临到我的头上，2016年通过申报和遴选立项了七院"中医继承人"培养项目。我也特别珍惜来之不易的机会，3年项目培养期间，我每周五跟师上海市名中医陆金根教授特需门诊抄方，每周二跟台陆金根教授手术，跟师学习让我了解了顾氏外科学术思想和掌握了顾氏外科特色技术，专科水平得到质的飞跃；同时我也总结了陆老师很多临床经验并在学术期刊发表了论文，如：《苦柏痔疮洗剂应用于痔疮水肿和疼痛》《芪术开秘方应用于功能性便秘的治疗》等。

记得有次全院医师大会，院长王杰宁语重心长地讲道："医院后备干部人才的培养是医学科学迅速发展的必然要求，也是公立医院保持可持续发展的根本动力；学科是医院承担社会责任的主要功能单位，是践行现代医学管理模式和科学发展理念的主战场；医务人员队伍的建设有助于医院事业的快速发展，而医务人员队伍建设需要科学的管理，更需要科学的管理知识。"听君一席话，胜读十年书。于是我内心种下了一颗种子，我要竞聘医院后备干部。

机会总是眷顾有准备的人，2019年我通过竞聘，顺利成为医院后备干部中的一员。作为后备干部学习期间，我时刻牢记医院培养后备干部的指导思想，学习现阶段医院改革和发展的新形势、新要求，学科管理应有的新理念、新思路；按照培养计划到行政职能部门挂职锻炼，让我切身体会到挂职锻炼可加快对学科带头人的培养、提升学科带头人的综合能力、充实学科带头人队伍储备，还有助于增进医院内部的良性互动。

在挂职锻炼期间，我从未缺席旁听医院行政院务周会，认识到行政周会制度是医院管理模式中的重要环节，是实现医院现代化管理的指挥棒。同时在周会上了解了医院日常的管理事务，如工作总结和部署、上级及医院行政部门文件的传达、研究制定医院的有关规定等；更重要的是结识了医院领导和各个职能部门的负责人，明白了他们的职务分工。同时我体会到在行政周会上，通过各职能部门间的经验交流与沟通、院领导的指导与分析，增进了个人的管理经验与解决问题、分析问题的能力。当然，定期召开的行政周会也为后备干部提供了一个人际交流的重要机会。

随着后备干部培养计划的顺利完成，2020年我竞聘上岗为肛肠科副主任，成为胃肠疾病诊疗部的重要成员，在主任周颖的指导下，常常思考如何才能使肛肠科工作既能确保医疗安全，又能改变肛肠科经济与社会效益差的局面。根据肛肠科病种以常见病多发病为主，结合医院"大健康、大康复、大智慧"的发展理念，大力发展以优势病种诊疗为主的专科特色，推进肛肠疾病日间手术诊疗，目前优势病种手术量在浦东新区区属医院中处于领先地位。

展望未来，我也给自己树立了"小目标"：围绕医院"大康复、大健康、大智慧"发展方向，结合学科特色，树立高度的敬业精神和责任感，积极工作，求真务实，不断提高医疗质量，确保医疗安全，积极配合胃肠疾病诊疗部周颖主任的各项工作，努力将肛肠科建设成为浦东新区乃至上海市的知名肛肠专科。

陈步强，上海市第七人民医院肛肠科副主任

# 从业务骨干向医疗管理的转变之路

居海宁

2012年是我在上海市第七人民医院工作的第12个年头，在医院、科室的持续培养下，我从一个初出茅庐的入行者逐渐成长为科室的业务骨干。随着心血管疾病，尤其是冠心病急性心梗的发病率不断升高，心血管介入治疗技术也飞速发展。医院、科室紧跟时代发展的步伐，逐渐将心血管介入治疗定为优先发展的医疗技术。作为科室的中坚力量，我经历了国内外多次规范化培训，一步步承担起心血管介入治疗的主要工作。

随着七院成功晋升三级医院及上海中医药大学附属医院，医院对整体医疗质量提出了更高的要求。作为心血管内科急救能力的体现：胸痛中心的建立被提上议事日程。

## 胸痛中心的创建之路

作为医院高质量发展中提升医疗质量的重要标志：胸痛中心、卒中中心、急创中心等的建立是必不可缺的。胸痛中心作为七院第一个临床中心，其建立过程汇聚了全院的努力及各临床、医技、职能部门的大力支持。

首先，作为胸痛中心心内科联络员，在业务院长牵头及各个职能部门的大力协助下，我梳理了胸痛患者就医的整个流程，对标胸痛中心建设要求细则，逐条落实优化，横向打通急诊科、护理部、医学检验科、医学影像科等多个部门、科室间的沟通障碍，为后续其他中心的建立探索出全新的管理模式。

其次，作为科室的中坚力量，我承担了心血管急诊介入治疗的主要工作。做到无论刮风下雨，随叫随到。在科室主任的指导下，不断总结经验教训，提升介入治疗的内涵质量，使得STEMI患者的D TO W时间持续优化。并在科室内部建立质控体系，对于每一位急性心梗患者的救治流程分析梳理，缩短不必要的时间延迟，优化各个步骤，对提升胸痛中心总体救治率发挥了重要作用。

再次，对于胸痛中心实际运作过程中发现的不足之处，提出优化改进的建议。与各个部门、科室协调处理，使得胸痛中心的医疗质量和管理效率突飞猛进。2018年胸痛中心成为七院第一个通过国家验收的临床中心。

## "小鸭子"的成长之路

随着临床业务能力的不断提升，加上胸痛中心建立过程中的管理经验积累，我于2019年开始进入后备干部（"小鸭子"）的培养。从一个以业务为主的临床医生，逐渐向临床—行政并行的方向转变。

像我这样的后备干部，很多都是在临床摸爬滚打了好多年的业务骨干，然而，在行政管理方面却是不折不扣的小菜鸟。在医院各级领导的关心和行政部门的精心安排下，我开始接受了行政管理的系统化培训，思想认识不断提升：从过去只注重管理好自己，逐渐向管理好团队转变；从以往只看重科室发展，逐渐向医院引领学科前行提高，思想认知明显超越过去。经历了一系列的培训、项目实施以及总结汇报，我终于实现思路和认识的转变，积极参与到科室及相关职能部门的管理工作中，不断提升管理水平和方法，做实各项计划，深入临床一线听取各种意见和建议，成为行政与临床之间的润滑剂。

2020年通过医院公开竞聘，我成为医务处副处长兼任胸痛中心副主任，成功地完成角色转变。在新的工作岗位上，我依旧保持着谦虚稳重的作风，认真对待每一项任务，积极倾听临床一线的声音，不断优化管理方法，切实有效落实管理目标，为医院及科室的发展贡献一份微薄之力；同时，作为临床出身的管理人员，在技术和病种管理方面充分发挥自己的优势，将上级的政策详细地传达到一线，为后续工作顺利开展打下扎实的基础；还需不断聆听临床反馈，整理归纳总结提交管理部门参考，并提出优化建议，充分提升了管理的效率和成果。

工作期间通过与身边优秀共产党员的相处，使我看到了自己的不足和差距，鼓足勇气向党组织靠拢。通过党组织无微不至的关心指导，我在思想认识上有了很大的提升，并且提交了入党申请书，矢志不渝地向成为一名光荣的共产党员砥砺前行。

这十年，是医院高速发展的十年。无论对科室还是我个人而言，都是非凡的十年、奋斗的十年、收获的十年、感恩的十年。为了更好地践行"七院好、大家好"的理念，我将继续努力，扛起责任担当，全身心致力于医院未来十年的发展，为医院学科的发展贡献自己的全部力量。

居海宁，上海市第七人民医院心血管内科副主任

# 筑 梦 之 家

张洁函

你有目标吗？你有梦想吗？你有归属感吗？曾经的我，都没有。

高考大学志愿填报的时候，我和很多同学一样，不知道自己的兴趣，该选择什么职业，将来在社会上想成为怎样的一个角色，报考医学是父母的意见，亲戚的建议。刚工作时，看到前辈们能做急诊手术抢救心梗、心脏停搏的患者，看到一条条生命在前辈们的专业技术和能力下转危为安，我敬佩，但我没有信心能成为像他们一样有能力的人，我觉得自己如此弱小，那几年里，我迷茫，没有目标，我否定自己，没有梦想，我不知道自己能做什么，更没有归属感。

但是，感谢上海市第七人民医院大家庭的带领，通过内科系统的培养、急诊的数次轮转，让我打下了扎实的临床基础，提升了我对内科疾病的准确判断及快速救治能力。在科室的小家庭里，有幸受到了前辈老师的无私教导，他把自己的心内科专科手术技术和经验毫不保留地传授给我，更引领我走入了冠脉介入的大门。而2017年，是我人生的转折点，这一年科主任庄少伟成为科室的带领者，他看到了我能吃苦、肯干活、甘奉献的优点，也看到了我思考问题不够全面的弱点，因此，他因人而异的施教，一方面，他鞭策我在专业上积极奋进，让我在临床诊疗及手术上进步，并督促我积极在学术会议上去展示自己和向他人学习；另一方面，他耐心的指出我思考问题上的欠缺，推荐我参加了七院后备人才培养。

如果说人生的第一个转折点是遇到了帮助我、培养我的科主任，那么第二个转折点就是参加了七院后备人才的培训。记得在第一次人才培训会上，医院的院领导及行政部门称呼我们为"小鸭子"，当时我不理解为何把我们叫作"小鸭子"。会后，王杰宁院长在培养群里发了一个视频，是一个鸭妈妈带着一群小鸭子上楼梯后来到小河的视频，上楼时，鸭妈妈给小鸭子领路，但没有帮助小鸭子攀爬，有的小鸭子努力又有天赋，很快地跳上了楼梯；有些小鸭子没有天赋，但很努力，一会儿后也跟着跳上了楼梯；还剩下的小鸭子，没有天赋也缺乏努力，鸭妈妈等了一会儿，就走了，这时，剩下的小鸭子也开始尽全力地跳上楼梯；最后，跳上了楼梯的小鸭子都追上了鸭妈妈。这个视频给了我深深的思考，一方面，没有鸭妈妈的带领，小鸭子不知道跳上楼梯才能到后面的小河里寻到食物，鸭妈妈就像培养我们的各位老师，他们鼓励我们、领着我们走向更好的目的地，让我们不迷茫，有了方向和目标；另一方面，鸭妈妈也不会等待每一只小鸭子，成功或者失败，能前进多少，提升多少，只能靠自己去努力拼搏，只要克服了困难，跟上了队伍，我们就能成长提升，就能到达目的地，成为更好的自己。而参加了后备人才培养的我，是幸运的，在科研处挂职学习期间，我开阔了学科建设的眼界，辅助科主任完成了心内科"十四五"学科规划；在医务处挂职学习期间，我全程参与了医院和科室的等级复评审，提升了医疗管理理念；在人事处组织的学习中，我拓展了多学科联合诊疗及流程化管理的品牌和效率思维，在医院管理层的评定下，我成为心内科副主任，要负担起一个科室的学科建设，并成为团队带队人之一，这是我曾经完全没想过、也不认为自己有能力能承担起的重任，但是现在，这成了我愿意为之不懈奋斗的目标。

我幸运地参与了、见证了七院飞速发展的十年，我也在这十年里与七院一起取得了长足的进步和质的飞跃，但正如王杰宁院长说，"能力决定高度，沟通决定宽度"，七院的平台不差，但由于历史的原因，起点不如大牌医院高，但是，最好的前进是追赶，我们要在高度、宽度、远度的基础上，再加上速度，七院人都愿意付出更多的努力去加快我们的建设脚步，前进，前进，再前进！

回想这几年，乘风破浪如何不需要勇气？披荆斩棘如何不需要汗水？正是因为有人逼迫，才让自己在压力下聚集能量，突破自己的极限，所以，现在的我常常对下面的后辈说，有逼你去吃苦做事情的老师是幸运的，有愿意培养你、帮助你、带领你的领导是幸运的，因为当你收获成果的时候，你会发现，你从来不知道自己能做到这些，能变成你原来不敢想的优秀。而现在，我的梦想更大了，我除了要自己前进，还要成为带队的老师，去帮助、带领更多的年轻后辈一起把科室建设得更好，成为七院前行的一股力量，在筑梦的过程中，我们又怎会找不到归属感呢？

张洁函，上海市第七人民医院心血管内科副主任

# 十年磨砺，助我成长

姚晓阳

2009年，我作为一名初出茅庐的本科毕业生，走进上海市第七人民医院，至今已是十年有余。日子总在不经意间悄悄溜走，近五千个风雨兼程的日夜，季节变换，冬去春来，回望七院转型发展的十年，我深为自己亲历并参与医院十年的飞速发展而倍感荣幸。

回想起刚毕业来到七院时，我对未来感到迷茫，不知往哪个方向前进，有幸来到七院医学检验科这个温暖的大家庭，科室氛围团结友爱、互帮互助，让我这个初入职场的毛头小伙倍感温暖。检验科的微信群名是"我爱我科"（检验科），有幸遇到各位优秀的前辈老师，他们热情的带教和谆谆的教诲，让我很快胜任了检验科的工作；虽然当时所得不多，但我感到满足并安于现状。

随着2012年医院提出由西医综合医院转型为中西医结合医院，我明显感觉到身边的硕士研究生越来越多，心里也慢慢开始有了压力。2013年七院正式评审为三级甲等中西医结合医院，我内心的压力逐渐增加，感觉自己的本科学历确实与三甲医院的平台不太匹配。在当时医院的政策支持下，在检验科主任及同事的鼓励下，我勇敢的报名第二军医大学同等学力研究生。同时在个人生活上，2013年我完成了一件人生大事——成家。我还清晰地记得，在七院正式获评三级甲等中西医结合医院之际，我回到家指着自己的脸问新婚爱人："你发现我的脸跟昨天有没有什么变化吗？昨天的脸是二甲医生的脸，今天的脸是三甲医生的脸……"由此可以看出我对医院的转型升级感到多么的自豪。

医教研是医院发展的三驾马车，2012年院领导为激励人才成长，成立"七院三星"人才培养计划，我经过几轮屡败屡战的筛选，终于在2016年成功入选第五批"三星"人才培养计划——"七院新星"。记得2018年在无锡一个科研所，三伏天一个人泡在空调坏了的实验室，整整4个月不分昼夜，终于完成实验及论文。有此经历，我感慨人才培养是要汗水来滴灌的。苦心人天不负，接下来我迎来了连续3年的收获：2019年完成七院新星人才培养计划，取得海军军医大学硕士学位，发表核心期刊论文数篇；2020年借助前期成果又成功入选七院第九批"三星"人才培养计划——"七院启明星"；2021年成功取得区优青人才项目1项，同年取得市级面上课题项目1项。

　　七院自"十三五"期间确立医院医学（管理）后备人才培养这一重要战略目标，对我们年轻人的成长给了更广阔的空间。王杰宁院长一直用两个"小鸭子"的视频教导我们年轻人：你们要像"小鸭子"一样，要使出全力攀爬每一个台阶，要有无畏的精神从温暖的树屋巢穴跳出，也许你们会碰得头破血流，但只有经过不断磨炼成长，才能变成遨游天空的天鹅。

　　在医院对年轻人的政策激励下，2019年我被遴选为第九批"小鸭子"——后备管理干部，检验科陆志成主任经常教导我们：你们年轻人要乘着医院发展的步伐顺势而上，不想做将军的士兵不是好士兵，总有一天你们会成为科室的业务骨干，也有人要做科主任的，科室是要传承给你们年轻一代的。当时我的想法就是：在检验科努力提升业务，医教研同步提升，在科室尽快挑起大梁，继续努力争取去管理一个科室，如果不努力，肯定会被别人甩在后面。

　　医院后备干部有完整体系的轮转培养制度，每个后备副主任都要轮岗行政部门，2020年2月医院根据我的学科特色，让我去做医学装备部副主任（后备）参与行政工作。当时我对行政工作一点都不了解，认为行政工作就是简单的指挥打打电话、收发些文件，起到上传下达的作用。不曾想去了行政部门轮岗，才知道行政工作包含的内容，现在想来，当时自己确实有点妄猜。自接触行政工作后，感觉接触的是另外一片天空，恰逢2020年过年后新冠疫情肆虐，我协助当时医学装备部郝建国科长进行抗疫物资调配、急救物资协调等工作，郝科长一句话令我记忆犹新：我们是搞物资的，兵马未动粮草先行，要有这根弦。在调配抗疫物资的过程中，深感行政工作的不易，我的想法随之改变。2020年10月份轮岗至院感办成为院感办副主任，协助院感办严斌泓主任开展院感工作、新冠疫苗注射等工作，严主任经常说一句话：院感无小事，出了事就是大事！这让我更加体会到行政工作的不易，感慨许多工作的开展是需要智慧和方法的，在后备干部培养过程中不知不觉磨炼提高了自己。

　　经过近10年的临床检验工作及2年的行政轮岗工作，2021年4月我接过郝科长交接棒竞聘成为医学装备部副主任主持日常工作，医院把这么重要的岗位交给我一个年轻人，内心感激又忐忑：作为一个年轻人怕胜任不了新的工作而惶恐，但想到院领导寄予厚望以及3位主任的谆谆教导，又有了前进的动力。

　　回想我从本科毕业到取得硕士学位，并有多个课题及论文，再到多个职能部门的挂职锻炼，这些成绩的取得让我有了更明确的职业规划，也更加坚定了我从医的信念。回想这十年的经历和成长，感慨颇多：这是七院发展日新月异的十年，也是我个人挥洒青春汗水、快速成长的十年，七院给了我们年轻人成长的舞台，让我们不断前进，祈愿七院下一个十年更加美好。

姚晓阳，上海市第七人民医院医学装备部副主任

# 学思践悟启青年

何赛飞

从书本中学习的"神农尝百草""扁鹊见蔡桓公""华佗再世"等中医药典故，再到生活中所见的拔罐刮痧、针灸推拿、康复理疗、中药内调、药食同源等中医药内外兼治技术，闻名中外的"屠呦呦成功提取青蒿素，因此获得诺贝尔生理学或医学奖"，中医药的独特魅力在我心中留下了深刻印象。

在中医药高速发展的新时代，在上海市第七人民医院"变道超车"快速发展的机遇下，我有幸能在各种学习和实践机会中不断领悟，收获启发，有幸为医院、为中医药事业贡献绵薄之力。

## 学思并进，提升自我

2021年10月至2022年9月，通过医院的举荐，我有幸到全国中医药科技行业最高行政部门锻炼学习一年。在国家中医药管理局科技司工作的这一年，我协助处长完成了多项工作任务，例如负责局应急专项、局中医药科技研究专项等科研项目，参与组织国家中医药传承创新中心建设项目遴选工作，协助组织重大科技平台建设研讨会等会议，协助完成一些"两会"提案答复、项目进展报告、实施方案、研究路线图等公文撰写。经过跨岗锻炼，在思想认识、工作能力等方面都得到了一定提升，有了较大收获，主要体现为：一是开阔了视野，加强了对"十四五"期间国家中医药科技总体布局的认识和理解；二是锻炼了能力，锤炼了意志，增强了组织协调、团队协作、抗压耐挫的能力，提高了定力、耐力和毅力；三是强化了担当意识，积累了经验，能够承担起交付的任务。

回想初到北京，由事业单位到机关，从医院到全国行业管理中枢，跨度大、工作新、难点多，无论是工作环境，还是生活习惯都发生了诸多变化，如何完成角色转换，尽快适应新的环境，我面临种种考验。我从最初对工作任务的无从下手，到能够较熟练地完成一些工作，这是一个不断学习、不断积累的过程，更是一个不断完善自我的过程。我虚心向领导和身边工作人员请教，学习相关文件，了解相关工作内容和流程，体会到学习积累是能力之基、修身之道、做事之本，不论在哪里工作，都必须要求自己有意识地提高自身的勤学、善学和深学能力，并能将学到的知识和技能在实践中运用。

## 千锤百炼，不忘初心

回想初入医院科研处，自己也是经历了环境和角色的转变，这种转变不仅是一个从不熟悉到熟悉、最后到工作能够得心应手的提升过程，更是一个工作能力和自我承受能力不断加强的历练过程。在科研处工作4年多的时间里，我协助科主任负责了院内各级各类人才项目、科技项目、科技奖、科研培训、学术论坛、成果转化、信息发布等事项，"天天短平快，年年马拉松，终点即是起点"，繁重琐碎的工作任务使我经常性进入"白加黑""5+2"的工作状态，在不断的实践中认真对待每一件事情，努力做到"忙而不乱，杂而不漏"，尽力做到"细心、耐心、尽心、平常心"，使得我养成了严谨细致、脚踏实地的工作作风，同时也对科研管理工作有了一定的认识和理解。

2018年入选医院后备人才库后，我参与了日常工作以外的更多学习和实践，增长了见识，开阔了眼界，提升了能力。我通过参加院务会、中层干部培训以及医康融合例会等，学习到了一些前沿的理念知识，了解到医院的发展规划："大健康、大康复、大智慧"的核心发展理念与规划；通过参加全国医院科研管理高峰论坛、全国医学科学研究管理学术会等学术会议以及2020年在上海中医药大学科技处挂职锻炼，丰富了管理方面的理论及实践。

春生夏长秋收冬藏，在中医药高速发展的这十年，在医院"变道超车"快速发展的这十年，作为见证者，我有幸目睹了中医药事业蓬勃发展、医院实力不断提升、学科人才不断发展、论坛品牌影响力不断扩张等等；作为参与者，我恪尽职守，服务奉献。学思践悟启青年，心怀感恩，砥砺前行。

*何赛飞，上海市第七人民医院学科人才办公室副主任*

# 闻令而动，使命必达

张兆瑞

后勤，是医院内一个默默无闻但需要无私奉献的岗位，我在这一岗位上一干就是8年。

8年间，我对工作的热情从未改变，始终坚守着这一事业，与时俱进、不断追求创新，把简单的驾驶班工作岗位打造成鲜活生动的服务窗口，受到医院广大职工和各部门科室的好评。同时，我也收获了很多荣誉：上海市医疗卫生机构2020年度"后勤服务明星"提名奖，上海市第七人民医院2014年度"班组长管理奖"、2016年度"最具价值员工奖"、2019年度优秀个人奖。

## 健全制度，构建管理体系

我于2013年底加入上海市第七人民医院后勤保障处时，正值七院后勤保障体系三年发展行动计划的第一年，也是贯彻医院后勤工作社会化的初始阶段，我深知后勤管理社会化也是医院升级以后的必然发展趋势。针对医院领导提出的车队管理的三大顽症，根据自己多年车队管理经验和对医院实际情况调研，总结出当时医院驾驶班存在的问题，及时建立驾驶班管理制度，针对班组建设中的顽疾对症下药，我坚持从管理目标、管理体制、管理手段入手，立足工作实际，组织车队成员重新学习医院的规章制度，明确驾驶员的岗位职责，启用新制定考核指标。作为后勤车队的调度、班组长和驾驶员于一身的工作角色，我自己以身作则，把守住平淡、舍得付出作为自己的生活准则，脚踏实地的扎实工作，以制度和纪律来规范自己的言行举止，逐步影响和同化后勤车队的所有成员。

## 增强服务效率，提高服务水平

车队是医院后勤保障的重要砝码之一，也是医院的一个对外窗口，它服务的群体，不仅仅是医院的员工，还有国内外专家和检查指导人员等等。我深知驾驶员的言行举止、礼仪着装不仅代表着个人的素养，也是医院文化底蕴的窗口和体现，除了安排好每天的出车人员，还积极与用车科室沟通，协调同方向不同目的用车人拼车和办事，在接送高龄老专家老教授的时候，调用最适合老专家乘坐的小车，嘱咐驾驶员必须保障他们的上下车安全。每次出车前，都和驾驶员一同规划最佳的行车路线，切实保障用车科室和专家们的安全准时。针对每次出车后停车难，用车人不能第一时间联系到驾驶员，我还特别制作了有每个驾驶员电话号码和名字的小贴纸贴在车里醒目位置上，方便用车人员能及时联系到驾驶员。日常管理也从贴近驾驶员生活做起，为保证他们出车回来有热饭菜吃，给办公室添了微波炉和饮用矿泉水。及时探望车队生病的驾驶员，让他们能感到来自团队的关心。我从医院停车库断电停运得到启发，给车队特意配置2副电瓶连接线，以方便停留在医院车辆的不时之需。几年来也帮助了不少因亏电而抛锚的同事。从入职七院的第一天开始，我就规定自己每天提前一个小时到岗，以应对医院突发的早出车，及时处置安排好院办交办的用车任务，多次赢得用车科室以及国内外专家和留学生们的赞扬和好评。碰到出车较远路线或体检大巴出车前我都会与专职驾驶员检查车况研究行车路线。2019年9月28日中午12点，医院的体检大巴从崇明完成一周新兵体检返回医院时发生自燃状况，由于体检大巴车体超长，每次出车收车我都会及时联系安保部和车队的同事协助搬动隔离桩，虽然起火瞬间现场浓烟滚滚，但车队同事和安保无一怯场，毫无畏惧地迅速参与灭火行动，正是自己非常重视每次体检大巴的进出安全时的人员配置，处置及时得当，使得国有财产得以保护。这件事也让车队所有成员更加感受到了团队的凝聚力和正能量。

## 抗击新冠，全力做好后勤保障

2020年1月24日晚，除夕夜，院办一个电话开启了全院上下应对新冠疫情的模式。七院第一批援鄂医疗队连夜出发奔赴疫情前线。兵马未动，粮草先行。后勤保障是打赢这场疫情阻击战的基础，面对突发的援鄂任务，我按应急预案及时联系当晚应急值班驾驶员出车，护送援鄂医疗队的保障物资至虹桥机场，整个除夕夜，被出征武汉的白衣战士们感动得无法入眠。接下来每一天，后勤保障处的车队始终忙碌地跟着医院的节奏送第二批、第三批援鄂队员的物资，腾出办公区域改造隔离留观室和运送抗疫物资以及社会各部的捐赠物资。3月9日晚19∶03分我接到医院电话，半小时内赶到医院接受出车任务。浦东新区6号隔离留观点开点，大批防疫物资由CDC接运至浦东机场。我不顾自己正处在腰椎间盘突出和痛风性关节炎恢复期，毫不犹豫地接下任务驾车直奔医院，和两位安保队员将整车物资在隔离人员入住前两小时安全送达，确保隔离留观工作的顺利开展。其后，我带领车队同事每周风雨无阻地配送防疫物资送至隔离留观点。负责配送物资的点最多时有5个，每次配送各隔离点的物资少则十几件，多则四五十件。遇到风雨天搬运货物真是狼狈不堪，但是大家只有相互的调侃而没有一丝怨言。每次除了核对各隔离点物资的请领数量和品种，还要按先到先出的原则装车，为了避免货物混装出错，每次都仔细地和发货老师一起给各箱物资做好标记，还从网上自购打包器给发货中心的老师使用，以加快他们的发货速度。2021年4月4号中午11点，我在去奉贤给父母扫墓的路上接到电话，6号隔离留观点在关点2周后紧急开点，我火速赶回医院送医护们在下午2点之前赶到隔离点位开展工作。紧接着第二天一早接到医院在41号点物资告急的电话，来不及赶到医院换车，与疾控中心物资配送负责人联系后，直接开自己的车放倒后排座椅塞满物资后送往隔离留观点，圆满完成41号隔离点突发的物资调运任务。3年的抗疫，数以万计的防疫物资没有错发或遗失一件，得到了疾控中心发货点和各隔离留观点老师的肯定。虽然每次配送完货都是浑身湿透腰酸膝盖疼的，但我想的是自己能在这场疫情中，在七院后勤保障部这个平台上展现专业素养和精神品质，守住自己职业的尊严。

医院后勤保障工作，其实就是服务医疗一线的工作。后勤保障须闻令而动、使命必达，这就是我这8年来为之努力践行的工作目标。

张兆瑞，上海市第七人民医院后勤部驾驶班退休员工，曾获得上海市医疗卫生机构2020年度"后勤服务明星"提名奖

# 遇见更美的七院

朱晓岚

我和上海市第七人民医院的故事，要从22年前在七院出生开始，自此后七院一直陪伴着我的成长。

我选择医学检验专业，是从小受到外公的影响。他毕业于上海第二医科大学，一直期望着可以回到家乡——高桥，然而却被分配到其他地区。所以当我高考填报志愿时，义无反顾选择学医，希望可以报效家乡。

2020年，太奶奶在洗澡时不慎滑倒，送到七院后，诊断为左股骨颈骨折。那时我们都十分为难，虽然希望老人能再次站立，但老人已经95岁高龄，又有多种慢性病。好在关节外科医生尽心尽责将保守治疗与手术方案讲解得十分清晰，权衡之下，我们决定手术治疗。得益于七院的治疗和术后护理，太奶奶并没有出现并发症，她在一个月后顺利出院了。

2022年，是我到七院实习的第一年，从小听到的都是医院生活、工作"忙，很忙，非常忙……""忙"是如何？我带着畏惧开始体验。往后的日子中，初入社会的懵懂和自卑，在这慢慢消化。

到生化组的第一天，项老师孜孜不倦地用一上午的时间从人、机、料、法、环五个角度讲解了生化组的工作。当我对免疫固定电泳结果判读无从下手时，杨老师结合临床病史一步步教导我如何分析。经过在生化组一个月的实习，我认识到虽然全自动生化仪的普及带来了极大的便利，但这并不代表生化的日常工作是轻松的。尽管人力减少了，但质控偏离、仪器定标校准、结果起伏仍需要检验人员作出分析判断。作为一名合格的检验工作者，在工作中要不怕脏不怕累，要有高度的责任心，更要有扎实的临床检验基础，要能对发出的每一份报告做出合理解释，为医生的临床诊断提供可靠有力的参考和依据。

疫情期间，在陆主任带领下，我们众志成城、不畏辛劳，逐个清点数以千计的标本。与此同时为了检验科的进一步发展，跟上时代的洪流，陆主任带领着我们不断完善制度，开展新项目，和临床科室密切沟通。

我非常感激徐老师制定的轮转计划和学习内容。在实习期间，所遇每位老师都是七院杰出的代表，他们带给我对生命有增无减的敬重和对检验工作无怨无悔的选择。比如业务学习中，陆主任所分享的IL-6、PCT在新冠中的应用；蒋主任对

ISO15189的诠释等等，他们丰富的学科知识和精湛的专业技术让我钦佩。

医疗行业飞速发展，日新月异，七院从建院时仅有10张床位发展到现在880张床位，从时疫医院到三甲中西医结合医院，从以治病为中心到以人民健康为中心，点滴发展都见证着医院做实做特中西医结合的决心，以及寻觅独特发展道路的成功。

我虽入职不久，但时时能听到关于七院近十年来蜕变的故事，未来十年、二十年，希望遇见更美的七院。我想，机遇与挑战并存，以人为本、中西合璧、敬业奉献、传承创新，只要发扬七院人的精神，任何目标都能实现。

朱晓岚，上海市第七人民医院检验科技师

# 我与七院的十年之缘

庄　琳

"打从你的出生开始，上海市第七人民医院就将伴随你的一生，留下不可磨灭的烙印。"这段话是不是像一段言情小说的开头？但是对于我而言，这确是真真实实发生在我身上的事情。

我的父母是上海市第七人民医院的医务工作者，我的童年都在医院职工托儿所、医院办公室、旧大楼和值班房里面度过。我对医护工作者的敬重，以及对医护工作的憧憬，都是第七人民医院带给我的。

在大学选取专业时，我毫不犹豫地报考了医学院，一心想继承父母的精神，继续在医护一线，贡献出自己的力量。毕业后，我立即参加了第七人民医院的岗位应聘，期待自己能在这片熟悉无比的地方，继续延续属于我自己的故事……

2012年，我记得进院初期恰逢七院提出从综合二级甲等医院转型，科室的每一员每天"鸡飞狗跳"地忙忙碌碌，全院举着"黑眼袋"共同顶着压力一鼓作气、团结奋进，终于我们赢得了胜利。依然记得，领导宣布我们正式成为三级甲等中西医结合医院那一激动人心的瞬间，全院欢喜雀跃的时刻……

在七院，各科室的轮换，让我把在学校学到的理论知识转化为了实际应用；各科室主任和护理部领导孜孜不倦的教导，让我从一名初出茅庐的小女孩，成长为今天科室的业务骨干；医院领导、前辈们的兢兢业业，给我留下了宝贵的财富和经验。

2020年至2022年抗疫期间，我们穿梭于各社区，坚守在第一线；2022年作为方舱医疗团队的组长之一，更是我念念不忘的"回忆"。方舱的设置如何更好配合检测和抗疫点位，床位的摆设和走路动线设计如何更加高效，对病患们的心理如何进行合理疏导等，都是我们在抗疫实战中的宝贵经验。

时间飞逝，十年一晃而过，我已经是两个孩子的母亲。随着两个娃娃也在七院呱呱落地，又延续了下一代的七院情结。先生因为我在七院工作的原因，对医院各科室和地下车库比我还要熟门熟路；每年父母的体检依旧选择在七院健康体检中心……

上海市第七人民医院，我想对你说："我们继续一起飞翔，一起展翅，一起同甘共苦，一起战斗，一直在一起！"

庄琳，上海市第七人民医院手术室护士

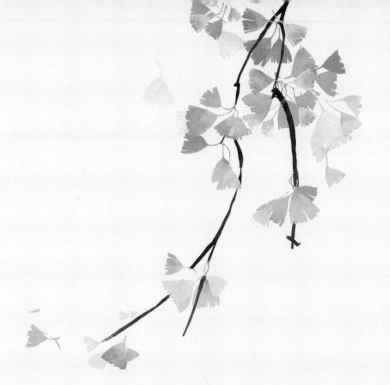

# 社会责任

# 初心如磐　使命在肩

李冬梅

虽然已经不是第一次讲述这段不平凡的经历，但回望上海市第七人民医院近十年来发展的历史和自身经历，再次提笔回忆起那段经历，依然思绪万千。

与传统的大年夜团聚不同，2020年的除夕是离别之夜。

接到通知当晚就要立即出发赴武汉的第一瞬间，我没有一丝犹豫。我是党员，我先上！这是一名白衣战士的勇敢抉择，更是一名共产党员的使命担当！我甚至来不及仔细整理行李，来不及回家道别亲人，就坐上了飞往武汉的飞机。

大年初二，我进入武汉金银潭医院，正式投入抗疫战，担任北三重症病区护理组长，主要承担危重患者的治疗和护理。由于接手救治的患者病情严重，工作的风险和强度超出想象。我一边紧张有序配合进行各种准备，一边参与救治方案的制订，带领护理人员熟悉医院的电子系统、规章制度和护理的各项要求，掌握当地护理书写、上药、医嘱单的核对等流程，反复演练防护服的穿脱。

最开始的2周是最痛苦最压抑的，压力很大，往往都是晚上收患者，连着收2～3个，都是重症患者，一来就要上呼吸机；也听到金银潭医院医护人员自己感染，心里的忐忑可想而知。起初防护物资紧张，特别是护目镜、N95口罩、防护服；可我始终保持着乐观的革命精神；防护服没有胶条就用透明胶带代替，没有长靴套就用黄色垃圾袋包裹，护目镜模糊一开始用碘伏，后来涂沐浴露。最初的几天，一班就要坚持8小时，顾不上喝水、顾不上吃饭；病区走道的窗24小时通风，伴着瑟瑟寒风上夜班，但没有抱怨。

作为护理组长的我，带领组内队员对患者实施全程、全面的精心照护！有些患者处于昏迷状态，意识不清，病情随时可能发生变化。在红区没有陪护、没有家属，所有的工作说得通俗一点，吃喝拉撒都是护士帮助完成。不仅要治疗护理，物资补充搬运、清扫倒除垃圾也都是护士完成，工作量非常大，很累！一个班下来，累得腰酸背疼。可是再苦再累，我也要坚持住，保护好自己，尽最大的努力去挽救每一个生命。因为他们是我的同胞，我的兄弟姐妹。面对大量的基础生活护理，没有怨言和嫌弃，只有耐心、周到，彰显专业的素养；面对大量的临床治疗，严格执行医嘱，从胃管鼻饲到吸痰，从动脉采血，做核酸检测，从连接呼吸机管路调试，到配合插管；精准、高效，彰显专业严谨！我深信，每一分努力和坚持都是冲破阴霾的力量。每一道口罩印记，每一条手套勒痕，每一下沉重的呼吸，每一双发白双手，印刻着我们的恪尽职守；模糊的护目镜，湿透的工作服，潮湿的雨靴是我们流下的努力汗水！一连串向好的救治数据，传递着我们的忠诚、坚韧。

有些患者身处隔离区，见不到家人，情绪焦虑绝望。由于戴口罩交流不方便，我就尝试用眼神和手势与患者交流，一个坚定的眼神、一个温情的手势，都会给患者带来莫大的鼓励和信心。有无力回天时的沮丧，但更有患者一次次转危为安时的喜悦。患者外出检查，我全程陪同；患者生日，我会送上温馨的生日祝福；患者康复出院，我亲自护送到医院大门口，为他们战胜病毒，重获新生而点赞。因为此刻我就是他们的依赖、靠山、亲人！我被如此强烈的需要着，这既是一种巨大使命任务，也是一种被认可、尊重的莫大幸福！有一种爱可以跨越时空的距离，地域的差异，如此炽热，如此温暖！

在金银潭的67天，说不苦是不可能的，但当电话响起，家人熟悉的脸庞显示在手机屏幕上，一句有力的："我很好，能坚持。"不仅是我，还有其他一同奋战在这里的同事们也都是同样的心情。医学是神圣、严谨的事业，我们必须为这份事业坚守我们的原则，履行我们的誓言，体现对患者最大的负责与照护。用生命守护生命，用坚守传递温暖，用行动践行白衣战士救死扶伤的神圣誓言。危难时刻，因爱而温暖，因责任而勇敢！

回首这段有伤感泪水，有不舍牵挂，更有感动收获的难忘历程。一切仿佛就在昨天一样，清晰而又深刻；这段守望相助、心手相连的战斗经历，我将用一生去铭记、去珍惜！

回归到平凡的岗位上，我工作的脚步始终不曾停下，在平常的日子里，脚踏实地、真诚奉献，才能去激发别人心中更多的美好和善良！

回顾28年的职业生涯，我庆幸自己依然是那个走路快、说话快，做事风风火火的"女汉子"，好像有用不完的热情和能量。我是一名普通的护士，既然选择了奉献与坚守，我将一生热爱并忠诚于他。

李冬梅，上海市第七人民医院副主任护师，曾作为上海市第一批援鄂医疗队中的一员奔赴武汉，获得"上海市优秀共产党员"称号

# 脱贫攻坚心连心 攻坚克难奔初心

张 涛

　　巍巍昆仑，大漠如雪，沪莎齐心，摘帽脱贫。莎车县位于祖国西北边陲，在南疆四地州中属于深度贫困县。自2010年新一轮援疆开始，上海先后派驻了8批援疆队伍，对接喀什地区开展脱贫攻坚，一批批援疆队伍把青春与汗水洒向这片土地，书写着青春的芳华与赞歌。

　　2018年下半年我有幸成为一名医疗援疆队员，8月下旬抵达莎车，开启了难忘的医疗扶贫之旅！这里有热情的乡民、志同道合的战友，大家虽然民族不同，但我们怀揣初心，筑梦脱贫攻坚大业，彼此结下了深厚的感情！

　　"来疆为什么、在疆干什么、离疆留什么"。这是我来疆之初就开始思考的问题。我担任莎车县人民医院重症医学科主任，入科后经过一个多月的调研，列出了科室存在的问题清单，紧急问题立即解决，中长期问题逐步解决。我从增强医疗服务能力着手，通过开展科务学习和专题讨论，规范医疗行为，提高诊疗水平，身先士卒与大家战斗在一线，手机24小时待机，科室遇到困难随时联系落实解决。

　　莎车地处偏远，医疗条件差，此前很多危重患者常需送往180公里外的喀什救治。为了改变现状，我立刻着手调研科室和医院在危重症综合救治方面的能力，梳理了ICU软硬件条件，多次去手术室和其他临床科室走访，尽可能想办法解决存在的困难。ICU没有转运呼吸机，我就捏着简易呼吸器陪同患者去完成检查。在当地院领导的支持下，很快我申请到了一台退役的超声机，ICU终于有超声机了，我带领大家开展床旁超声技术，大家都很勤奋、好学，很快科里掌握了这项热门技能，大大改善了危重症患者评估不足的窘境。

　　刚到莎车的第一周，我便遇到了第一次挑战。科室收治了一名34岁的重症胰腺炎患者，病情发展迅速，很快出现了呼吸窘迫和脏器功能损害，这种状况如果得不到及时的救治，将有生命危险。于是我立即组织多学科会诊，在ICU内开展了科内首次床旁血液净化技术。患者远在四川老家的父母赶到后，拉着我的手恳求我们救救他，患者的姐姐也联系了华西医院想转院过去。可患者的病情实在不允许，我细心地向他们告知病情，表示我们一定全力救治，最终家属决定留下来。经过大家一周的奋战，患者终于转危为安。出院后患者带着妻儿特地来登门道谢，感谢上海专家救了他。

2018年10月的一天，医院手术室打来一通急电，一名产妇出现产后大出血，失血量达2 800毫升，生命危在旦夕。闻讯后我立即推着超声机赶到手术室，手术台上患者面色苍白，已无意识，处于休克状态。我立即指挥团队给患者抗休克治疗，申请输血，补充凝血因子。患者急查的报告提示血色素仅32g/L，并且存在重度血小板减少和严重的凝血病，患者已出现了DIC表现，病情如得不到迅速救治将不可逆转！时间就是生命，我带领团队快速将患者转至ICU病房，继续抢救，并立即联系喀什第二人民医院调拨血制品提供紧急援助。时间分秒中从指尖滑过，每位抢救人员额头渗出豆大的汗珠，最危及产妇生命的问题在第一时间内被逐项清除。数天持续抢救后，产妇转危为安，当家属抱着宝宝重新出现在病床前时，温馨的场景感染了现场每一个人。

一场场硬仗锤炼着ICU团队的意志，通过夯实业务水平，增强服务能力，ICU不断提升综合救治水平，为重症患者转危为安，为兄弟科室保驾护航，赢得了全院的尊重。科室在医院考评中名列第一，患者认可度持续升高，ICU科室的荣誉墙上挂满了锦旗和感谢信。点滴成绩的取得不仅有每位援疆人员的艰辛付出，也凝聚着后方单位的大力支持！

2019年8月上海市第七人民医院柔性援疆专家一行10人在王杰宁院长的带领下，来到莎车，开展了为期5天的帮扶交流，为莎车县人民医院的发展贡献七院智慧和方案。

2019年12月七院急创中心雷鸣主任在年末赶到莎车，看望了急创中心数年来对口支援的莎车县人民医院ICU同行，勉励大家再接再厉，做好各项帮扶工作；并同莎车县人民医院内系党支部对接，建立两地在党建平台上的合作与交流，为莎车县人民医院的发展添砖加瓦。

援疆对我来说，是一次难得的综合能力提升机会，我强化思想理论学习，提升政治觉悟水平；"不忘初心，牢记使命"；积极调研精准需求，务实开展各项工作；加强科室管理，推进精准施策；依据诊疗规范，提升专业能力；帮助科室制定发展规划，搭建人才梯队。工作之余，我积极参加民族团结一家亲活动，我走过恰热克镇、喀群乡、拍克其乡、阿热勒乡、墩巴格乡、霍什拉甫乡、永安管委会等乡镇卫生院。春节前夕，我同下乡同事，一道给维吾尔族同胞送去米面油，为他们挂上喜庆的红灯笼，把党的温暖送到他们的心坎上。我先后4次去了霍什拉甫乡，与那里的村民结下了深厚的感情。

一年半的援疆工作于2020年元月结束，这次经历给我留下了一笔宝贵的精神财富。2021年2月25日，习近平总书记宣布中国脱贫攻坚取得了全面胜利！我们每位援疆人激动不已！ 2021年8月我有幸被浦东新区评为"在脱贫攻坚工作中做出重大贡献，记功"。回首来时路，"来疆为什么、在疆干什么、离疆留什么"。身为七院人、援疆人，我深刻感受到"为国家分忧、为新疆奉献、为上海争光、为人生添彩"的责任与担当，历经这段美好，我早已把个人的牵挂永远镌刻在这片热土上了！我与民族同胞像石榴籽样紧密团结，我们一起逐梦未来，共同奔向幸福美好的明天！

张涛，上海市第七人民医院急诊内科副主任，援疆医疗队成员

# 我为扶贫攻坚贡献一份力

徐震宇

从2017年初来上海市第七人民医院工作至今，转眼间也已经6个年头了。这6年间，我跟着七院发展的脚步快速成长，有很多成长的经历终生难忘。2020年的援疆医疗经历可以说是最不平凡的一段经历，未曾想自己能为国家的扶贫攻坚做出一份贡献。

2020年是国家脱贫攻坚最为关键之年，根据国家《关于印发加强三级中医医院对口帮扶贫困县县级中医医院工作方案的通知》精神，七院与新疆维吾尔自治区莎车县中医（维吾尔医）医院结为对口帮扶关系。我有幸代表七院对莎车县中医（维吾尔医）医院进行援建帮扶，并挂职副院长。

我之前从未去过新疆，对其感觉陌生和神秘，但想到马上要去占全国国土面积六分之一的新疆开展为期一年的援建工作竟然没有一丝丝的焦虑，心里倒是充满憧憬。上网做了出行前的知识储备——莎车县位于南疆，是新疆人口最多的县，拥有自己的机场。初到莎车，莎车县中医（维吾尔医）医院许多即将一起工作的同事都来迎接我们。一出机场除了深切感受到莎车县人民的热情外，还目睹了这几年扶贫援建的基础建设成果。在去医院的路上，我了解到莎车县中医（维吾尔医）医院是新疆最大的县级医院，维吾尔族同事占了绝大多数，从一家维吾尔医诊所发展而来，2013年搬迁新医院，实际开放床位650张，设有15个临床科室，4个医技科室，是中等规模的二级甲等医院；医院特色鲜明，维医、传统中医、西医相互融合。作为一名中医医生，在平时临床工作中已经能做到中西医结合，现在又可以有机会接触学习历史悠久的维吾尔医学还是很兴奋的，我暗暗下决心不仅要圆满完成这次援建工作，还要深入学习维吾尔医学的精髓，这样的机会难得，必须珍惜。

在随后的莎车工作和生活中也深切感受到了困难。最先遇到的是气候和生活环境的变化，突然而至的漫天风沙、干燥的气候、饮食上的变化，不过这些我们很快都适应了。援建热情让我们忘却了旅途的劳累和时差问题，到莎车第二天一早就到医院报到开始工作。

我们首先对医院进行了深入细致的调研，全面分析医院内外部环境和发展态势，使全院上下清楚地认识到医院整体基础薄弱、人才匮乏、技术欠缺等核心竞争力不足问题。医院发展不能一蹴而就，必须坚持把人民生命安全和身体健康放在第一位，全面提升医院的防控和救治能力，切实维护好人民生命安全和身体健康。授人以鱼不如授人以渔，医院发展不能光看业务量的提升，更要重视医院内涵的建设。有七院"创三"时的历练和经验，我们通过临床带教、手术演示、病例讨论、专题讲座、教学查房、会诊义诊等方式提升科室临床医疗水平。教学查房参照住院医师规范化培养模式，制定规范的查房流程，完成10个病种教学查房教案，累计教学查房74次。开展全院性业务学习21次。

医院的中医与维医相结合的传统医学特色建设是工作的重点，我们通过对传统医学中心和康复治疗中心的建设，加强医院学科人才建设，整合院内医疗资源，规范优化流程，重新梳理并建立了科室工作制度及工作流程，积极参与科室管理，规范诊疗行为：全面重新梳理康复科中医、维吾尔医特色诊疗技术共9个大类、66个项目，进一步规范发展中医、维医特色技术，增加核心竞争力；康复医学中心的非药物治疗项目均实施预约诊疗，减少患者等候时间；改善了诊区环境，注重患者隐私的保护，提升患者就医体验；增强了中医文化氛围。在七院领导和各临床职能科室的大力支持下，我们顺利从援建模式、科学管理、临床医疗、学科建设、人才培养、信息化建设6个维度完成对口援建的目标和规划，实现了"精准帮扶"，援建成果也得到了自治区卫健委的高度肯定。现在每每回首这段援疆经历仍激动不已，我们七院人也曾经为脱贫攻坚事业做出了一份应有的贡献。

徐震宇，上海市第七人民医院急诊与感控部主任，
曾援疆医疗并挂职莎车县中医（维吾尔医）医院副院长

# 为莎车留下一支"带不走"的医疗队伍

卢　明

　　莎车县位于祖国的西北边陲，被誉为中国巴旦姆之乡，隶属于新疆维吾尔自治区喀什地区，有3 000多年的历史，是一座人文景观与自然景观、中亚文化与西域文化融为一体的历史文化名城。

　　按照党中央关于脱贫攻坚的决策部署和全国对口支援新疆工作的总体安排，我有幸作为支援边疆医疗卫生建设的医务工作者，参加了援疆医疗服务队，于2020年3月10日抵达莎车县中医（维吾尔医）医院参加对口援建工作。

　　援疆期间，我与莎车县中医（维吾尔医）医院的同行以及各族群众结下了不解之缘！回首终生难忘的300多个日日夜夜，作为一名党员医务工作者，找始终牢记自身肩负的重大责任和光荣使命，始终铭记领导的嘱托和群众的期盼，以助力脱贫攻坚为目标，以沪喀共建南疆医学高地为己任，充分发扬上海市第七人民医院的优良作风，坚持全面援疆、精准援疆、长期援疆，努力用心用情用力做好本职岗位工作。

## 示范救"治"，着力在医疗技能上"传"

　　在我到岗之初，莎车县中医（维吾尔医）医院还没有急诊科，医疗技术力量以及人员配置都非常薄弱，很少开展外科手术，外科疾病患者不得不到更远的上级医院就诊。按照组织安排，由我任医院急诊科主任，帮助组建急诊科。在全面调研后结合医院实际情况，我提出了多项意见和建议，并大力组织实施整改。首要任务就是把急诊科业务开展起来，由我主导组建起急诊外科手术团队，累计诊治急诊患者300余人次，亲自主刀手术30余台次，增强了群众医疗服务的获得感。

　　记得那是6月份的一天，等待门诊检查的米尔孜古丽老大娘突然晕倒，心搏骤停，心跳血压脉搏都测不到，我第一时间时对其进行胸外心脏按压和心脏复苏，组织相关科室按流程实施抢救，经过20多分钟救治，老人终于被抢救过来了，在住院治疗20天后康复出院。面对老人及家属感谢的话语和感激的神情，面对刚刚组建就初战告捷的急诊救治团队，我感到无比自豪、很有成就感，因为我用实际行动诠释了上海七院的奉献精神和高尚情怀。

为有效解决偏远地区维吾尔族同胞就医难题，我积极参加莎车县卫健委组织的多次大型义诊活动，深入到乡镇卫生院，为患者检查诊断出治疗方案，诊治患者百余人次。在8月和11月爆发新冠肺炎疫情期间，我作为专家组成员，长住科室60多天，奋战在疫情防控第一线，为莎车防疫工作做出了一份贡献。

## 建章立"制"，着力在规范管理上"帮"

在我到岗之初，按照领导提出的，"多谋长远之策，多行固本之举，努力解决影响莎车医疗服务水平的深层次矛盾和问题"要求，立足当前，着眼长远，组织建立了100多项急诊科工作流程和措施，全面加强医院的规范化建设。

在工作中，我坚持每周进行教学查房，每周开展一次院内培训，指导急诊科的诊疗工作，把相关临床经验和新知识、新技术毫无保留地传授给当地的医生，先后开展了锁骨、胫腓骨、踝关节、股骨干骨折髓内针内固定术等手术治疗，规范了急诊患者诊治流程，组建了莎车县中医（维吾尔医）医院急诊科。

记得那是10月份的一天，莎车县中医（维吾尔医）医院骨科的亚申主任找到我，原来是医院刚刚接收了一名患者，经过检查是股骨干多段骨折，这种手术医院从来没有做过，咨询我是否要让患者转院治疗，经过相关科室会诊，全面评估，患者手术条件良好，报备医务科同意，我决定留住患者，在院内手术，采用带锁髓内针内固定术，我带领骨科医生进行手术，经过3个多小时的努力，手术取得圆满成功，同时填补了医院的一项技术空白。

## 常态施"智"，着力在远程会诊上"带"

在我返岗之后，认真落实长期协作机制，在远程会诊中心，经常帮他们解答疑难病例，给出治疗方案，指导相关科室进行治疗。

党的二十大对推进健康中国建设，指明了前进方向、确立了行动指南。作为七院的一名党员医务工作者，我将不忘初心、牢记使命、踔厉奋发、勇毅前行，继续关心支持莎车县医疗事业发展，为沪喀共建南疆医学高地做出应有的贡献。

卢明，上海市第七人民医院急诊外科副主任，援疆

医疗队成员

# 援疆，践行医者誓言

吴　昊

当我们步入神圣的医学学府时，我就庄严宣誓过："我志愿献身医学，热爱祖国，忠于人民，恪守医德，尊师守纪，刻苦钻研，孜孜不倦，精益求精，全面发展。我决心竭尽全力除人类之病痛，助健康之完美，维系医术的圣洁和荣誉，救死扶伤，不辞艰辛，执着追求。为祖国医药卫生事业的发展和人类身心健康奋斗终生。"

为了这份誓言，十年前，我远离亲朋好友，远离东海之滨，来到西域边陲，开展为期一年半的援疆工作。从开始的陌生到逐渐适应再到爱上这里，人生有了一番不同的体悟。走进莎车，在祖国最西的边陲大县，依附巍峨雄壮的昆仑山脉，我深深体会到它的美丽与清静。

援疆工作紧张有序，虽然有点枯燥，但我却乐在其中。

"吴医生，麻烦您赶快来医院。"深夜，被一阵急促的电话铃声惊醒，我连忙穿好衣服，冲下宿舍楼，赶去医院。

病房里，只见一名年轻男患者腹部受刀伤，失血性休克，鲜血不断从腹部伤口涌出，"即刻行剖腹探查手术！"我指挥着抢救。

术中，发现患者刀伤致下腔静脉破裂（裂口达2.5 cm）同时伴有胃及十二指肠破裂、胰腺破裂，患者血压、心率一度降至0……

时间一分一秒地流逝，患者的生命体征也在越来越微弱，"立即行下腔静脉可吸收线连续锁边外翻缝合！"

"心脏按压！"

"立即输血，自体血过滤后回输！"

经过近4个小时紧张而有序地抢救，终于把患者从死神那里拉了回来！

走在回宿舍的路上，我放慢了脚步，夜是静寂的，仰望湛蓝的天空，欣赏清朗的月光，踏着如棉的白雪，聆听自己丈量岁月的脚步声声，却是一番欣慰和满足。

像这样的急诊和重大的手术还有很多！一年半的援疆期间，我主刀共完成重大手术200余台，无一起围手术期死亡患者，无一起医疗安全事故发生。

一边翻看旧照片，一边回想援疆岁月。让我印象较深的有这样几例重大手术：一是成功抢救一名肠系膜上动脉栓塞致90%以上小肠坏死的短肠综合征患者，此病例的救治成功可以说填补了喀什地区短肠综合征救治的空白。二是成功抢救一例腹部刀刺伤致下腔静脉破裂（裂口达2.5 cm）同时伴有胃及十二指肠破裂、胰腺破裂、失血性休克、多脏器功能衰竭的患者。三是完成喀什地区莎车人民医院首例胃体癌全胃切除空肠间置P式襻代胃术。四是完成莎车人民医院首例保留肋间臂神经的乳腺癌改良根治术（该术式有效避免术后局部顽固性疼痛，属喀什地区领先技术）。

莎车县人民医院虽属二甲综合性医院，但没有小儿外科、颌面外科等专业性极强的科室，然而我们守护的是全县老百姓的生命健康，工作之余，我刻苦钻研相关专业知识及手术技巧，力争做到不出莎车县也能拿下这些手术，为患者争取宝贵的抢救时间，完成了多例小儿及颈部重大手术，如：一名12岁儿童因摔伤致十二指肠破裂、弥漫性腹膜炎，急诊剖腹探查行一期十二指肠破裂修补术及胃空肠造瘘术，患儿术后痊愈出院；完成喀什地区首例2岁婴儿小肠端端吻合消化道重建术，痊愈出院；完成1例儿童颈部甲状腺巨大肿块及囊状淋巴水瘤切除术，术后痊愈出院。

援疆医疗工作，使我深深地体会到，作为一名基层医疗工作者，肩负的重任和应尽的职责。只有把位置认准，把职责搞清，团结同志，诚恳待人，脚踏实地，忠于职守，勤奋工作，一步一个脚印，才能完成好一名援疆医疗工作者的本职工作。

在门诊、住院的诊疗工作中，我肩负着莎车县人民的健康，特别是急救创伤患者的生命安危。365天，天天随诊，哪怕是节假日、休息日，时时应诊。无论何时，不耽误患者治疗，平等待人，关心、体贴、同情每一位就诊患者。

一年半援疆医疗工作结束已经十年，如白驹过隙，一起援疆的兄弟，时常小聚，倾诉着那份援疆情，我们中间有人被提拔的，有人被调整至重要岗位的，也有人还在坚守自己的岗位，但无论如何，做为七院人是自豪的，是精进、是坚守，无愧过往、无愧当下。

吴昊，上海市第七人民医院医生、援疆医疗队成员

# 给我一双慧眼吧

韩耀国

2019年年末，医院人事处陈处长找我谈话，问我愿不愿意去援疆。作为一名中共党员，奔赴辽阔的新疆进行医疗援助工作一直是我的向往。这是组织对我的信任，也是我的荣幸，我毫不犹豫地答应了。

赴疆之前，我们参加了上海市委组织的培训。市领导教导我们要思考三个问题：援疆为什么？援疆做什么？离疆后留下什么？这三个问题一直存在于我的脑海中。

我来自上海市第七人民医院重症医学科，援建单位是喀什地区莎车县人民医院。赴疆之前，我与莎车ICU取得了联系，了解到科室有一台超声机，但是没有医生能够很好地使用这个仪器。当时我就有个想法——对全科医生进行系统地重症超声培训，让每个人掌握重症超声技术。因为重症超声就像ICU医生的眼睛，可以让医生直接看到患者的心脏、肺、血管等器官的功能状态，帮助医生作出诊断和治疗，而且重症超声在国内是属于比较新的、先进的理念和技术。来到莎车后，我和每个医生进行了交流，大家对重症超声很感兴趣，这进一步坚定了我的想法。

重症超声培训要循序渐进，逐步开展。所以培训从相对简单的FAST超声开始，FAST超声指的是创伤超声重点评估，旨在迅速发现外伤导致的腹腔、心包、胸腔出血。2020年4月10日，我进行了第一次授课。首先进行理论讲解，讲授了FAST超声检查的部位和手法，正常图像和异常图像的解读；随后进行床旁操作培训，手把手教授每位医生。培训结束后布置了课后作业加强练习，1周后进行操作考试，每位医生都较好地完成了整套FAST超声检查流程。经过学习后，每个医生都可以使用超声评腹腔、胸腔积液，并引导胸腔穿刺、腹腔穿刺治疗。

接下来，我按计划进行了重症超声其他章节的培训，包括肺部超声、心脏超声、超声引导中心静脉置管、CCUE流程等。每4周一次培训，每次培训包括理论授课、床旁操作、课后练习及考试。经过1年的学习，莎车县人民医院ICU每个医生均已学握基础重症超声技术，能够用超声快速评估患者的病情，做出诊断和治疗决策。

不只是ICU，医院其他科室也见识了重症超声的魅力。4月6日，一名急性肾衰竭、急性心力衰竭伴肺水肿、急性呼吸衰竭的患者从肾内科转科至ICU，需要尽快行血液透析治疗以减轻患者液体负荷，首先需要做股静脉血透导管置管，但患者体重达100公斤，严重肥胖导致股静脉无法用常规方法定位及穿刺。我对患者进行评估后，决定行超声引导股静脉血透导管置入，在超声直视、引导下，将血透导管顺利置入了患者股静脉，保证了血液透析的顺利开展，避免了穿刺入动脉、出血、置管失败等并发症。在患者血透期间，每天使用超声对肺水肿、下腔静脉、心脏进行评估，指导血透剂量的调整，数天后患者明显好转，转回了普通病房。

11月15日周日中午，我突然接到莎车县人民医院神经内科病房的电话，一老年患者突然心跳呼吸骤停，需要抢救及会诊。我急忙赶至病房，患者经过胸外按压已恢复自主循环、已气管插管、呼吸机机械通气，仍然存在低血压休克（血压低至68/30 mmhg）、需要大剂量升压药维持血压。追问病史，患者2周前曾有右下肢外伤、卧床制动，这次入院是因为起床后出现了呼吸困难、呼吸急促、头晕等症状；肺栓塞的可能性很大。我马上为患者行床旁超声检查，四肢未发现静脉血栓，但患者右心明显增大、肺动脉压高达45 mmhg，下腔静脉扩张明显，符合肺栓塞的表现。我与家属详细沟通病情、诊疗方案、风险后，立即给予溶栓治疗，遂给予rTPA 50 mg静脉泵入维持2小时，并转入ICU密切监护治疗。溶栓结束后第二天，患者血压稳定，停用升压药物，意识转醒；第三天，患者呼吸平稳，停用呼吸机，拔除了气管插管。后至CT室行CTPA检查发现双侧肺动脉分支均有血栓，证实了肺栓塞的诊断。患者恢复良好，转至普通病房继续后续抗凝等治疗。

2020年3月份初到莎车时，巴旦木树刚刚开出了白色的花，乡间的田野一片片的花海。1年半后的2021年秋天，我结束了令人难忘的援疆工作，南疆大地瓜果遍地、一片丰收景象，我想重症超声也必然能在莎车大地开花结果，给ICU医生一双双锐利的眼睛，协助医生更精准地诊治患者，为一方百姓的生命健康保驾护航。

把上海的先进医疗技术留下来，让规范精准的诊疗理念根植于莎车ICU每个医生的头脑里，这就是我想留下的一点"什么"。

韩耀国，上海市第七人民医院急救创伤中心医生，上海市第十批援疆医生

# 深刻在骨子里的云南情结

唐蓉珠

对云南，我有着深刻在骨子里的情结。

1969年，父母作为知青来到云南，美丽的西双版纳孕育了我。1975年我在云南出生，直到1979年回到上海。这之后，我也多次去云南旅游，喜欢当地风景秀丽、民风朴实。2020年3月，上海市第七人民医院接到援滇医疗任务，我立即报名参加。

2020年6月，作为七院第5批对口帮扶的进驻专家，我在宾川县、剑川县开展3个月的援滇医疗工作，其中两个半月时间都在宾川。

来宾川前，我左侧膝关节患了滑膜炎，走路疼痛、行动不便。到达宾川县中医院后，科主任得知我的情况，带我求医问药，骨伤科的医生为我进行诊治、针刺、艾灸、推拿、督脉灸等，让我的膝盖不那么疼痛，走路轻快了。我从一个患者的角度短时间内了解了中医院的治疗水平，心中进一步肯定中医治疗的确切疗效。回到七院后，我对患者进行中医药治疗宣教，心中更有底气。所以这次援滇工作，开拓了我的眼界，见识了上海以外的中医同行情况。

作为一名消化内科医生，内科的工作主要是门诊和病房。到达宾川次日，我便进入脾胃病科病房工作，首先是查房，患者的疾病多种多样（胃溃疡、肝损害、急性胰腺炎、上消化道出血、慢性胃炎等）；开展讲座，提升宾川县中医院医生的诊治技能；参加病例讨论，扩大脾胃病科医生的临床技能；云南中医药大学等多所学校的大学生在脾胃病科实习工作，由于我在七院是教学干事，教学是我的强项，所以参与了教学查房，带教学生等工作。对于病房及内镜中心的流程进行优化，中医医院主要是中医特色，相对西医薄弱，分科不清楚，正好发挥我西医长处，结合医院实际情况，做一些接地气的工作。

记得脾胃病科收治一名老年男性急性胰腺炎患者，以前他们都不敢收治，在我的鼓励及指导下，治疗上禁食、液体复苏，使用奥曲肽、奥美拉唑抑制胰酶分泌、左氧氟沙星抗感染，同时服用中药汤剂大承气汤，配合针刺技能，患者腹痛腹胀逐步缓解，大便顺畅，半月后顺利出院。还有一名反复黑便的患者，当时医生不敢给她做胃镜，我说胃镜不仅能明确病因，还可以根据镜检结果制定下一步的治疗方案。在我的指导下，给患者做了胃镜，经过治疗，患者10天后病愈出院。在宾川，接触到特别多的带状疱疹患者，有的满头都是疱疹，与当地干燥气候及老百姓喜食辣味有关，脾胃病科用火针给他们治愈了，非常神奇，如果带状疱疹留下后遗症，会局部疼痛难忍很长时间，甚至数年。我感叹，这么简单有效的中医治疗方法真是老百姓的福气。作为医生，能治愈患者，我们感到非常欣慰。在云南山区，就近能解决病痛，是何其方便之事。

去宾川前，我有很多顾虑，那里海拔比较高，身体能适应吗？饮食能习惯吗？到了之后，我很快便适应了这里的环境，融入了宾川县中医院脾胃病科团队，并且和当地朴实的老百姓愉快相处。

中共中央国务院印发《"健康中国2030"规划纲要》，推进健康中国建设，加快推动新时代我国卫生与健康事业发展，努力全方位全周期保障人民健康，为实现"两个一百年"奋斗目标、实现中华民族伟大复兴的中国梦打下坚实健康基础。党的十八大以来，把中医药工作摆在更加重要的位置。习近平总书记对中医药工作作出重要指示，中医药学包含着中华民族几千年的健康养生理念及其实践经验，是中华文明瑰宝，凝聚着中华民族博大智慧，传承精华，守正创新，加快推进中医药现代化、产业化，坚持中西医并重，推动中医药和西医药相互补充、协调发展，推动中医药事业和产业高质量发展，推动中医药走向全世界，充分发挥中医药防病治病的独特优势和作用，为建设健康中国实现中华民族伟大复兴的中国梦贡献力量。

1999年，我成为七院的一名医生，20余年，亲眼见证了七院的变化。我经历一年"创三"联络员的工作，包括"西学中"，加强中医内涵学习、整理各项台账等。见证七院从二级甲等综合医院转变为三级甲等中西医结合医院，2015年成为上海中医药大学附属医院。而后，在院领导带领下，我院更上一层楼，2021年"国考"，我院在全国三级公立中西医结合医院中排名第三。医院的进步有目共睹。而我自己的中医药工作是如何步入轨道的？

2011年我开始"西学中"学习与跟师，2013年取得"西学中"证书，但那个时候我对自己中医药水平没信心，西医出身的我，无从下手，偶尔开些六君子汤、柴胡舒肝散等简单处方。时间很快进入2020年，在宾川县中医院的援滇经历，让我对中医药有了信心，学习到了中医技能，明白中医药在基层医院的作用。基层医院，检查及西药品种有限，患者经济能力有限，所以，中医药能解决很多慢性病及腰腿关节痛，并且物美价廉。不管中医西医，解决老百姓的病痛是首位的。援滇后，我对中医药的认识更加深刻，也经常学习中医药经典，提升自己中医药临床技能，给患者解除病痛。现在的我，脑海中有中西医两种治疗思路，不同患者治疗手段不同。

我很庆幸，七院成为中西医结合医院，能中西医融通，各取所长；我很庆幸，参加援滇工作让我的人生阅历丰富，让我的从医之路越走越宽。

我爱七院！我爱宾川！

唐蓉珠，上海市第七人民医院消化内科副主任医师，
曾援滇医疗

# 做好生命的"维修工"

胡双双

时光荏苒，岁月如梭，不知不觉我在上海市第七人民医院工作和成长了10年，在这10年里我参与并见证了医院的发展历程。我想说：作为一个土生土长的七院人，我由衷地感到欣慰与骄傲，这里就是我的家，医院的发展也就是我学习和成长的过程，我与医院共成长！

2012年，是我工作第一年，也是医院转型最重要的一年，这一年，在王杰宁院长带领下我们改革创新，突破自我，齐心协力为了共同的目标而努力——争创三级中西结合医院。2013年一举创下三级甲等中西医结合医院，创造了七院的历史。虽然"创三"那段时间是煎熬的，每天加班如常事，但是却没有一个人叫苦喊累，现在回想起来，那段日子让人记忆犹新，终生难忘。

2014年，因为岗位调动，我来到了手术室，手术室是一个专科性很强的科室，在这里，让我感受了身为医务工作者真正的成就感。手术室就像是生命的"维修厂"，手术医生、麻醉医生、护士共同维护患者的生命，并创造了一个个生命的奇迹。这一个个奇迹的背后是无数医护人员的默默付出。

2017年，我入选了医院的院内人才培养项目。很感激医院给我们一个突破自我的机会，一个发展自我的平台。因为人才培养项目，让我有机会能去外院进修学习，拓展视野，发现自身的不足，不断提升自己。三年培养期间，我有幸前往上海老牌三甲医院长海医院和新华医院进修学习，并且在医院内多个科室（普通病房—ICU—门诊—护理部）轮转学习，理论、技能、管理得到全方面发展。

2020年伊始，武汉新冠肺炎蔓延。医院集结支援武汉的人员，随时出发，我想都没想，第一时间报名，因为此行比较危险，我并没有告诉我的父母，不想让他们担心。对于我自己，我单身一个人，没有家庭小孩的顾虑，我有哥哥姐姐，父母还年轻，万一有事哥哥姐姐也会照顾父母，我没有后顾之忧。我将自己的情况上报领导，希望领导能优先考虑我，为此我抱着义无反顾的决心写下了请战书。时间过去三年，现在回想起来我写请战书的场景，内心依然激动澎湃。

在武汉的48天，我们七院和上海仁济医院共同负责雷神山医院C4病区。C4病区是一个轻重症病区，在这里，多数是临床症状比较轻的患者，我们做得最多的是给予他们身体和心理上的治疗。我们充分发挥了我院中西医结合特色，赠送我院特色香囊，带领患者做八段锦，缓解了呼吸道症状，患者反响都很好。在这里，我们和患者的关系更像是朋友。

在雷神山医院，我度过了人生最光荣的时刻——火线加入中国共产党。在雷神山党支部宣誓的时候，我的内心无比的激动，无法用言语表达。默默立誓，一定不辜负党组织对我的信任，用自己的实际行动践行一名党员的责任与使命，做好一颗螺丝钉。

同年，我有幸参加了援滇任务，在宾川县中医院手术室学习指导，认识到了很多当地的老师和朋友，他们待人的热情就像天气一样，热烈但温度适宜。

援滇回到上海后，我立刻投入到了隔离点的任务中，隔离点的工作和医院工作方式截然不同，是一项巨大挑战的任务。我所在点位是浦东机场，面对外防输入的压力，身肩责任不可言喻，但想着自己是一名党员，所有的困难都是对自己的考验，最终咬咬牙坚持下来了。

十年是短暂的，但经历很丰富，每一次的经历都是宝贵的财富，是七院给了我成长和进步的机会，很高兴能与七院这个大家庭共成长，作为七院一分子我感到由衷的幸福。

胡双双，上海市第七人民医院护士长，曾援鄂、援滇

# 乐驻边陲　助滇帮扶

光正耀

　　2022年8月25日，我作为上海市第七人民医院第3批援滇医疗队的3名成员之一，在医院党委盛丰副书记的带领下，从浦东机场乘机直飞云南省大理市，巍山彝族回族自治县（以下简称巍山县）人民医院的领导亲自到机场迎接我们，经过山路十八弯，风尘仆仆，来到了群山环抱的巍山县人民医院所在地——南诏镇。南诏古镇历史悠久，是古南诏国的发祥地。巍山县有人口约27万，其中少数民族人口占比约44%；面积2 200平方公里，其中山区面积占比约93%。平均海拔约1 750米。

　　巍山县位于云南省的西部，天亮得比较晚。早上7点左右，天刚蒙蒙亮，月亮还高挂在天穹，我和援滇的两位同事一起步行去上班，医院坐落于半山腰，当我们爬山到医院住院大楼时，都感到有点气促腿软，特别是我这个年近花甲的老医生，更是觉得有点体力不支。

　　巍山县人民医院是一家二级甲等医院，有床位400余张。神经外科和骨科、胸外科属于同一个病区，神经外科仅有一名兼职的住院医生毛医生（主要从事骨科的临床工作）刚从大理市第一人民医院进修神经外科6个月回到科室。因为上一批援滇的同事曾告诉我该院的神经外科基础薄弱，没有独立成科，神经外科的手术器械陈旧而且缺少一些必要的手术设备，所以，到科室上班的第一天，我就和毛医生去手术室把所有的神经外科的手术器械仔细地盘点了几遍，对于必须购置的手术器械列了一张详细的清单。两天后，毛医生把那张清单直接交给了院领导，院领导非常重视，指示有关部门尽快照单购买。大约10天后，新的手术器械（冷光源、咬骨钳、乳突撑开器等）就被送到医院了。看到这样的办事效率，我很满意。这些手术器械备齐后，一般的急诊开颅手术都可以做了，并且，连续做两台开颅手术的器械也已足够。可谓兵马未动，粮草先行。

　　我来巍山县人民医院的援滇任务主要是为该院的神经外科培养年轻医生，让他们尽快成长起来，将来能够独当一面，成为医院的业务骨干，为当地的老百姓提供优质的医疗服务。

　　我指导毛医生做的第一台手术，是一个女性患者，75岁，以"糖尿病，合并高血压及胸腔积液"收入内分泌科住院治疗，因为患者出现一侧肢体乏力、小便失禁，主管医师给她做了头颅CT检查，报告为慢性硬膜下血肿，脑中线结构移位约2厘米。于是，立即转入神经外科病房，当天查体：患者神志清楚，对答切题，双侧瞳孔等大等圆，对光反射存在，一侧肢体肌力3级，对侧肢体肌力5级。追问病史，患者口服阿司匹林约6个月。

按照诊疗规范，需要停用阿司匹林7天后才能行开颅手术。但是，第2天，患者病情突然加重，神志模糊，无睁眼，无对答。如果不立即行手术，随时可能并发脑疝，危及患者生命。我向患者的儿子（50多岁）告知了其母亲病情危重，需要立即手术才能挽救生命，但是，由于患者年龄大，合并多种疾病，特别是口服了阿司匹林，凝血功能障碍，手术风险很大，手术中有可能出血不止，手术后有可能再出血，需要再次手术，也有可能手术后病情恶化，导致人财两空。他儿子听了我的讲话，心里非常难过，非常纠结，并表示要等他的老婆从外地回来看一眼后再决定是否手术，看见一位壮汉泪流满面，我被他的孝心深深地感动了，暗暗下决心一定要尽全力把他母亲的病治好。我很肯定地对他说："时间就是生命，不能再犹豫了，错过了最佳救治时间，再后悔就晚了。"他擦了擦眼泪，终于同意手术并在手术知情同意书上签字并按了手印（巍山县当地的医疗文书凡是需要签字的地方都需要按手印）。

手术前我们给她使用了止血药及预防性抗生素。于当天下午，在全麻下行了颅骨钻孔引流术。在整个手术的过程中，从患者体位的摆放，手术切口的选择，如何切开硬脑膜，手术中如何止血，如何分层缝合切口，如何放置引流管等等，每一个细节都手把手地耐心地指教。除了关键的手术步骤自己严格把关外，尽可能让毛医生有更多的动手操作机会，只有这样，他才能取得长足的进步。整个手术过程，除了因为患者凝血功能障碍，切口渗血多之外，手术过程基本顺利。手术后送ICU监护，对患者采用头低位，适当给予补液扩容，继续止血、预防感染、营养支持、口服促进残余血肿吸收的药物等治疗，患者做CT检查时我亲自陪同，头部引流管的引流量及引流液颜色的深浅每天观察几遍并作记录。患者病情恢复的情况比预料的要好。

手术后第12天痊愈出院，患者家属对我们表示非常感谢，尤其是对我的认真、细致和耐心的服务态度表示高度认可。该患者出院后1个月来医院复查头颅CT，血肿完全吸收，没有复发。精神状态良好，四肢活动自如，她的儿媳妇说她还可以做点轻松的家务活。想到这位75岁的老奶奶又能够生活自理了，我感到由衷的欣慰。患者的痊愈是给予医生最好的奖赏。

我来巍山县人民医院指导毛医生做的第二台手术，是一位高血压脑出血患者，女性，70岁，合并肝肾功能不全，既往有3次脑梗死病史。术前患者意识不清，烦躁不安，双侧瞳孔等大等圆，对光反射存在。头颅CT检查，报告为基底节区脑出血，出血量约70毫升。患者家属开始不愿意手术，后来经过毛医生的劝说，并告诉其家属有上海专家主刀，其家属终于同意手术，并在手术知情同意书上签字及按下手印。在全麻下行了开颅血肿清除术及去骨瓣减压术。整个手术过程，除了血肿腔的双极电凝止血由我亲自操作外，其余的手术步骤都是由毛医生操作完成，他的每一个操作步骤我都要仔细盯着，不敢有丝毫的闪失。手术顺利。手术后复查了两次头颅CT，颅内血肿清除约90%，手术很成功。术后第5天，患者家属出于经济方面的考虑，放弃治疗，自动出院了。我感到很惋惜，也很无奈。我以为这个患者出院后凶多吉少，有可能离开了人世。出乎意料的是，一个月之后，毛医生告诉我，他得到的反馈消息是这位患者恢复得很好，不仅可以下床活动，还可以自己做饭呢。我为这位患者顽强的生命力和良好的愈后感到庆幸，也祝她健康长寿。

我来巍山县人民医院两个月，共指导毛医生完成了6例开颅手术，其中5例患者年龄在70岁及70岁以上，1例58岁。3例为高血压脑出血患者，3例为慢性硬膜下血肿患者。有2例高血压脑出血患者因病情危重，家属因经济条件有限而放弃治疗，自动出院。其余4例均恢复良好。

我每周二上午半天看专家门诊，还负责全院的神经外科患者的急会诊和平会诊。我们援滇人员还深入基层乡镇卫生院举行义诊，重阳节去社区卫生服务中心为老年患者提供免费的医疗服务。给全县的医联体职工举行线上线下授课，提高了他们在神经外科方面的知识水平；给实习的大学生讲课，让他们对神经外科最基础的理论知识有所了解。巍山县电视台对我们的医疗帮扶工作做了专题采访和报道，播出后获得了当地人民的好评。

沪滇情谊深，中华一家亲。我就要退休了，在退休之前，作为一名老党员能为祖国大西南边远地区的医疗卫生事业的发展尽自己的一点微薄之力感到无比的光荣和自豪。

光正耀，上海市第七人民医院神经外科副主任医师，援滇医疗队成员

# 在平凡中成长

沈伟鸿

2013年初，还是上海市第七人民医院护理实习生的我，被那时正处于"创三时期"的七院精神所深深吸引：全院员工始终坚持生命至上、救死扶伤的价值追求，牢固树立精益求精、持续改进的科学态度，大力弘扬踔厉奋进、团结拼搏的奉献精神、以人为本的核心文化。同年，顺利毕业后，我入职七院，成为"创三"战斗中的一员。

转眼10年，我从一个上夜班忐忑不安的毛头小子到现在驾轻就熟的ICU熟手，从一个稚嫩的新手到监护室的副护士长。这期间，我去过很多科室、急诊、手术室、监护室等，我从每一个轮转的科室里学习不同的专业知识，从不同的带教老师哪儿学习不同的处世经验，一步步成长为一名合格的护士，能被同事信赖、患者满意的护士。

回忆这些年，最令我印象深刻的莫过于2020年初，武汉新冠疫情暴发，我立即自愿报名驰援武汉。虽然支援名单确认了下来，但具体的时间还未定。本以为会春节后出发，却不料大年三十晚7点收到紧急通知，正在为患者进行ecmo+血液净化治疗的我需要立马前往浦东疾控中心，连夜飞往武汉。消息来得太突然，啥东西都没来得及准备，人已在路上。当晚在浦东疾控中心，院长、书记等领导为我们送行，随后便赶往机场，连夜飞往武汉。等一切落定，能躺床上休息时已经是凌晨四点了。

第二天下午，金银潭医院院长为我们介绍了该院疫情情况，并由2位知名院感专家来为我们加强培训了院感防护知识，穿脱防护服等必要防护手段。领导让我们（普通成员）充分休息，缓解旅途劳累，而各领导及分组组长等开始踩点，落实具体工作计划等。然而计划赶不上变化，第三天中午宾馆由于粮食储备有限，已不再为我们提供食物，午饭暂时由金银潭医院友情赞助；同时原定由上海医疗队承包的2层新病区改为接收2层老病区、一轻症病区、一重症病区。再次紧急培训后，原定人员前往病区进行交接，却被告知人员不足，需要重新排班。

由于排班暂未排到我，我抽出手机查看消息。大群里刷过百条消息，是在统计所需生活物资，包括工作鞋、秋衣秋裤、内衣裤、卫生巾等各类物资。惊呆，确实，通知的急，来的匆忙，什么都来不及准备，生活物资却必不可少，这里可比上海冷多了。小群里，昨天中夜班的老师在反馈工作情况，工作强度很大，陌生的环境，不一样的工作流程。每家医院信息化程度不同，这里尚处于手工排药，手写护理记录的程度。为了保持通风，在-1℃到-5℃的环境中吹了一夜的风。还有老师在征集N95口罩，据说医院提供的已经没了，还好这支队伍有自带的一些，但真的能撑过这场持久战吗？领队组长可能忙疯了，全上海几十家医院的人员队伍，各种事物需要安排统筹。

1月27日，李克强总理、孙春兰副总理、马晓伟主任一行来金银潭医院视察，慰问了我们医务人员，再三嘱托要在做好防护工作基础上救治好患者，并对护理人员的缺乏和防护用品的保障做出了指示和命令。表示防护用品今晚一定送到，大家心头上压着的石头终于可以放下了。

记得有一天凌晨，我听到对讲机内传来嘈杂的声音，原来是对侧病房的一个患者补液肿了，同事6个人在那里上上下下找，就是找不到血管，患者太胖了，即使找到的，留置针进去有回血，一推针又鼓了急得请求外围安排医生进来穿刺，可这个点，上哪找穿刺的医生啊？外围给了我们一句鼓励的话，"你们不是有8个人吗，还有2个还没有试过呢"，听到有需要帮助，我本着试试的心态，推去了一台床边B超机，通过可视化技术，成功置入了留置针。成功的那一刹那，我内心还是很喜悦的，平日里的积累和学习帮助了我。

那时，不仅临床缺人，后勤保障一样缺人，前几周轮换担任后勤保障物资的小姑娘们纷纷表示吃不消，于是这活落到了我头上。真上手后发现确实没点体力干不了。拖着小拉车，去寻找器械库房领防护用品；去医院小卖部旁的临时分发点领取午餐盒饭；在一抖一抖的气压泵货梯中，搬运物资；来回跑药房领药；收拾垃圾桶；定期随货车去火车站搬运防护物资。我本着吃苦耐劳的精神，将后勤做到了援鄂胜利。

那时，我人在外，妈妈身体不好，无法照顾，她血压高、血糖高，心脏也不好。多亏护理部的老师在联系，带着妈妈去七院看病，做心电图、配药，医院领导也在我妈妈住院期间多有照顾，在这种特殊时期，这份恩情难以回报。

一路走来，点点滴滴在心头。

无论你遇见谁，他都是你生命中该出现的人，绝非偶然，他一定会教会你一些什么。所以，我也相信，无论我走到哪里，那都是我该去的地方，经历我该经历的事儿，遇见我该遇见的人。

尽管护士工作很辛苦，但我从未后悔过！

沈伟鸿，上海市第七人民医院副护士长，援鄂医疗队成员

# 上下同欲者胜，同舟共济者赢

黄　芳

面对疫情，救治患者是我的职责；面对困难，挺身而出是我的责任。很荣幸能代表上海市第七人民医院加入上海第3批援鄂医疗队驰援武汉。

2020年1月28日，我随大部队来到了武汉市第三医院开始了抗击疫情的一线工作，在武汉抗疫的时间里我每天都需要面对新型冠状病毒肺炎重症患者，在高强度的工作环境中，和伙伴一起完成患者的收治、护理工作。

由于病情的特殊性，病房里不能有家属和护工陪同，所有的治疗护理和生活护理全部由护士承担，我不仅要完成患者补液抽血吸痰抢救等各项工作，还要负责给患者打水、喂饭、更换尿不湿等多方面的生活护理。许多患者因为全家集体感染无人送生活物资到医院，我们上海医疗队成员还自掏腰包想尽办法给患者采购各种生活用品及食物，全心全意为患者排忧解难送去温暖。我在和患者接触中不断鼓励他们正确面对新冠疫情，积极配合治疗，不停为患者加油打气。

工作时间我需要做好全面防护，穿好防护服后不能喝水吃饭上厕所。每次下班卸下口罩的脸上布满深深的印痕，脱下防护服浑身上下均已湿透。虽然忙碌的工作使人疲惫不堪，更存在感染的高风险，但作为一名医务工作者每当看到患者在精心治疗下得以康复出院，是我最大的骄傲和自豪，因为这正是对我们工作的肯定与鼓励。

生命重于泰山，抗击疫情就是所有医务工作者的使命和责任，而我能做的就是坚守在疫情第一线坚决打赢新冠疫情阻击战！自从疫情发生后每日关心全国新冠肺炎感染人数成为我生活的一部分，从一开始湖北每日增长3 000多人一步步减少最后清零，说明全国人民的付出和努力得到了回报，武汉胜则湖北胜，湖北胜则全国胜。武汉保卫战的胜利不单单是我们医务人员的努力成果，更是属于千千万万为了抗击此次疫情贡献自己一份力量的每一位华夏儿女，经过艰苦的努力，疫情防控形势出现了积极变化，取得明显成效。

回首这段岁月充满了泪水、汗水、不舍、牵挂，我一直深信上下同欲者胜，同舟共济者赢。这种自信，来源于当代中国最伟大的力量——同心合力。而我将继续在未来的工作中奋勇前行，践行作为一名医务工作者的初心与使命。

# 道阻且长，行则将至

刘春亮

我是2020年2月16日凌晨两点，接到医院的紧急电话，问我支援武汉能行不？有没有困难？刚在睡梦中被电话吵醒，还在迷糊中的我听到领导的问题我瞬间清醒，我也毫不犹豫地给出了肯定的答案。

虽然这个答案早已在之前的党员动员会上已经准备好，但此刻真正要让这个答案付诸实现时心里还是有些许紧张。如古人所言，面对恐惧、欲望这类情形，应当是"论迹不论心，论心世上无完人"，而和我一起冲到前线的兄弟，每个人心里都或多或少进行过激烈的交战，最终他们都用行动给出了自己的答案。

作为上海市第8批援鄂队员，我们上海市第七人民医院的医护人员和上海仁济医院共同在雷神山医院组建和守护了一个40多张床位的病区。从空荡荡且尚未完工的病房，到拉设备、搬运物资、调试通信系统，建立出入舱流程、建立工作制度，以及把大杂混的医务人员整编分工，听起来确实是个庞大的工程，但是这在当时都不是问题。就像人类在面临生死存亡的时候，才能真正地摒弃更多的私心，真正的万众一心，听令即从。我们在这一个多月里收治了不少的患者，但我觉得这并没有什么好记录的。因为我们曾经来过这里，尽最大的努力做好自己的工作，仅此而已。

在武汉的46天里，我的感受总结成一句诗就是："来时荒芜孤城枯，去时万紫千红艳。"每当看到武汉空城的照片，空荡荡的街道和被消毒水喷的斑白的马路，我总会觉得一阵胸闷，感觉胸口就像被压了一块大石头一样，因为那就是我刚下飞机第一眼的武汉。我也总无法忘记樱花园里那如雪似云，漫天飞舞的樱花，还有那在马路中间绿草地上飞驰的有轨电车。再看到复苏后的武汉，车水马龙的街道，人流如织的商场，这就是它本该有的样子。闲暇时光我也会想，啥时候我该回去，仔细看看这个美丽的城市。

不经意间，抗疫已有三年，这三年期间，有太多的事情发生。有奋不顾身冲向抗疫前线的医护，有彻夜值守疫情区域的社区干部和警务人员，有盯着疫情坚持维护城市正常运转的交通运输从业者和环卫工作者，也有在疫情包围下为人民提供物资和生活用品的各界人士等等。我们已经为这场战役投入了太多，但我们也确实取得了不小的成效。在抗疫的这条路上，每一步胜利都让我们付出了很多，但是，我坚信"道阻且长，行则将至；行而不辍，未来可期"。在正确的方向上，每一步坚持都是值得的。

刘春亮，上海市第七人民医院麻醉科医生

# 不忘初心，医者仁心

胡　盛

　　面对疾病，医生和患者是同一条战线的战友，医患之间相互信赖、理解、支持、关系和谐是大家共同期待的目标。

　　2020年初，新冠肺炎疫情暴发，其中尤以武汉市的形势最为严峻。

　　我作为上海市第七人民医院一名青年医生，义不容辞奔赴战役第一线。

　　我们的战场是武汉雷神山方舱医院，在雷神山工作重心是全心全意救治患者及做好自我防护。

　　初到雷神山，我们就在自我防护上做了积极认真的培训，时刻保持警惕，不松懈，按照病区感控标准及传染病负压病房收治患者流程及注意事项严格要求自己。对口罩、帽子、鞋套、手套、隔离衣、眼罩、面屏、防护服的穿脱及消毒顺序反复练习，牢记于心。每个人都进行严格的考核合格后才可以进舱接触患者。

　　我们不但在雷神山工作时注意防护，在居住的宾馆，也非常注意消毒及自我隔离，因为只有每个人做好自我防护，才能避免交叉感染，利己利他，更利于抗疫工作有序安全地进行。

　　我是外科高年资主治医师，被安排第一批进舱收治患者，雷神山C4病区一共48张床，由于外院转入的患者多是成批进舱。在听说有的病区一下午就可能把整个病区床位收满的消息后，当时心理压力很大，毕竟第一次进舱经验尚不丰富，而且一下子要接触大量新冠肺炎患者，虽然说已进行了严格的口罩、防护服穿脱培训，以及对负压病房的各种规章流程熟记于心，但仍担心有所疏漏，怕防护服被刮破，或是穿着防护服透气困难，防护眼罩起雾等问题出现，给收治工作造成影响。还好由于自己的仔细谨慎，以及前期已针对可能发生的问题做了充分准备，一切进展顺利，并无意外发生。舱内每位患者的身份信息、现病史、既往病史、个人史、过敏史、生命体征及外院曾有的症状、用药情况、核酸采集情况、胸部CT检查情况都得到了认真仔细的收集，我们还根据指南对患者病情进行分型，采用对应的治疗方案。

　　C4病区前后一共大批量收治了4批患者，我一共参与了3批患者的收治工作，大部分患者病情均稳定，多数患者并不需要补液及吸氧治疗，治疗上多采用严密的隔离观察，给我印象最深刻的是一个褥疮患者，因得不到良好的护理，创面溃疡并同时伴有发热，当时我们在三级防护下为其实施清创手术，解除了患者的病痛，并采用我院中西医结合的特色治疗，患者达到了快速康复的效果。

每周还会参加一次由C4病区主任组织的视频会议，进行线上业务学习，并针对新冠肺炎的分型、影像学表现、中医辨证施治、西医用药进展等进行讨论。

我们还组建了雷神山C4病区临时党支部，我有幸成为一名光荣的中国共产党预备党员。在工作中，我以党员的身份严格要求自己，并接受大家的监督。

这次雷神山的工作经历将是永生难忘的。大家团结互助，共克时艰的精神面貌，以及一丝不苟、认真负责的工作态度都深深地印刻在我脑海中，美丽的江城，灿烂的樱花也将成为最美好的回忆。

隔离期满后我回到温暖的家，拥抱爱人和孩子，回到让自己最开心的外科团队中去，与最可爱的同事们一起救治患者，一起推动科室发展，一起迎接急诊每一天的挑战。

在医院的三级复评审工作中，我也参与准备了很多材料，完成了很多工作，希望自己在压力中能够不断进步，不断成长，最大程度实现自我价值。

我认为"医者仁心"是对每一个医务人员的要求，更是医务人员最基本的从业准则，希望在以后的工作生活中，能保持初心，不忘初心。

胡盛，上海市第七人民医院外科医生，曾参加援鄂医疗队

# 援鄂医疗，人生大考

庞家栋

2020年2月19日，我作为上海市第8批援鄂医疗队的一员踏上武汉的土地，驰援武汉市雷神山医院。在那里我们奋战了48天，共收治新冠患者52人，其中重症15人、危重症1人，52名患者均治愈出院。

回想那段日子，点点滴滴历历在目。

正值除夕，在上海市第七人民医院党委的提倡下，我报名了"院内保障队"，参与一线防疫工作。然而，疫情的发展似乎比预想的快一些，在春节假期尚未结束时，我便收到了人事处参与七院隔离病房的工作安排；又过了一天，通知改为时刻待命支援本市的新冠定点医院；而1周以后，待命状态的我收到了明确的消息——参与上海市卫健委第8批援鄂医疗队。

在我院党委的集结号召下，2天内便组织了由50位医护人员组成的医疗队伍奔赴武汉一线。

到达一个陌生的城市，陌生的工作环境，同时面对严峻的疫情，队员们虽然信心满满，但多少会有一些生理或心理方面的不适应，因此，我们第一时间建立了七院援鄂临时党支部，从而增强队伍凝聚力和协作性。

此次，七院医疗队还有一大特点就是年轻化，60%是"90后"，最小的是1997年出生的，才工作一年。年轻的队伍充满朝气，但同时也有经验上的不足。为此，老党员也作为队伍中的业务骨干，也同时发挥了他们的先锋模范作用。我们即将退休的肾病科路主任，从最初的布置隔离病房、核验病区、穿脱隔离服培训、病区质控、驻地管理等都带头组织，吃苦在前，享受在后。同时，在领队的带领下，通过APP，定期开展线上的党组织生活。就在这样紧张而有序的组织中，我们医疗队较快适应了方舱的工作和生活。

出征在外，兵马未到，粮草先行。此次抗疫虽然不比战争，但后勤保障、物资调控也同样显得尤为重要，尤其是防护用品的调度。这也充分体现了在党的正确领导下，我国国家制度和国家治理体系体现出显著优势。

从接到奔赴武汉的命令起，七院就为每个队员准备了满满当当两行李箱的生活物品和医疗物资。在到达武汉后，每隔一到两周，上海市卫健委也同时送来了源源不断的防护用品，为我们补充"弹药"。同时，社会各界的援助，包括锦江集团、光明公司配送的生活物资等，也都在大后方给予了我们坚实的力量与支持，让我们对家人的生活放心许多，少了很多后顾之忧。

此次疫情，对于我们医务人员，可以算是一场大考，是一次真正做到学思用贯通、知信行统一，提高工作水平的机会。本次我们医院和上海仁济医院组成了70人左右的医疗团队，中医西医两手抓。呼吸科张舒主任和中医科张晓丹主任默契配合，从西医影像学诊断、药物的个体化精准诊治到中医临床的四诊合参，充分体现了中西医的优势互补，明显改善了患者的症状，缩短了患者的住院周期。甚至好多患者出院以后都通过微信联系张晓丹主任进行中医调理。此次援鄂医疗，亦是作为一名医生的历练。使我更加完善了传染病的防治诊疗操作，从刚开始对于未知病毒的恐惧，到逐渐适应，到越来越得心应手。在临床水平得到充分提高的同时，也是心态的逐渐成熟。这样的经历让人永生难忘。

工作中令我印象最深刻的是一对老夫妇，为方便照顾，安排老夫妇住在同一间病房。我记得那天，第一次上班，首次接触新冠患者，刚进门查房，老太太直接哭了，并说觉得胸闷得慌，甚至担心自己和老伴无法走出医院。查房前，我对两位患者的病情已基本了解，除了老先生本有肺癌以外，其实他们的CT都在恢复，新冠病情暂时没有太大的风险的。当即测的氧饱和度也是好的。细问才知道，原因有以下几点：首先，两位患病1月，至今没有好转，仍然不能出院，比较焦虑；其次，从外院转到雷神山医院的负压病房，属于一个相对封闭的环境，更加不适应。最重要的原因则是，老先生肺癌确诊，术后化疗，此次感染新冠得了肺炎，无法继续治疗，把老太给急着了。

我记得大学的时候上过一门课叫"心身医学"，提到过医疗模式早已转化为"社会—心理—生物医学模式"的综合医学模式，老太太当下有明显的躯体症状，其发病原因则是以心理社会因素为主，单纯的生物学治疗，效果不理想。因此心理疏导和充分的沟通变得格外重要。在和老太太讲解完病情后，我又给他们鼓劲：调整心态早日康复后，疫情进一步控制，就可以进一步到专科医院为老先生救治，不会耽误很久。

其实病区里有相关心理问题造成躯体症状的病患还不在少数，单纯的医学治疗结合心理疏导，对于这部分特殊患者变得越发重要，毕竟谁都很难忍受长达1个月以上的医学观察隔离。所以，在完善指南用药的同时，我们病区还通过发放书本读物，建立微信沟通，指导康复保健操等方式来改善患者的身心状况。

除了患者，有时医护人员也需要一定的鼓励，我第一天进隔离病房上中班时，有一个年轻的女患者从隔离病房的窗边给我写了纸条，"医生，隔离服闷热，注意身体"，那文字给人一种力量，就像冬夜里温柔的暖风，瞬间赶走了隔离服、口罩带来的疲惫。这个患者在后来接触中来发现，也是挺脆弱的，她是一个在校应届生，由于疫情耽误今年的学业、工作、实习等等，让她十分焦虑，甚至有几次查房还因此哭过。在住院期间，我们也通过微信时常给她鼓励，由于都是年轻人，沟通起来也少了很多隔阂，共同话题也比较多。我就把我曾经面临工作、毕业的压力和她充分交流，至今我们也保持着联系。希望这样美好的医患关系可以持续下去。

庞家栋，上海市第七人民医院心内科主治医师、援鄂医疗队成员

# 最美"全家福"

顾雪莲

2021年"5·12"护士节，我们上海市第七人民医院重症医学科护理团队拍摄了一张全家福。这个"家"有32名成员，其中23名女性，占比71.8%。我们这个家特别和睦、温馨、团结，特别是在疫情面前，我们家的每个成员都义无反顾地冲在一线。

最难忘的，是千里驰援武汉抗疫的那段日子。

那天正是除夕，接到医院的通知，我便在工作"乐活"群里发出通知，没有任何动员和许诺，20分钟内我们班组32名同志全部报名。有很多同事都是家有老人，孩子还很小。我内心在想：你们这群孩子们怎么这么傻，这次援助任务是马上就要出发的，而且风险是很大的。所以我告诉大家要想清楚，但是大家的回答坚定而朴素：我想清楚了！想清楚了，义无反顾，舍我其谁！

于是，除夕当天晚上7点家家户户正在团团圆圆吃年夜饭的时候，正在工作的沈伟鸿来不及同家人告别，根本来不及准备行李，就背上我们医院火速准备的行囊集结出发，奔扑抗疫前线，武汉金银潭医院重症病房。

胡雨是位武汉姑娘，接到命令后，她迫不及待地想支援家乡。她工作在一线，又是我们的武汉翻译。武汉的老奶奶、老爷爷可喜欢她啦，病也好得快，可是她在武汉的50多天却未能同父母团聚过一次。抗疫胜利啦，多么自豪、多么高兴的事，可是对胡雨来说还未相聚又要别离，爸爸、妈妈不能拥抱女儿一次，于是追着女儿乘的大巴车，隔着车窗打招呼，弟弟举着"胡雨姐姐，我们想你"的画，依依不舍。

2月19日上海第8批医疗队集结出发，武汉急需重症专业护理人员，因此我们科又选派6名精兵强将千里驰援武汉。

当他们的家属知晓援鄂消息时，也都非常支持。余佳的孩子不到3岁，先生也是医护人员，去年年底刚刚援藏才回来。可爱的宝宝，不哭不闹，跟妈妈视频时用稚嫩的童音说："妈妈加油，武汉加油！"余佳是一名老党员，更是 名优秀的感控护士，在做好自己工作的同时，不断提醒身边护士做好自身的防卫工作，"手洗干净了吗，口罩密封性好吗？"自称"唠叨的'80后'老阿姨"，正因为有像她一样兢兢业业的守护，使我们攻克疫情的同时做到医护人员零感染！

第二批同事被分配到雷神山医院的普通病房和重症病房，条件同我们的医院肯定不能比，但是在那么短的时间内，7天造就一座医院，本来就是奇迹！全国各地

4.2万名医护人员驰援武汉，我们援鄂医疗队所能做的，就是在有限的时间内努力挽救每一条生命。

男护士袁维方的妻子也是我们科一名护士，女儿才几个月大，毅然支持丈夫奔赴武汉抗疫一线。50多天坚守在重症病房，除了给患者翻身、拍背、吸痰等基础护理，还发挥了重症专科护士的本领，给予患者呼吸机辅助通气、血液净化，还用上了ECMO（人工肺），同小伙伴们并肩作战抢救了一例又一例危重症患者。他累得阑尾发作，还坚持挂着补液在外围工作。

武汉的冬天冷吗？暖宝宝贴几块。防护服下饿吗，渴吗？顾不上，坚持再坚持！正因为有像他们一样的千千万万专科护士，危重症新冠肺炎患者得救了。

有一首诗歌是写在雷神山医院的墙上，当时我看到这张照片的时候，抑制不住流泪。这其中有骄傲、也有担心。一首小诗可以代表大多数抗疫英雄的心声。

**《我们的名义》**

我们
本不是山
愿以山之名
冠以"火雷"之字
克瘟神，佑华夏

我们
本不是救世主
愿以鲁班之技，华佗之术
去病魔，庇众生

我们
本是创海一粟
愿以最美逆行者之名
灭新冠，得胜归

在最危急的时刻，最美逆行者，为民众遮风挡雨。践行着白衣天使的使命：敬佑生命，救死扶伤，甘于奉献，大爱无疆！

顾雪莲，上海市第七人民医院康复年鉴编辑部办公室主任

# 从心出发，至善同行

刘金娣

  我是刘金娣，是上海市第七人民医院高桥市民志愿者服务队队长，在七院做志愿服务已经十个年头了。在七院开展志愿服务工作期间，我和医院的医务人员、志愿者、附近的居民患者变得熟悉起来，他们都亲切地称我"刘阿姨"。

  十年来，几乎每个工作日的早上我都坚持到医院来服务。许多人问我，你这样做志愿者不累吗？当我回顾这些年自己做志愿服务的经历，我的答案是："累，但很快乐！"在七院开展志愿服务期间，我有幸遇见了多年未见的老邻居。当年因为搬迁，我与同一弄堂的邻居分别，一开始大家还有联系，后来我搬家，电话号码丢失，联系便中断了，这一断便是30年。今年春天，我在七院门诊大厅与老邻居不期相遇，激动相拥。事情是这样的，邻居的女儿生病，朋友推荐她到七院康复科进行康复训练。邻居陪伴女儿来到七院，她说看着大厅里的志愿者很像当年的"阿娣"，但又不敢贸然相认，毕竟时隔30年，容貌不似当年。邻居便悄悄问其他志愿者我的名字，当得知面前的志愿者就是我时，她便激动地高喊我的名字奔过来。邻居的女儿在医院近一个月的时间里，我买来了粤菜菜谱，照着菜谱煲各种汤。我的菜做不好，煲煲汤还是可以的。我每天早上六点半准时把早餐送到床边，七点再去大厅服务。因为参与七院志愿服务工作，让我有幸与老朋友重逢，并有机会在老朋友困难之时伸出援手。这是一个特别的缘分，也让我更加坚定做七院志愿者的信念。

  在医院开展志愿服务期间，我也认识了一群可爱的孩子。每年寒暑假期间，医院都会招募一些学生志愿者。这些孩子还没走向社会，不知道该如何做好志愿服务工作，我给孩子们讲解服务的每个环节，带领他们熟悉环境，同时还告诉他们与人相处有效沟通交流的重要性。特别是一些性格内向的孩子，我示范给他们看，然后再观察他们的行为，及时纠正不适当的语言，让他们在社会实践中不断提升自身的综合能力。学生们都习惯称我为"阿婆老师"，我感到十分高兴。经过一个假期的实践服务，孩子们的性格真的改变许多，家长纷纷前来感谢，说孩子做了志愿者后变得懂事多了，更有爱心了，会体贴父母了……服务结束，孩子们和我拥别，我们相约下个假期在七院志愿者服务站再相聚，这更让我感受到志愿服务工作的意义。

  十年来，作为志愿者队长，我结交了一群富有爱心、不畏辛苦的志愿伙伴。在疫情期间，我带领高桥志愿者成立"抗疫先锋队"，和医务人员并肩作战，全身心投入到新冠疫情防控各项服务工作中。协助医院工作人员在医院大门口开展人流管控服务，指导就诊患者扫码、完成电子流调，协助老年患者填写纸质流调书。每次服务结束时，虽然我们声音嘶哑、汗流浃背，但想到帮助了来院就医的患者，依然觉得值得。我也很高兴志愿者队伍可以在医院疫情防控中贡献我们的力量。

每天，医院总会有很多残障人士前来就诊。每每看到他们，我总会主动迎上去，或搀扶，或推上轮椅车，陪同他们全程就医。每次就医结束，我总会嘱咐他们及时来院复诊，并护送他们离院。几年服务下来，好多患者都成了我的"忠实粉丝"，每次来院就诊时，都习惯到导诊台，点名寻求我来服务。服务中，碰到年迈的孤老，我总会在服务结束时递上写有我手机号码的小纸条，嘱咐老人下次来院就诊时可以提前告诉我一声，便于我更好地为他服务。七院是老年友善医院，我想我们志愿者服务可以跨前一步，通过我们的"特需"服务，让老年人就医不再孤独无助，也让他们感受到七院温暖的服务。

我志愿，我快乐。十年志愿，收获多多。首先是我身体好了，因每天都忙忙碌碌的很充实，有点不舒服也就不在意了，时间长了，身体反倒好了。归根结底我觉得主要是心情愉快。每次看到患者因为我的帮助减少痛苦时，尤其是当广大患者、家属及医务人员对我们志愿者服务表示高度认可时，我觉得由衷快乐。做志愿者，让我与失联多年的老邻居相遇，让我认识那么多乐于奉献的朋友，也让广大患者就医变得更为便捷，这种快乐没做志愿者时是无法体会到的。

从事医院志愿服务工作以来，我每天都会写工作日记，记录每天服务中的点点滴滴。翻看我的日记本的首页，几行字映入眼帘。"作为一名志愿者，我要每天做到：保持微笑，耐心解释；贴心关怀，细心观察；真情服务患者，爱心服务社会。"践诺行动，在平凡的志愿岗位上，我将一步一个脚印，用心谱写七院志愿者的美妙乐章。

刘金娣，上海市第七人民医院高桥市民志愿者服务队队长

# "爱心妈妈"与七院的故事

董　洁

"爱，如一池清澈温暖的湖水，寒冬里的一盆燃烧正旺的炭火，夏日炎炎里一片榕树下的绿荫，漫漫荒漠中的一块绿洲……"志愿者付出的就是这种爱。志愿者们时时刻刻出现在每个角落，出现在每一个需要帮助的人身边；用自己的光和热来温暖那些朴实而善良却又饱受病痛折磨的人们的心。

我们高行"爱心妈妈"志愿服务社，是一支发源于高行民间、成长于浦东大地的民间志愿者组织，以传递"手指尖的母爱"而出名。团队先后荣获了中共中央国务院授予的"上海世博会先进集体"、全国三八红旗集体、上海市三八红旗集体、上海市志愿服务先进集体、第一届"光荣与力量"感动上海年度十大人物、第二届"浦东好人"特别奖等荣誉称号。2013年10月，在浦东新区妇联和高行镇妇联领导牵线下，我带领"爱心妈妈"团队走出高行，来到上海市第七人民医院当志愿者。

初到七院当志愿者，这与以往我们在马路上维持交通做志愿者的感觉完全不一样。直面医疗环境，我们是一张白纸，应该怎样为患者服务，心里没有底，不免产生紧张情绪。在听了医院党委书记的介绍和志愿服务工作站老师的培训讲课后，我们深刻体会到这个服务岗位的重要性和工作的艰难性。经过几天的服务体验，我们慢慢了解了服务的具体流程。患者就医之前先要挂号，初次来七院就诊患者我们引导他们填卡，碰到老年患者书写不方便的帮助他们填写病历卡，指导他们到各个门诊室就诊、缴费、取药等。近年来，随着医院信息化建设发展，医院推出了很多智慧医疗设施。很多老年患者甚至年轻患者都不会使用，我们志愿者就会手把手一个一个程序教会患者，让患者免去排长队，就医更便捷。半天服务下来口干舌燥，但是我们的心里很快乐。我们多说一句话，就能让患者少走弯路，少跑几层楼，尽快进入诊室就诊，通过我们的服务，减少患者的病痛。我很高兴可以用自己的微薄之力帮助来就诊的患者。

"爱心妈妈"在七院服务的十年间队员换了一批又一批，有个人身体原因的，也有到了年龄需要离队的。十年里，高行"爱心妈妈"优质服务不变，从周一至周五每天早高峰黄金时段忙碌的身影还是出现在七院的门诊大厅里，爱心妈妈志愿者们协助维持门诊大厅就医秩序，为患者开展咨询引导服务，陪伴行动不便的老年患者全程就医，为有特殊困难的患者挂号、陪诊、付费、取药，没有子女陪伴的老人、抱着幼儿的家长、行动不便的患者，爱心妈妈志愿者都会主动迎上去照顾引导他们就医。在服务中拾到许多患者遗失的贵重物品，都完璧归赵。

"爱心妈妈"在七院服务的十年里，发生了很多感人的故事。作为队长，我为我的队员们感到自豪。

队员陈秀娟，真诚、善良、敬业。她主要负责控烟工作，这是个忍辱负重的活，但她从没和人红过脸。遇到蛮不讲理又不配合的患者或家属，她总是笑呵呵地耐着性子和人说："这里是医院，来这儿的大都是患者，他们身体不好再吸着烟味，不是更难受吗，您也是来看病的还是陪家人呀？对身体不好，还是别抽啦。"一般人都会架不住陈阿姨的细声细语，默默地把烟灭了。2016年，她丈夫得了癌症，她默默陪同求医，坚持家庭、服务两不误，一天都没请假。2017年，她自己白内障手术，为了不麻烦大家，提前与人换班，出院后继续上岗，所有这一切她都从不主动找人说起。志愿者工作站的顾老师看她戴着墨镜在工作，这才知道真相。她还是呵呵笑着，细声细气说"又不是什么大病，不碍着走、不碍着坐的，没关系的"。顾老师把她拉到室内后，一转身她还是偷偷出去一圈一圈地在院内开展控烟巡视。

一位患者到七院看病，在付钱时，钱不够，打电话给家人，让她家人把钱送过来，等了一个多小时还不见她老公人影，她把这情况告诉了正在门诊大厅收费处值勤的"爱心妈妈"志愿者蔡秀玲。蔡阿姨与患者素不相识，在沟通中得知患者与她同住东沟，简单留了联系方式就帮助患者垫付了医药费。"上午我到七院去看病，付钱时钱不够，你们居委的爱心妈妈志愿者帮我垫付了200元医药费，我是过来还钱的。这位志愿者不肯说名字，只留了电话，可我没打通，真的是好人，我要感谢她……"下午，当这位患者跑到东沟二居居委说明了来意，居委工作人员就与我联系，帮忙寻找这位助人不留名的志愿者。经过电话询问，终于得知这位帮助患者垫付医药费的志愿者是"爱心妈妈"蔡秀玲。

十年来，我带领队员坚持参与七院服务，主动将服务时间由每天2小时变为4小时，为满足岗位需要，队员由20人增加至25人。医院每天一早是患者来院就诊的高峰时段，我严格要求每位"爱心妈妈"队员，坚持做到不迟到、不早退。从高行到医院的路况很不好，队员们担心迟到影响服务，都早早出门，7点多就到医院了。遇到交通堵塞，队员们总会打车来院服务。

目睹七院的大发展、大变化，我们"爱心妈妈"志愿者的爱心也在不断升华。"随风潜入夜，润物细无声"，我们忙碌的身影，留给患者以温暖、留给医者以感动。

董洁，高行爱心妈妈志愿服务社副理事长兼秘书长，
七院"爱心妈妈"志愿服务队队长

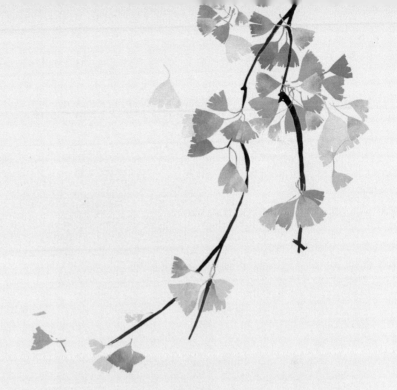

# 视觉七院

# 七院的变迁和发展

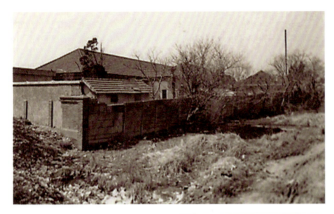

杜月笙在高桥镇小浜路创建时疫医院（济群医院），床位10张，职工14人（1931年）

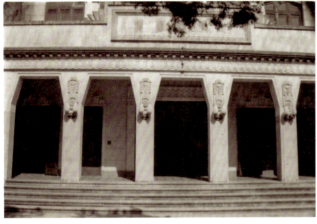

医院迁至杜月笙建造的"杜氏祠堂"，病床扩充至40张（1935年）

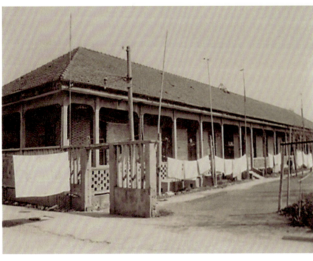

医院更名为上海市立第七医院（1946年3月）

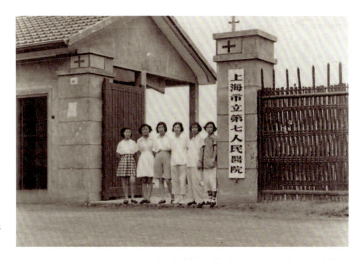

医院更名为上海市立第七人民
医院（1949年）

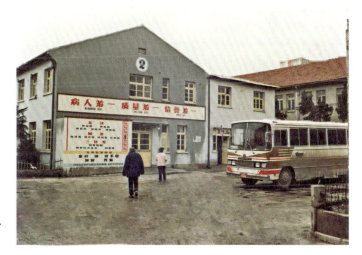

医院更名"东风人民公社中心
医院"（1958年）

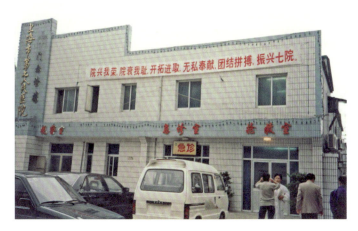

医院定名"上海市第七人民医
院"（1960年）

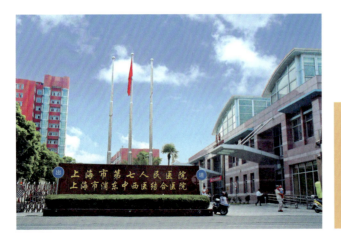

转型为"中西医结合医院"（2012年）

"上海中医药大学附属医院"铭牌

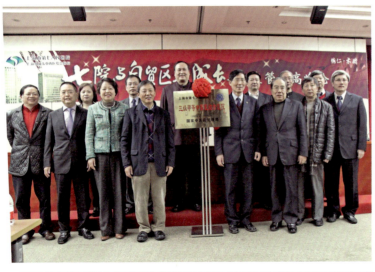

晋升为三级甲等中西医
结合医院（2013年）

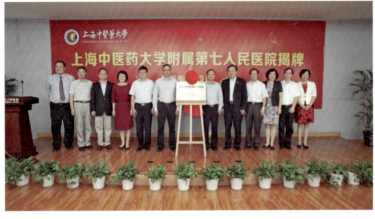

成为上海中医药大学附
属医院（2015年）

# 七院的内外环境

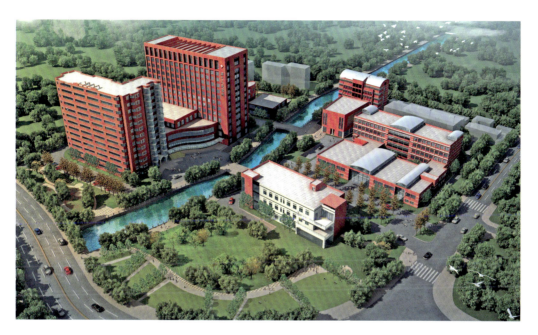

鸟瞰远景图

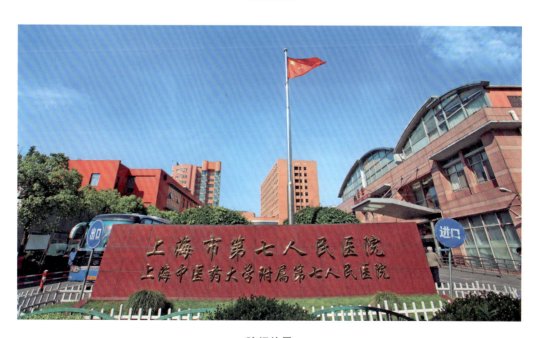

院门外景

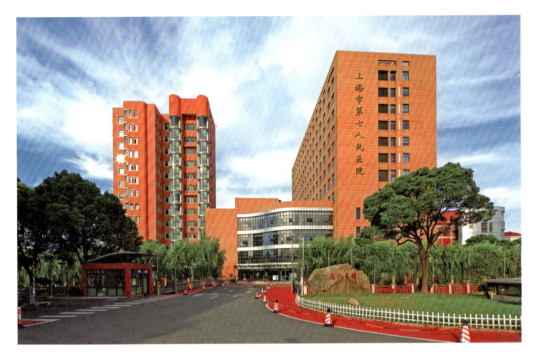

住院大楼

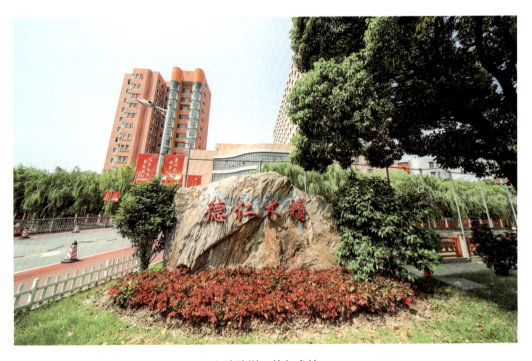

七院院训：德仁术精

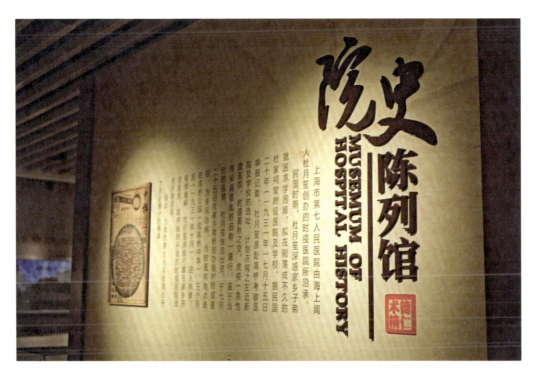

院史馆

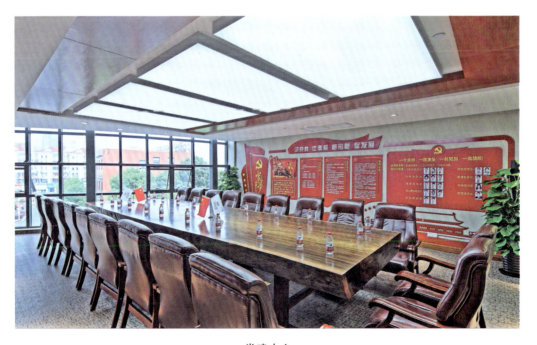

党建中心

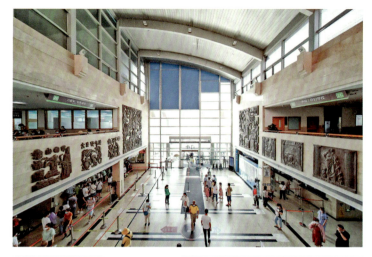

门诊大厅

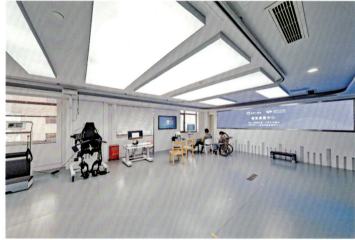

智能康复中心

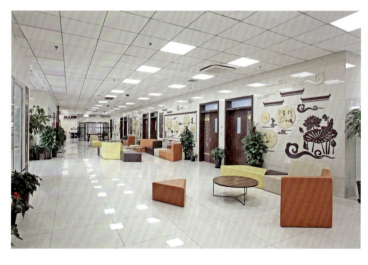

中医治疗区

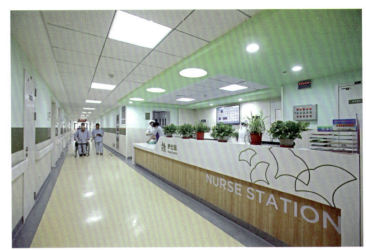

护士站

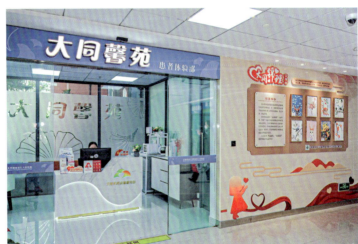

"大同馨苑"患者体验部

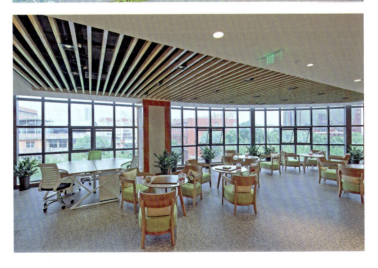

职工文化活动中心

# 七院的文化建设

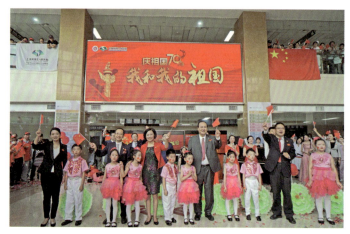

"我和我的祖国"快闪活动——庆祝祖国70周年华诞

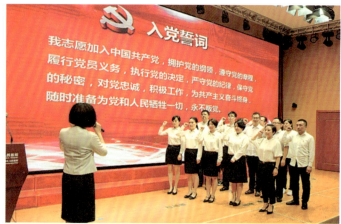

党员重温入党誓词

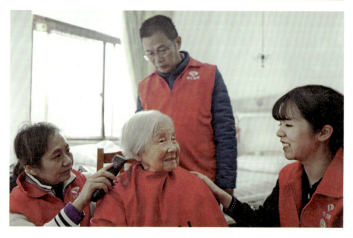

"爱心进病房·军民鱼水情"——爱心理发志愿服务

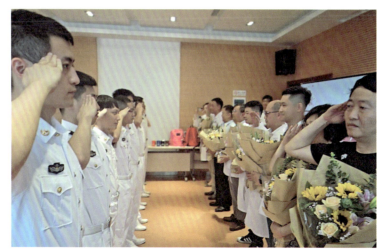

八一建军节，新兵致敬
老兵

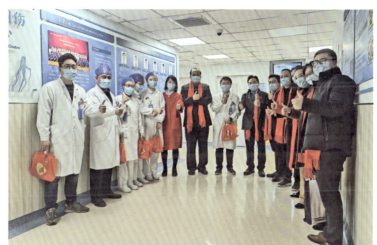

新年伊始，院领导向临
床各科室员工拜年

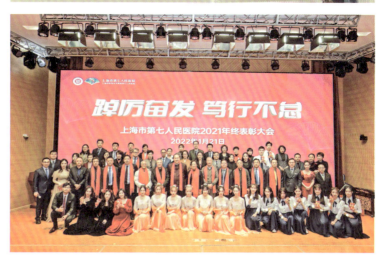

年终表彰大会合影

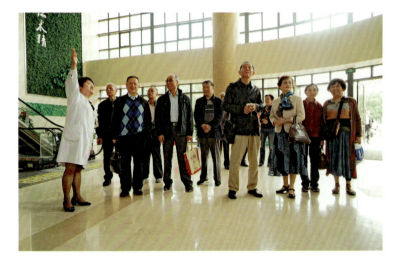

重阳节，邀请老领导"回家看发展，共叙七院情"

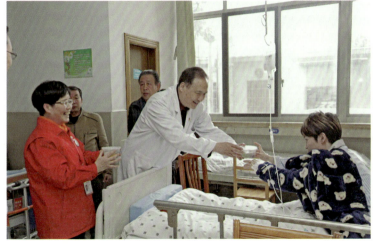

元宵节，员工们制作药膳汤圆送给住院患者

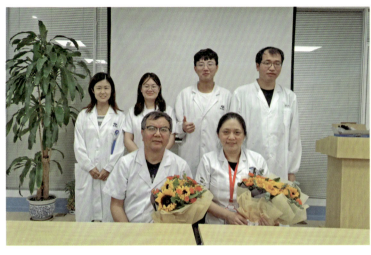

教师节，学生为老师献花

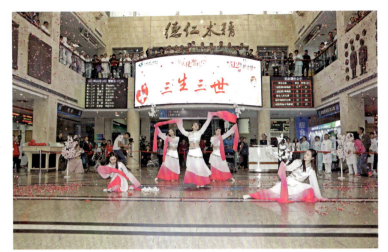

护士节，"天使"们举办
"快闪"活动

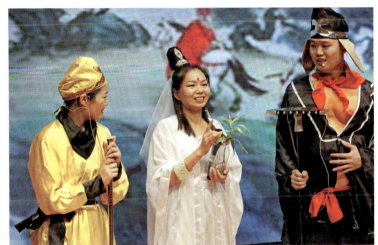

青年科普能力大赛掠影

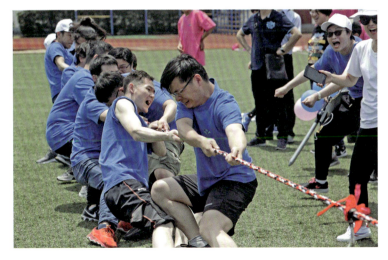

运动会一比高下

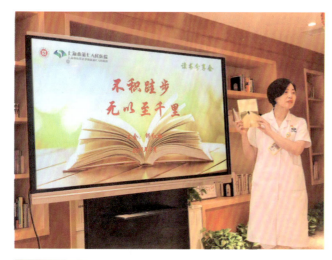

读书俱乐部分享新书

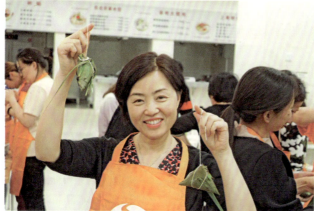

端午节，包粽子，端午安康

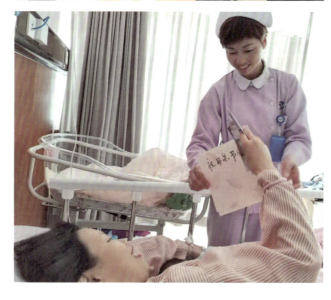

母亲节，给妈妈们送上亲子贺卡

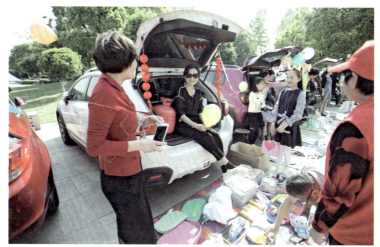

爱心义卖活动

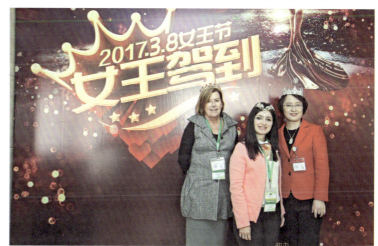

妇女节，"女王驾到"活动

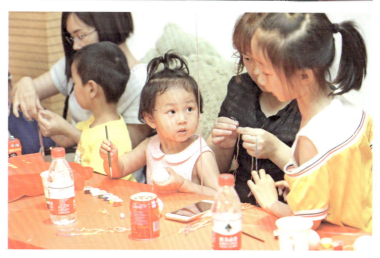

儿童节，七院亲子嘉年华

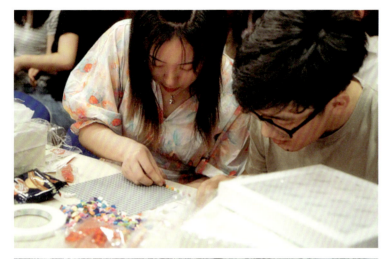

七夕节，联谊青年

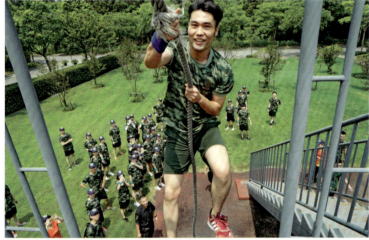

新员工入职，培训与拓展

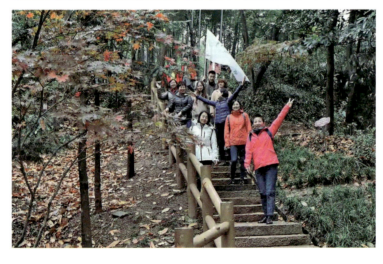

健行俱乐部野外活动

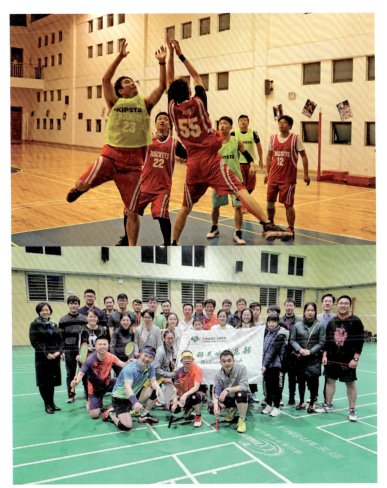

篮球俱乐部活动

羽毛球俱乐部活动

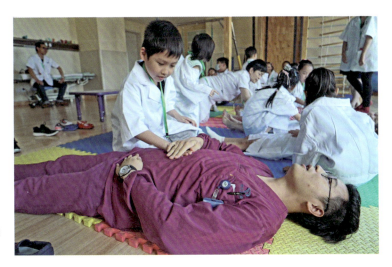

为"医二代"举办七色彩
虹夏令营活动

# 致谢

　　十年春华秋实，十载砥砺奋进。《筑梦大同——上海市第七人民医院转型发展十年记》是总结上海市第七人民医院这十年来的发展经验，展现实践成果，特此编纂出版的一套精品图书。自2022年，中宣部连续召开"中国这十年"系列主题新闻发布会，总结自党的十八大以来以习近平同志为核心的党中央团结带领全国人民，在各行业十年来的发展变化成绩。同时，2022年也是上海市浦东新区开放第三十二年。作为全国改革开放的排头兵和先行者，近十年来，浦东新区发生了翻天覆地的变化，经济建设和民生事业实现高质量发展，尤其是医疗卫生事业跨越式加速前进，医疗改革大刀阔斧、破冰探路，浦东新区作为国家中医药发展综合改革试验区，在这十年里不断强化中医药医疗体系建设，推动中医药服务能力提升，开创中医药事业蓬勃发展的新局面。为响应国家号召，宣传医院的发展业绩，凝聚共识，鼓舞人心，在我的提议下，经过院领导班子研究同意，从2022年9月开始，上海市第七人民医院组织编纂本套图书。

　　十年来，七院完成了从二甲综合性医院到三甲中西医结合医院的转型升级，成了上海中医药大学附属医院，达到了医教研全面协调发展，中医内涵不断充实和提高，逐步形成了具有自身特色的中西医结合医院发展模式。不仅连续六年入围全国中医医院百强榜单，在国家三级公立中西医结合医院绩效考核中位列第一方阵，还入选首批"公立医院高质量发展辅导类试点单位"。深耕厚植、厚积薄发，每一次前进的背后都是"七院人"脚踏实地、勤勤勉勉的付出，每次取得新的突破，都是一个团队共同发挥智慧的成果。在此，我要特别感谢上级领导的关心与指导，兄弟单位的帮助和支持，以及七院同事们的理解和信任，十年来他们和我一起共同经历这段逆水行舟、奋楫勇进的岁月，力争不断地实现七院的改革创新与发展之梦，这套书和他们有着千丝万缕的关系，在一定程度上也是因他们而生。这一套书是七院发展历史长河中的沧海一粟，为了还原这十年来医院快速发展的真实面貌，尽管编委们秉着严谨细致的态度，但在编写过程中难免有一些疏漏，还望海涵。

本套书共4册，分别是《转型发展篇》《学科人才篇》《大同文化篇》《我知故我行》。套书中很多内容都是基于多维度的视角才得以提出构架并完善，因此这套书的完成需要的支持是全方位的。整套书的研究与编纂工作，从上海市卫健委领导、上海中医药大学领导、浦东新区领导，到上海市第七人民医院的老领导、行政领导班子、院内外专家、套书所有编辑包括在内，共有260多位同道深度参与其中。这些编纂人员的专业领域和学科背景分别涉及公共卫生管理、临床医学、卫生统计学、信息技术学、新闻学等多个学科，在撰写过程中，大家分工协作、共同努力，付出了大量的时间和精力，为套书提供了必要且可靠的历史事件真实数据以及经验总结，他们的专业能力以及昧旦晨兴勤勉工作的精神令我感动。在此，对参与这项工作的贡献者们以表感谢！

《转型发展篇》，讲述了七院在从二级综合医院转型发展成为三级甲等中西医结合医院的道路上医院科室开展重大专项工作的实践与体会，这是七院交给国家、上海市以及浦东新区的一份答卷。回看转型发展的道路，当年与七院所有员工共同"创三"的那一段岁月往事一幕幕浮现在我眼前。有以孙晓明、范金成、李荣华、李新明、顾建钧等局领导牵头的浦东新区卫生局"创三"领导小组；有上海中医药大学时任校长陈凯先、书记谢建群、副校长施建蓉等反复来院现场调研考察并给予指导；最令人敬佩的是时任上海市卫生局领导徐建光、沈远东、郑锦、张怀琼、胡鸿毅在政策上给予大力的支持和倾斜，协调支持我们"创三"，最令人难忘的是与我们朝夕相处、并肩作战的"战友们"，有当时以我和时任七院党委书记王山、徐玉英等为班长的领导班子，还有负责本册书编写的主编林研副院长、马慧芬主任、王晨副主任等，但奉献者们远远不止他们。碍于篇幅，我无法在此一一列举，如果没有他们辛劳付出，七院就不可能转型发展成功，更不可能获得如此多成绩和荣誉，在此，我要致以深深的谢意。

　　《学科人才篇》，介绍了七院近十年以来在"十二五""十三五"及"十四五"所做的工作，包括医院发展规划、学科体系建设、人才培养以及如何打造优势的学科集群与人才高地，并归纳总结了学科建设和人才培养的理论、规划、实践和成效。在这期间内，需要特别感谢我们分管学科人才建设的副院长刁枢、工会主席夏伟和人事处林鸣芳、陈奇处长，还有参与此书编写的科研处叶颖处长及其团队竭尽心力的付出，他们在整理、收集、汇总以及编撰这本书的相关内容方面做出的莫大帮助，感荷高情，非只语片言所能鸣谢。

　　《大同文化篇》，主要是邀请了上级领导、专家、职能部门、后备人才以及员工等从不同角度反映医院在这十年里，克服重重困难、勇于突破创新、凝聚而成的七院文化和精神风貌。在此，感谢医院的党委书记成就，党委副书记、副院长李剑，还要感谢历任党政办负责人的赵德明、陈娇花、邵红梅、胡聘，现任党政办负责人马慧芬、陈桂君、司春杰，以及主要供稿的科室主任、副主任、护士长、后备人才等，尤其令人感动的是，叶景华、李家顺两位荣誉员工，用笔底春风的文字赋予了七院辞喻横生的形态，还有七院一批批名誉专家：朱雪萍、叶玉妹、顾小华、张丽葳、施倩、宋黎涛、庄少伟、路建饶等不辞辛苦，是你们用生动地勾勒出七院这十年记忆里的一幅幅画面，让我们看到了七院别样的一面。

　　《我知故我行》，是我本人作为七院的院长，将这十年期间所学、所感、所悟的管理思路与方式方法进行的总结。希望这些想法与做法，能为有意在医院管理方向发展的同志们提供一些浅见和参考。同时需要特别鸣谢张国通老院长为我们"创三"打下的坚实基础，还有这些年来，与我攻坚奋战参与七院"创三"和转型发展的周一心、王澎、郝薇薇、李福伦、杨培民、刘忆菁、王德洪等时任院领导，以及时任党政办陈娇花主任、现任马慧芬主任以及卜建晨副主任等全体编委，是你们在编写期间克服诸多困难，才确保了本书的高质量编写，诸荷优通，再表谢忱。

　　落其实者思其树，饮其流者怀其源。在本套图书编纂期间，我们得到了领导们的全方位关心以及大力支持，其中包括本书的名誉顾问沈远东、郑锦、张怀琼、孙晓明、范金成、李新明、李荣华，名誉总主编徐建光、胡鸿毅、白云等专家教授。此外，我们要感谢七院的荣誉员工上海市名中医、时任七院副院长叶景华教授，原第二军医大学校长李家顺教授，感谢七院首席研究专家上海中医药大学陈跃来教授、单春雷教授、赵咏芳教授以及长海医院朱德增教授等朝乾夕惕辛苦付出。同时，为确保相关内容的真实性、专业性，我们还特别邀请了上海中医药大学杂志社常务主编白玉金教授对丛书进行了审核，他对本丛书的编纂以及定稿发挥了重要的作用，在此表示诚挚的感谢。最后，感谢世界图书出版上海有限公司，感谢负责本书的责任编辑胡青以及其他编辑在审校、排版、设计中精益求精地辛劳付出！

　　十年风雨，十年成长，十年的辛勤努力，化作一路芬芳。再次对所有参与本书指导、撰写和出版的工作人员表示深深的谢意！

上海市第七人民医院院长

癸卯年阳春书于申城